대한민국 줄기세포치료제 심사는 죽었다.

약사법 제34조에 의거, 사전事前 식약처장이 직권
승인했던 임상계획에 따라, 첨단바이오의약품
심사규정 제19조가 요구하는 <원래 주평가 기준
0: 통계적 유의성>을 달성 성공하자,

사후事後 심사 막판에 <허위 기준 X: 군간
효과크기: MCID 유의성기준으로 신청사가 자체
설정했다"> 로 허가기준을 뒤바꿔치기해서, 반려
제작해내는 대한민국 신약 심사

조인트스템 사례 분석

바이오 규제 농단 大위기의 실체

대통령님, 총리님, 보건복지위 의원님, 우리 국민 공익公益 위해 제보합니다.

목차

머리말: 대통령님, 총리님, 보건복지위 의원님들께 드리는 글

01 대통령님, 총리님, 의원님, 식약처 첨단바이오의약품 TF 규제 농단 정황 제보합니다.

02 식약처장이 승인한3상 주허가기준O를 허위기준:
군간 효과크기 X로 뒤바꿔치기한 정황

03 식약처장이 승인한 3상계획대로 진행, 조인트스템 3상 성공 달성

04 그럴듯해 보이는 FDA 영어단어 MCID를 사용, 허위기준X로 뒤바꿔치기 한다.

05 뒤바꿔치기한 허위 기준X:
"군간 효과크기를 임상유의성 기준으로 신청사가 설정하였다."

06 <허위 기준X>에 대한 식약처의 절대 침묵, 절대 보안

07 군간 효과크기-허위기준 X붕괴 직후, 약심위원들의
다시 쏟아지는 조인트스템 허가 타당성있다 발언 릴레이

08 허위 기준X가 붕괴되어도, 과거 반려 결론 재논의 불가하다.

저자 강경윤 대표이사 약력

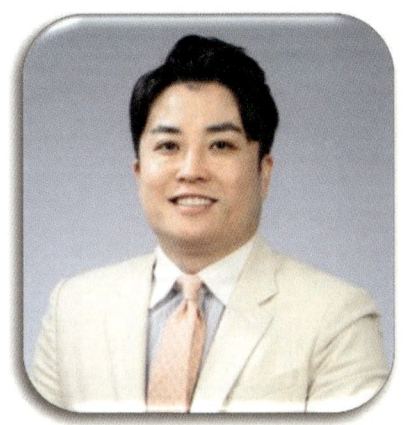

- 미美 인디애나 주립대 경제학학사 (Indiana University Bloomington) 卒
- 미美 인디애나 주립대 경영대학원 (Indiana University Kelly School of Business) 회계학석사 卒

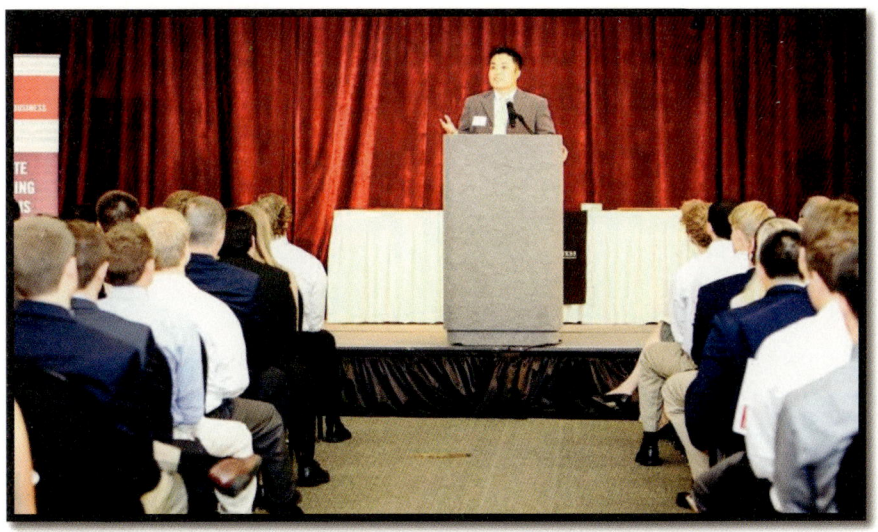

미美 인디애나 주립대 경영대학원 2013年 졸업식 연설 장면
- 미美 공인회계사 CPA Exam 패스

- 2007-2014: 연매출 3 조 **Cook Medical** 미국 인디애나주 블루밍튼 본사 **인허가 RA 팀장 역임**, Regulatory Affairs Team Lead

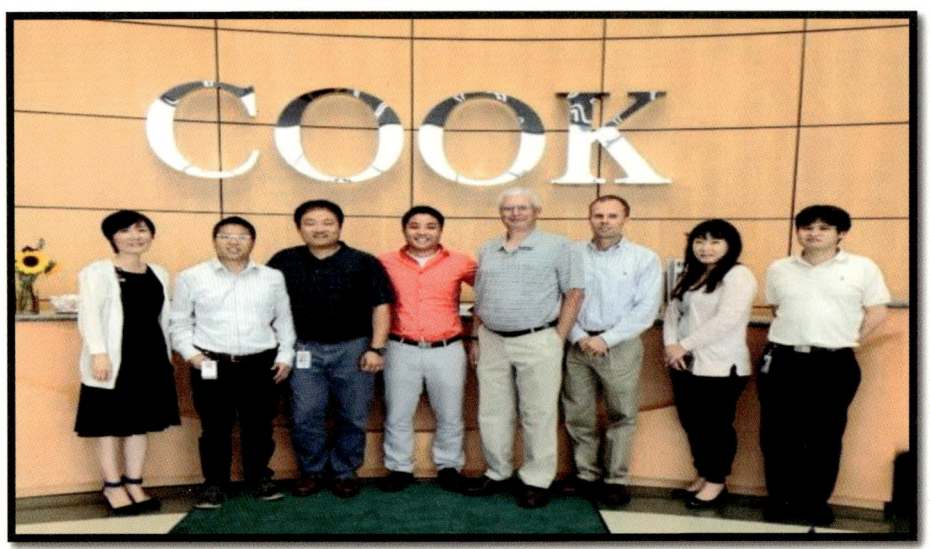

- 2014-2015: 연매출 8 조 **St. Jude Medical** 미국 텍사스주 플래노 본사 **인허가 부장 역임**, Regulatory Affairs Manager

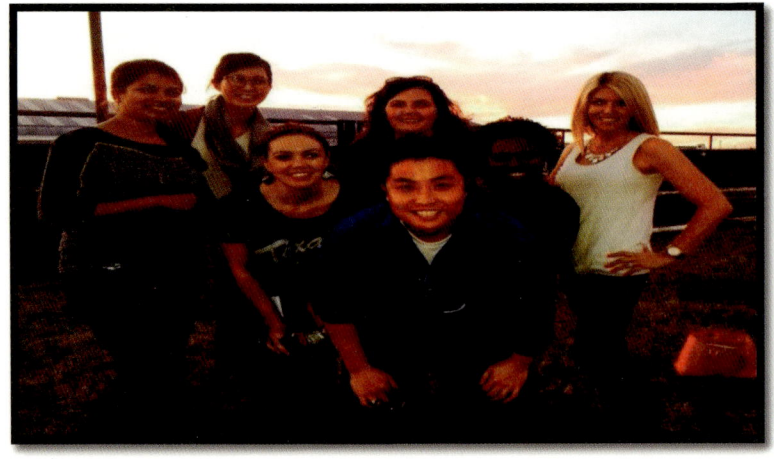

한국인 최초로 미국 100 대 대기업, **세인트쥬드 메디컬** 글로벌 본사 **FDA 인허가 RA 부서 부장**-최연소 나이에 역임

- 2015-2020: 연매출 150 조 **글로벌 제약사 Cardinal Health** 미국 캘리포니아주 산타클라라 본사 **RA 인허가 부장 역임**, Regulatory Affairs Manager: Cardinal Health 의 Johnson & Johnson Cordis 2 조 글로벌 사업부 M&A, 아시아 인허가 transfer 진행
- 2013: 미국 FDA Regulatory Affairs Certification-RAC 취득
- 2019: 삼성서울병원 BMCC 바이오-의료 중개지원센터 자문위원 위촉
- 2022~現 보건복지부 보건산업진흥원 MDCC 의료기기 전문가 자문위원회 전문위원
- 現㈜케이바이오 대표, KBIO Solutions 대표, 비전코리아 대표

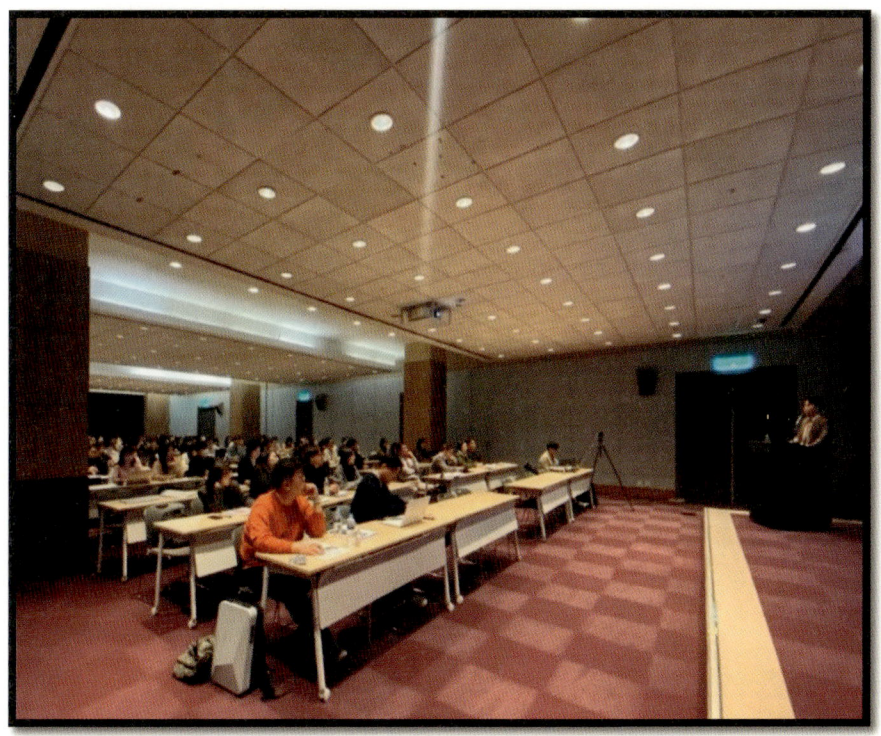

2025 의료기기 임상시험, FDA 510(k), MDR: 1 일 세미나를 코엑스에서 단독 개최한 강경윤 대표 (130 여개 이상 국내 Biotech 기업들 참석)

강경윤 대표가 CRO 프로그램으로 임상시험설계 및 임상 성공 이끈 리스팅

임상실시기관	임상시험
가천길병원	소화기내과 상부위장관 지혈비교, 전향적, 다기관 확증 임상시험 340명 환자모집, 결과보고서 작성
인하대병원	
순천향대병원	
서울아산병원	담도암, 췌장암으로 인한 악성담관치료를 위한 의료기기 임상시험 개시 세팅
광주, 원주 소재 다기관 임상병원	Dental Bone Graft 임상시험 진행
美 State University of New York at Buffalo-affilated hospital (UBMD Surgery Center), Jacobs School of Medicine & Biomedical Sciences	Safety and Effectiveness Evaluations of the COLO-BT™ (Colorectal Balloon Tube) as an Alternative Treatment to the Temporary Ileostomy Following Proctectomy
美 UCLA School of Dentistry	A Clinical Trial to Evaluate the Effectiveness and Safety of Dual Energy Cone Beam Computed Tomography (DE-CBCT) Imaging for Assessment of Jaw bone Density
美 Dermatology Clinical Center	A Prospective, Clinical Trial to Evaluate the Effectiveness and Safety of HIFU Device

강경윤 대표가 美 FDA 510(k) 승인 성공시킨 Medical Device 리스팅

Clinical Field	Device Name	FDA 510(k) 승인번호
피부과 Dermatology	RF 고주파 미용치료장비 승인달성	K240248
치과, Dental	Dental Handpiece 510(k) 심사	K232810
치과, Dental	Dental Handpiece I 510(k) 심사	K192809
정형외과, Orthopedics	Trochanteric Intramedullary Nail System	K150769
물리치료, Physical Therapy	ALTMS Magnetic Stimulation 510(k) 심사	K202537
정신과 우울증 치료, Psychiatry	Talent-Pro Electromagnetic Stimulator 510(k)	K202031
수술용 마스크, 외과 수술	Fluid-Resistant Surgical Mask 510(k) 심사	K211771
수술용가운	Surgical Gown 510(k) 심사	K220435
소화기내과, Gostroenterology	Hemostatic Clip I 510(k) 심사	K183021

Clinical Field	Device Name	FDA 510(k) 승인번호
소화기내과, Gostroenterology	Hemostatic Clip II 510(k) 심사	K200217
소화기내과, Gostroenterology	Nexpowder 510(k) 심사	K202929
영상의학과, Interventional Radiology	PTA Dilatation Catheter 510(k) 심사	K201333

강경윤 대표가 유럽연합 CE MDR 승인 성공시킨 Medical Device 리스팅

순번	기업	MDR 컨설팅 결과
01	코스닥 AED기기 상장사	MDR 3등급 자동심장충격기 CE 승인 취득
02	코스닥 상장사 (주)인바디	MDR 2a등급 체성분분석기 CE 승인 취득
03	존슨앤존슨	MDR 2b등급 안구건조증 치료장치 CE 승인 취득
04	존슨앤존슨	MDR 2a등급 안구건조증 진단기기 CE 승인
05	존슨앤존슨	MDR 2b등급 백내장 수술장치 CE 승인
06	존슨앤존슨	MDR 2a등급 백내장 수술 수정체 유화기기 CE 승인
07	존슨앤존슨	MDR 2a등급 백내장 수술 수정체유화용 핸드피스 CE 승인

Psalm 23

1   The Lord is my shepherd, I lack nothing.
2   He makes me lie down in green pastures,
    he leads me beside quiet waters,
3   he refreshes my soul.
    He guides me along the right path
for his name's sake.
4   Even though I walk
       through the darkest valley,
    I will fear no evil,
       for you are with me;
    your rod and your staff,
       they comfort me.
5   You prepare a table before me
       in the presence of my enemies.
    You anoint my head with oil;
       my cup overflows.
6   Surely your goodness and love will follow me
       all the days of my life,
    and I will dwell in the house of the Lord forever.

시편 23편

여호와는
나의 목자시니,
내게 부족함이 없으리로다.
내 평생에 선하심과 인자하심이
반드시 나를 따르리니, 내가 여호와의
집에 영원히 살리로다.

대통령님, 총리님, 보건복지위 의원님들께 드리는 글

식품의약품안전처食品醫藥品安全處는 누구를 위하여 설립되어 존재합니까? 식품의약품안전처의 기관長은 대통령의 임명을 받들고 있으며, 대통령의 식품의약품안전처장 임명권은 대한민국 국민國民이 대통령을 선출選出함으로써 국민國으로부터 부여되었습니다. 국민이 나라에 낸 稅金을 통해, 식약처의 「바이오의약품정책과」 및 첨단바이오의약품 TF 팀 공무원들의 심사업무에 대한 급여는 지급이 되고 있습니다. 그런데 식품의약품안전처食品醫藥品安全處 설립 목적이 훼손된 신약 심사가 드러나고 있습니다.

첨단바이오의약품 TF 가 첨단바이오의약품 품목허가 심사규정 제 19 조 및 다중多衆 법률 위반한 정황들이 현저히 드러나는 신약 심사가 진행이 되었습니다. 첨단바이오의약품 TF 의 불법정황이 드러나는 심사 지원을 위해, 우리 국민의 稅金이 계속 식약처 첨단바이오 TF 에 사용되는 것이 합당한 것입니까?

식약처 중앙약심中央藥審 회의록 내용을 일반에 공개하면서 드러난 바는, 식약처 첨단바이오의약품 TF 는 대한민국 국민을 허가기관의 主人으로 보지는 않고 있다는 것입니다. 식약처 첨단바이오의약품 TF 가 명백히 간과看過한 것은, 대한민국大韓民國, 즉 백성이 주인이 되는 大 한국의 국민들의 귀耳와 눈目은 아직 열려 있으며, 첨단바이오의약품 TF 가 버젓이 보인 신약 심사 위법 행태行態의 옳고그름을 분별하지 못할 정도로, 우리 국민의 지성知性이 생각한 것만큼 아둔我鈍하지만은 않다는 것입니다.

신약 심사에서 약사법에 따라, 독립성 獨立性을 존중해야할 중앙약심中央藥審 위원들을 전문 자문기관으로써 중앙약심이라고 명명했으면, 심사의 중앙中央 역할을 하도록 약심의 자율自律적 심사 권한權限을 식약처에서 보장하는 것이 마땅합니다. 하지만 행정적으로 허가권자(許可權者)라는 갑(甲)의 지위를 남용濫用해, 식약처의 약심위 심사개입이 확인됩니다. 중앙약심의 독립獨立적, 자율自律적 심사를 조인트스템 약심위 회의기간 내내 적극, 업무 방해한 것으로, 2025 약심위 회의록을 통해 정황이 드러나고 있습니다.

- **"*임상유의성 있다*"는 약심위원들의 모든 발언에 식약처가 직접 정면 반대, 반려 유도 발언 내놓아**:
  약심위 회의록에는 심사 의약품의 허가 타당하다는 중앙中央약심위원들의 모든 발언들을 식약처가 적극 제지制止, 반대한 것이 회의록에 확인됩니다. 약심위원들이 자유롭게 전문가로써 의사를 개진할 기회가 심각하게 축소되었습니다. 심사 방향이 반려로 유도된 약심위였습니다.

- **식약처가 약심위원들에게 조인트스템 2025 심사 중, 2023년 임상유의성 부족 결론의 강요, 주입한 것으로 드러난 정황**:
  갑(甲)의 지위를 이용利用해, 유의성 부족으로 약심위원들 유도하는 식약처 발언: "*임상 유의성 부족하다는 결론은 이미 내려졌던 것이니 과거 결론의 인정여부를 재논의再論議 하는 자리가 아니다.*" 중앙中央약심위원들의 의사 개진 방향을 반려로 강제하는 정황이 드러나고 있습니다. 2023년 최초 허가 신청 당시에 "임상 유의성 부족하다는 결론은 이미 내려졌던 것"이니 "*재논의再論議 하는 자리가 아니다*"라며 약심위원들을 과거의 반려 결론에 속박, 유도하는 식약처 발언이었습니다.

대통령님, 총리님, 보건복지위 의원님
불법 반려에 대해 신청사 알바이오가
식약처 상대로, 2025. 9월 제출한
행정소송의 대법원 사법부 판결은
몇 년이 소요됩니다.

대통령님 임기 중에 불법 반려에 대한
행정부 차원, 국회 차원의 조치를
신속히 내려주십시오.

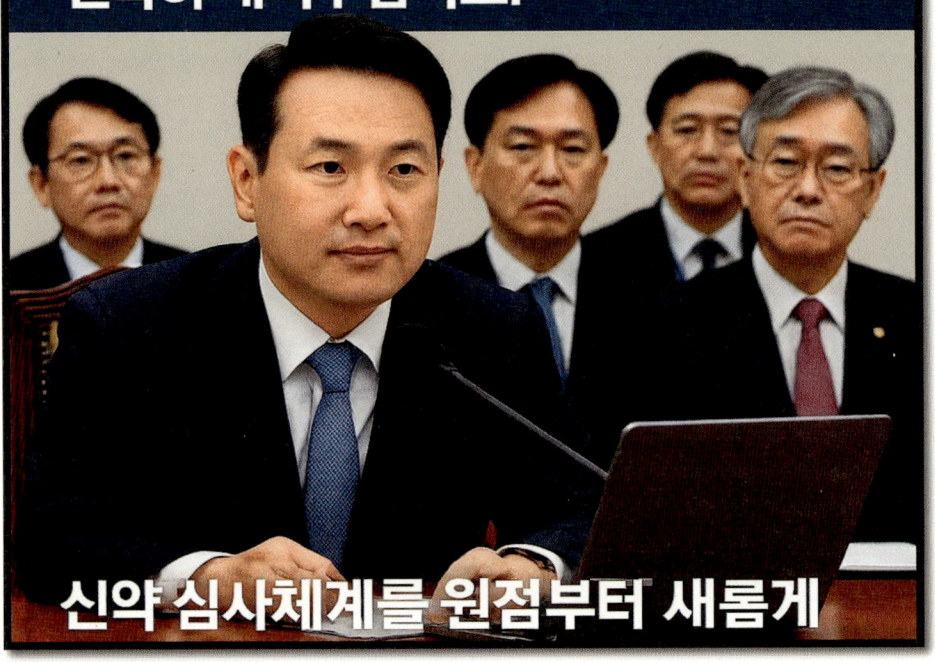

신약 심사체계를 원점부터 새롭게

이재명 대통령님, 김민석 총리님, 보건복지위 의원님, 2025 약심위 회의록에서 드러난, 조인트스템 반려를 위해 다중 법규, 중대 위반한, 상세 정황 제보합니다:

약사법 제 34 조에 1 항에 의거, 식품의약약품안전처장이 직권 승인했던 임상계획의 주평가 기준 O: "통계적 검정 유의성 만족해야한다"를 심사기준으로 심의가 진행되었어야 했습니다. 그러나 식약처는 법규가 요구하는 심사 기준을 약심위원들에게 제시하지 않고, **식약처는 허가 타당하다는 3 명 약심위원들 발언들을 적극 제지하며, 약심위 심사 업무 방해한 정황이 확인됩니다.**

3 명 약심위원들 **"조인트스템 임상유의성 있다, 허가 타당하다"** 발언들 내놓은 증거기록입니다:

약심위원 A: *"시험약의 효과가 일관성있게 나타남. 임상적 유의성 의미가 있음"*

| ○○○ | 125명에게 시험약을 단회투여한 후 24주째의 유효성 결과 및 장기추적 관찰 결과를 보면 시험약의 효과가 일관성 있게 나타남. 최초 품목허가 신청 및 재신청 모두 유의성 판단기준을 만족하지는 않았으나, 통계적 관점에서 유효성 결과 분석 시 사용한 LS mean은 보수적인 접근으로 업체에서 추가로 제시한 참고자료 등을 감안 시 군 간 WOMAC 차이값은 임상적 유의성의 경계(border line)에 있다고 판단되며 VAS 차이값 또한 의미가 있음 |

약심위원 B: *"3 상 임상시험에서 시험약의 효과가 통계적 유의성이 있었으며 3 년 장기추적 결과에서 연골결손면적 감소 등 여러 자료들을 고려 시 시험약의 효능은 있다고 판단됨."*

| ○○○ | 3상 임상시험에서 시험약의 효과가 통계적 유의성이 있었으며 3년 장기 추적 결과에서 연골결손면적 감소 등 여러 자료들을 고려 시 시험약의 효능은 있다고 판단됨. 해당 질환은 장기추적 연구 시 대다수 공개 임상으로 진행되며, 이러한 추가 data의 인정 여부가 중요하다고 생각됨. 임상적 유의성보다 관련 규정 및 임상시험계획서 준수 여부를 판단하고 이에 따라 해당 data를 인정할 수 있는지 논의하는 것이 필요함 |

약심위원 C: *"시험약 투여시 효과차이가 나타났으므로 효과성은 인정된다."*

> ○○○ 장기추적 결과의 평가방법에 대한 객관성 확인이 필요함. VAS는 굉장히 주관적인 평가변수로 임상적 유의성 입증에 부적합하다고 판단됨. 사후 분석 수행 인정 여부는 논의가 필요해 보이나, 제시된 결과만을 봤을 때 **시험약 투여 시 효과 차이가 나타났으므로 효과성은 인정된다고** 판단됨

》》》

약심회의 중립을 지켜야 할 **식약처는 약사법의 중립의무를 위반하여, 3명 위원들 허가 타당하다 발언들에, 적극적으로 반대를 주도하였습니다. 약사법에 의하면, 약심위가 독립적으로 의견을 개진하고, 식약처는 약심위가 자체 내리는 의견, 결론에 대해 자문을 구하는 위치에 있습니다. 약심위의 심사를 특정방향: 반려로 유도하는 것은 약사법 위반 정황입니다.**

> 식약처 2차 평가변수, 장기추적 결과 등은 참고자료로 해당 결과만으로 효과성을 판단하지 않음. 3상 임상시험 결과는 최초 품목허가 신청 시 이 정도의 효과 차이는 임상적 유의성이 부족하다고 당시 전문가 회의와 중앙약심에서 이미 논의되어 반려처리되었음. 이번 회의는 지난번 심의 결과의 인정 여부를 재논의하는 자리가 아니며, 신청사가 해당 품목을 재신청하면서 제출한 자료가 반려 사유였던 임상적 유의성 부족에 대한 보완자료로서 타당한지 관점에서 논의해 주시길 요청드림
>
> - 2 -

식약처: 3명의 약심위원들이 임상 유의성 있다고 인정한 효과 차이에 대해, "*이 정도 효과 차이는 임상적 유의성 부족하다고 과거 2023년 중앙약심에서 이미 논의되어 반려처리되었다고*" 식약처가 심사 업무방해로 개입했습니다. 식약처는 조인트스템 반려 방향을 약심위원들에게 선先 주입하였습니다.

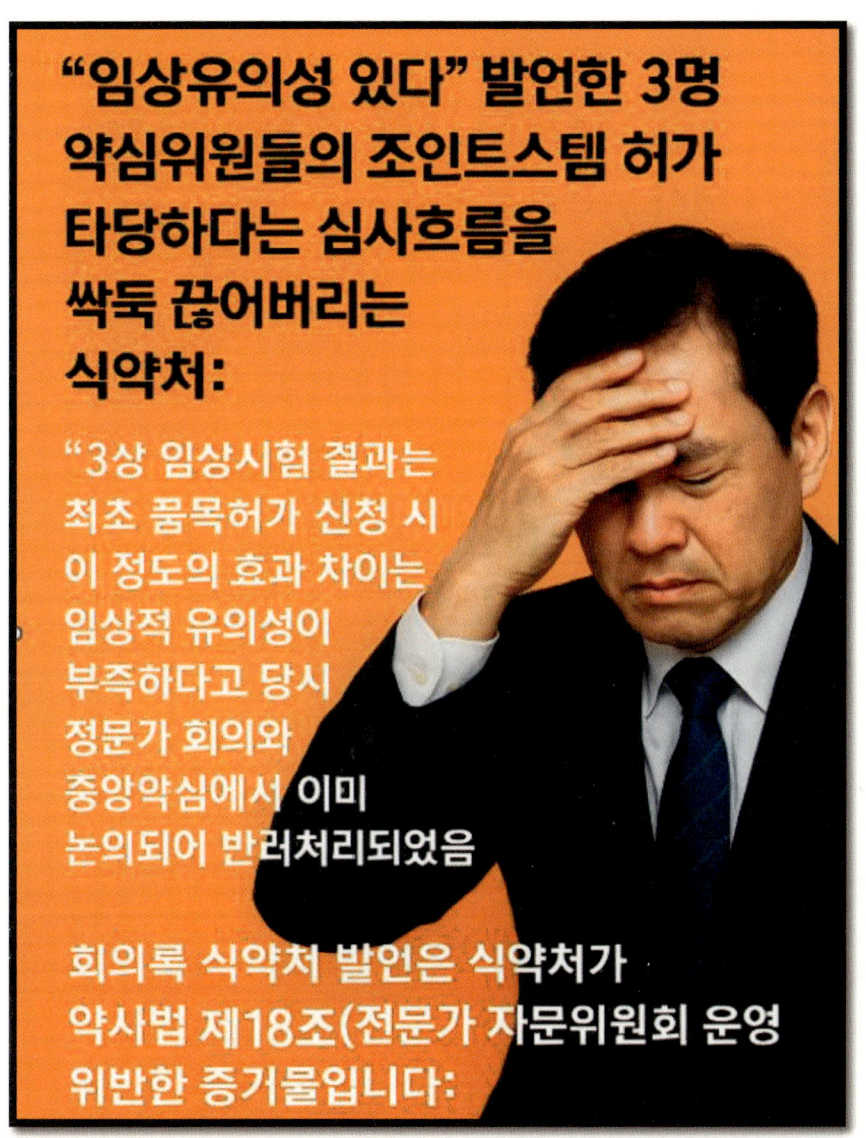

"임상 유의성 있다" 또는 "부족하다"는 신약 허가 결정으로 직결되는 가장 중요한, 식약처가 특정 방향을 의도적으로 유도해서는 안되는, 중앙약심위가 자체 논의해서 결정할, 약심위 핵심 사안입니다.

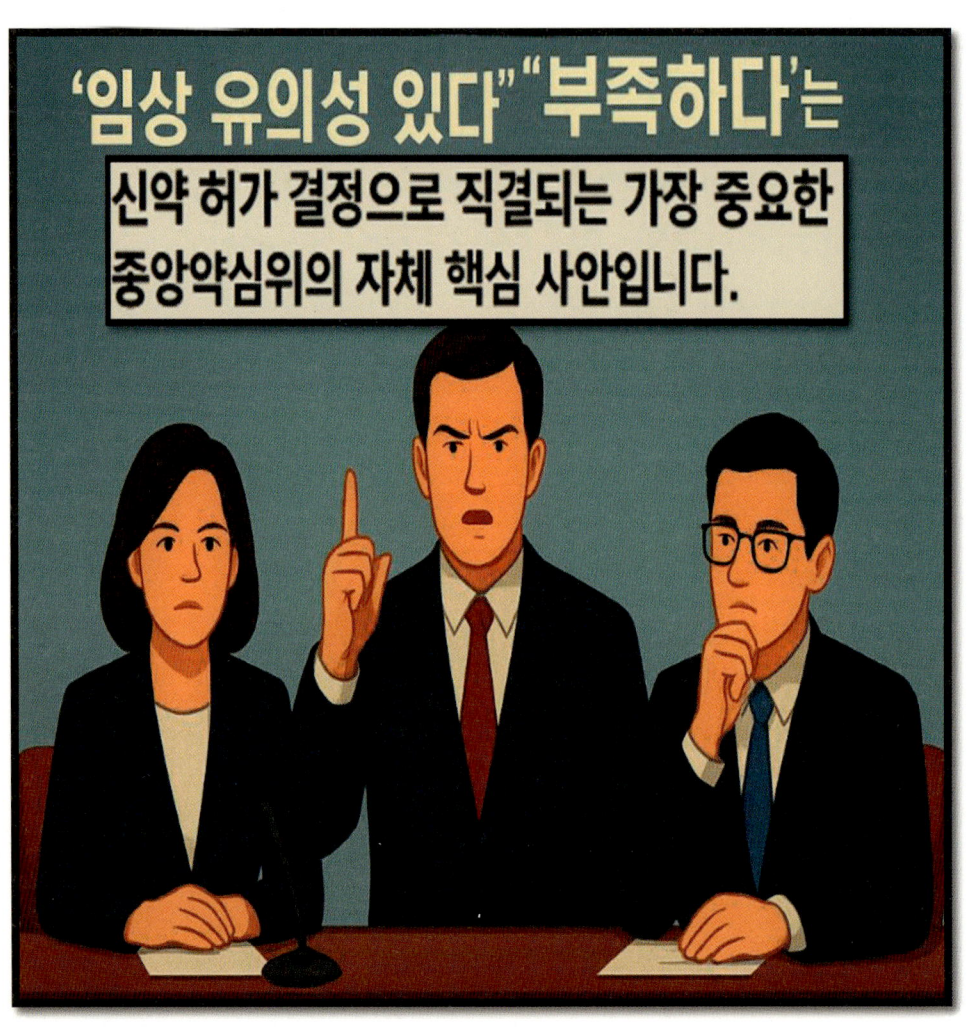

식약처는 약심위가 가장 핵심적인 임상유의성 논의를 할 때, 식약처가 직접 "*임상유의성 부족 결론 이미 내려졌었다*"는 식으로 허가 결정의 핵심 논의를 강제, 強制 또는 유도하는 것은, 약심위 회의에서 있을 수 없습니다. 사실상 조인트스템 반려 결론을 식약처가 결정적으로 유도시킨, 해당 행위입니다.

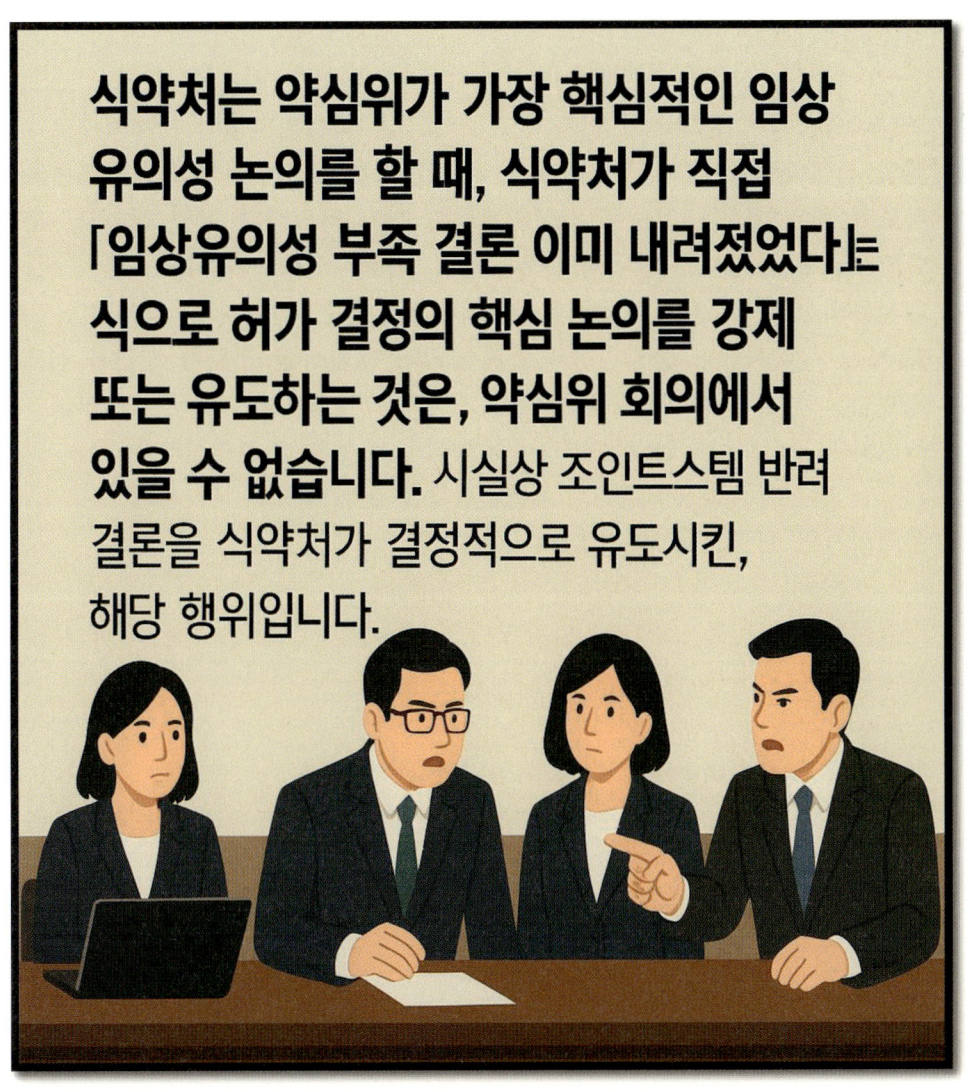

식약처는 약심위가 가장 핵심적인 임상 유의성 논의를 할 때, 식약처가 직접 「임상유의성 부족 결론 이미 내려졌었다」는 식으로 허가 결정의 핵심 논의를 강제 또는 유도하는 것은, 약심위 회의에서 있을 수 없습니다. 사실상 조인트스템 반려 결론을 식약처가 결정적으로 유도시킨, 해당 행위입니다.

식약처는 약심위 초반에 약심위원들이 임상 유의성 있다고 발언한 "이 정도 효과 크기"에 대해서, 반대로 식약처는 "임상 유의성 부족하다고 반려처리 했었다"고 분명하게 강조하였습니다. 약심위원들이 임상유의성 있다라고 발언들을 내놓자, 이미 식약처가 심사 약품, 조인트스템의 임상유의성을 부족하다고 식약처는 선先 판단내리고 있음을 약심위원들에게 선명하게 인지시킨 것입니다. 약심위원들이 자체적으로 심의 진행하기도 전에, 분명하게 반려 방향으로 선先주입하여 심사결론을 유도한 행위입니다. 이것은 약심위원들이 허가 타당하다 발언 내놓자, 이에 고의적으로 식약처가 반대를 분명히하며, 반복적으로 과거 2023년 임상유의성 부족 결론을 약심위원들에게 주입시킨 것입니다. 약사법 18조는 식약처장이 중앙약심위가 수립되어 독립적인 전문가 의견을 심의, 의결하도록 중앙약심이 운영될 것을 규정하고 있습니다. 결국 약사법을 위반하며, 사실상 중앙약심위의 독립적인 전문가 의견개진하는 것을 사실상 원천차단源泉遮斷하고, 심의 자체를 불법적으로 식약처가 무력화시킨 정황인 것입니다.

식약처가 주입하는 조인트스템 반려 방향을 따를 수밖에 없게, 식약처가 적극적으로 유도한 정황입니다.

대한민국 약사법藥事法에 따라서 중앙약사中央藥事 심의위원회(중앙약심위)는 식품의약품안전처(MFDS) 산하의 자문기구로서, 법적으로 독립적인 자문 기능을 수행합니다. 중앙中央 약심위라는 뜻은, 식약처장이 권고 지정한 약심위원들로 구성되어, 신약심사에서 중앙中央의 함의를 갖는 신약 허가결정에 매우 중요한 독립, 전문자문기구의 역할을 감당합니다. 약사법은 식약처가 중앙약심의 자문을 구求해야 하는 위치에 있을 것을 요구합니다. 그러나, **조인트스템 약심위 회의록에는 중앙약심의 전문성, 독립성을 존중하며, 식약처가 자문을 구求하는 것은 전혀 드러나지 않습니다.**

반대로 주객主客이 전도되어 식약처가 약심위를, 중앙中央 약심이 아닌, 식약처의 하위下位 약심인 것 처럼, 약심위원들의 전문의견을 경청하지 않고, 약심위원들에게 조인트스템 반려 방향으로 오히려 명命을 내립니다. 약심 논의를 시종일관 식약처가 원하는 조인트스템의 과거 임상유의성 부족 결론에 유도시키는 정황이 확인됩니다.

중앙약심이 허가타당하다는 모든 발언들에, 식약처는 단 한번도 수용치않고 모두 반대하는 발언들이 기록되어 있는데, 이는 사실상 식약처가 선명하게 조인트스템의 반려로 선先 방향을 결정해 놓았었음을 함의합니다.

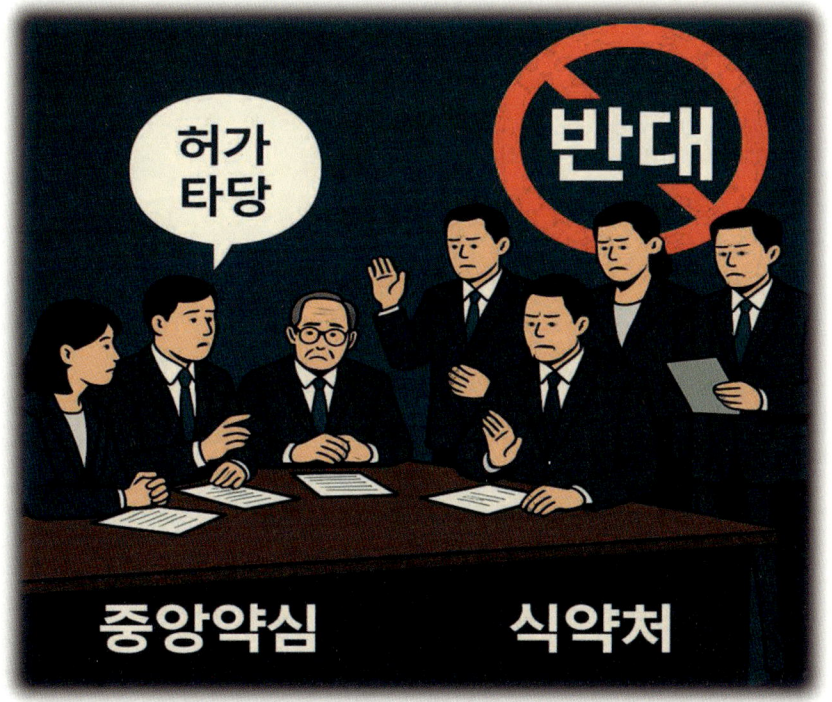

그마저도 어떠한 과학적 논의가 진행되기도 전에 반려 방향을 처음부터 결정지어놓고, 약심위에게 반복적으로 원하는 방향으로 주입, 유도 시킨것입니다.

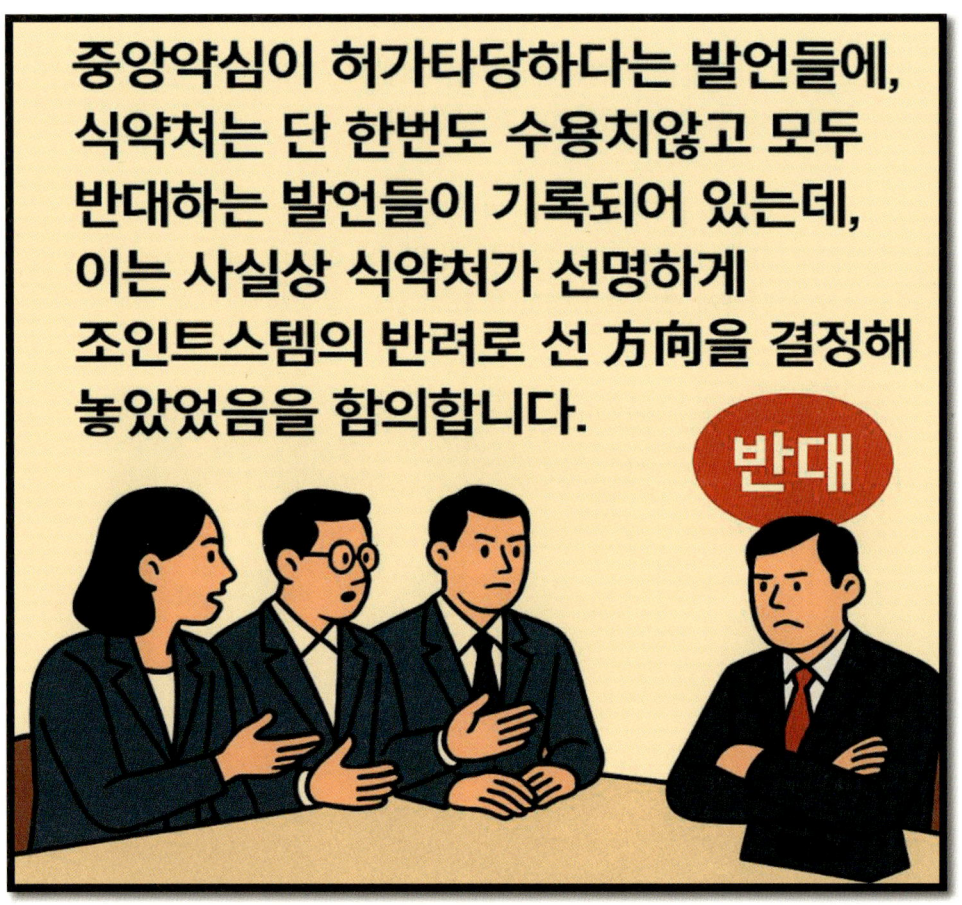

식약처가 위원회의 심의를 직접 유도하거나 개입, 특정 결론으로 유도하는 것은 중앙약심의 독립적인 의사 개진을 통해 식약처가 중앙약심으로부터 자문을 구하도록 규정된 「약사법」 제 18 조 위반한 정황입니다.

「약사법」 제 18 조 (중앙약사심의위원회) ①보건복지부장관과 식품의약품안전처장의 자문에 응하게 하기 위하여 식품의약품안전처에 중앙약사심의위원회를 둔다.

→ "식약처장이 신약의 안전성·유효성 등에 대해 자문을 구하기 위하여 규정된, 대한민국 약사법 18 조, 그리고 「형법」 제 123 조(직권남용), 제 314 조(업무방해) 「국가공무원법」 제 56 조 성실의무, 「행정절차법」 제 4 조~제 8 조 공정성·투명성 원칙의 **다중 법률 위반으로 판단됩니다.**

대통령님, 국무총리님, 보건복지위 의원님, 식약처 개입행위의 약심위 심사 업무방해, 다중 법률 위반 정황 정리표입니다.

구분	사실관계 요약	관련 법령·규정	위법 소지 내용	위법 정황
1. 중앙약심위 법적 지위	중앙약사심의위원회는 「약사법」 제 18 조에 근거한 **식약처 자문기구**로, 신약의 안전성·유효성에 대해 **독립적 자문**을 제공	「약사법」 제 18 조 제 1 항~제 3 항	식약처는 위원회의 자문을 "받는" 주체로, 위원회 판단에 **직접 개입하거나 방향을 주입할 권한 없음**	식약처가 자문절차를 "지도"하는 행위는 위법 소지 있음
2. 약심위원들의 초기 발언	3 명의 약심위원이 "임상적 유의성이 있다"고 발언	—	위원들의 독립적 전문 판단 영역	자문기구의 본질상, 행정기관(식약처)은 이 판단에 영향 주면 안 됨
3. 식약처의 발언 개입	식약처가 "이 정도 효과는 과거 2023 년 중앙약심에서 이미	「약사법」 제 18 조 위반 가능성 「형법」 제 123 조(직권남용)	자문기관의 독립적 심의 방해, 심의	"행정기관이 자문결과에 영향을 주기 위한 압박 또는

- 21 -

구분	사실관계 요약	관련 법령·규정	위법 소지 내용	위법 정황
	'임상적 유의성 부족'으로 판단됐다"는 취지로 발언 및 반복 주입	, 제314조(업무방해) 해당 가능성	결과 왜곡 시도 가능성	주입"은 법적 개입으로 간주될 수 있음
4. 식약처의 방향 주입	"임상 유의성 부족 → 반려" 방향을 지속적으로 강조	「국가공무원법」 제56조 성실의무, 「행정절차법」 제4조~제8조 공정성·투명성 원칙	행정결정(허가 여부)에 직접 영향 주는 자문과정의 공정성 훼손	중앙약심이 자문을 통해 결론 내도록 해야 함에도, 사전 결론 유도는 절차상 중대한 하자
5. 회의록상 내용 구조	조인트스템 허가타당하다는 위원 발언 뒤마다 식약처의 반대 발언 삽입·강조	「공공기록물 관리에 관한 법률」 제3조, 제17조(기록의 진실성·정확성 보장)	심의록에 객관적 자문 내용보다 식약처 입장이 과다 반영 시 기록조작 내지 행정절차 왜곡 가능	회의록의 객관성·진실성 훼손 시 감사원·국회 감사 대상 가능
6. 행정절차적 결함	자문위원회가 식약처 주입 내용에 따라 사실상 반려 방향으로 몰림	「행정절차법」 제4조(공정성), 제6조(청문·의견청취) 위반 소지	자문 독립성 침해는 '절차적 정당성' 결여로 허가처분의	자문결과에 실질적 영향 미쳤다면 '심사업무방해'로 구성될 수 있음

- 22 -

구분	사실관계 요약	관련 법령·규정	위법 소지 내용	위법 정황
			무효·취소 사유 가능	
7. 위법성 요약 판단	자문 독립성 침해, 행정개입, 결과왜곡	약사법 제 18 조, 행정절차법 제 4 조, 형법 제 123 조(직권남용), 제 314 조(업무방해)	중앙약심의 독립 심의 기능 방해 및 식약처의 권한남용	공익감사 청구 또는 행정소송에서 위법·남용 소지 충분

2025 조인트스템 반려에서 다중多衆 법률 위반 정황을 제보합니다.

법규	조항	주요 내용	식약처의 중앙약심위 개입 정황
「형법」	제 123 조 (직권남용)	공무원이 직권을 남용하여 사람에게 **의무 없는 일**을 하게 하거나 **권리행사를 방해**한 때	☑ 식약처 공무원이 직무 권한을 넘어 중앙약심위의 독립적 판단을 강요하거나, 허가 신청자의 정당한 심사받을 권리를 방해한 경우 적용 가능.
「형법」	제 314 조 (업무방해)	위계(속임수) 또는 위력(강력한 힘)으로써 사람의 **업무를 방해**한 때	☑ 중앙약심위 위원들의 **독립적인 심의 업무**를 위계나 위력(공무원의 우월한 지위 등)으로 방해하여 심사 공정성을 해친 경우 적용 가능.
「국가 공무원법」	제 56 조 (성실의무)	모든 공무원은 **법령을 준수하며 성실히 직무를 수행**하여야 한다.	☑ 부당한 개입은 법령 준수 및 성실 의무를 위반한 징계 사유에 해당.
「행정 절차법」	제 4 조 ~ 제 8 조	신의성실, 신뢰보호, 투명성, 예측 가능성	☑ 식약처의 부당한 개입은 신뢰보호 및 행정의 **공정성**,

법규	조항	주요 내용	식약처의 중앙약심위 개입 정황
	(공정성·투명성 원칙)	등 행정의 기본 원칙을 규정.	**투명성 원칙**을 위반하는 행정 위법성의 근거가 되며, 해당 행위의 위법성을 판단하는 데 중요한 기초가 됨.

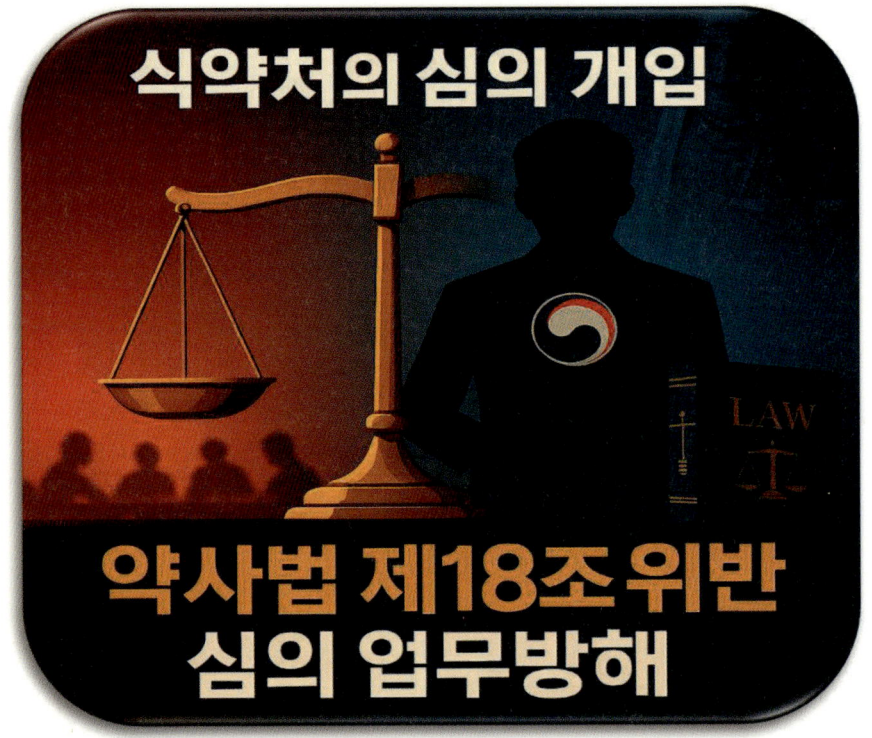

시종일관, 2023년 임상 유의성 부족 결론만을 2025 약심위원들에게 일방적으로 주입시키는 내용입니다. 2025 약심위원들은 이제는 식약처의 <2023 유의성 부족 결론 강조>에 유도됩니다: 2023 회의록 결론에 적용된 <허위기준 X>를 살펴보도록 유도되었습니다.

이는 조인트스템 심사기준이 허가기준 O 에서 허위기준 X 로 뒤바꿔치기 되는 결과를 초래하였습니다.

<허위기준 X: 군간효과 크기를 유의성 기준으로 신청사가 설정>

약사법 제 34 조에 따라 식약처장이 승인했던 3 상계획의 허가기준 O 를 엉뚱한 허위기준 X 로 뒤바꿔치기하여 반려처리 정황:

식약처장 사전事前 승인여부	식약처장이 사전事前 승인했던 임상 주요 기준	식약처장 직권 승인 사후事後 식약처장의 변경 승인없이 반려返戾를 위해 심사 막판 뒤바꿔치기한 기준
기준 바꿔치기	3 상임상 주主 평가, 허가 기준 O	엉뚱한 허위 기준 X
기준	통계적 검정 유의성 만족해야한다.	군간 효과 크기를 신청사가 유의성 기준 MCID 로 자체 설정하였다.
법규 근거	약사법 제 34 조에 1 항에 의거, 식품의약약품안전처장이 직권 승인했던 임상계획의 주평가 기준 "통계적 유의성"은 식약처 자체 고시, 제 2024 - 59 호첨단바이오의약품 식약처가 적용했어야 할 허가기준 O 는 품목허가 심사 규정 19 조에 명기된 신약 허가 기준입니다.	신청사는 "군간 효과 크기를 유의성 기준으로 신청사가 설정 바 없다"고 약심회의 이전에 보고서 제출로 식약처에 알렸음. 그럼에도 신청사가 설정한 기준이다라는 허위 기준으로 2023, 2025 반려 제작 허위 기준 X 는 식약처장이 직권 승인했던 3 상 계획 임상 평가기준들에 없음, 첨단바이오의약품 품목허가 심사 규정 및 식약처 고시 어디에도 찾아볼 수 없는 기준입니다.

			조인트스템 반려를 위해, 3상 임상 완료 사후事後에 품목허가 심사 최종단계, 약심위에 갑자기 등장시킨 허위기준인 것입니다.

2023 회의록처럼, 2025 약심위원들도 <허위기준 X>를 그대로 적용하면, **조인트스템 허가타당성 없다 발언들** 내놓았습니다.

X는 허위기준이지만, 조인트스템 반려를 위해 사용되자, **식약처 참석자 5명은 시정하지않고, 절대 침묵 유지하였습니다.**

그러나 2025 **약심위원 한 명이 효과크기, 허위기준 X에 대해 신청사와 직접 팩트체크해야** 한다고 확인 요청하였습니다.

2025 약심위원의 요청으로 신청사 영상청취 이어짐: 효과 크기- 허위기준 X 붕괴: 신청사가 유의성기준으로 설정한 것이 아니었음이 탄로남: 식약처도 허위기준임을 자백, 시인합니다.

허위기준 X 붕괴되자, 2025 약심위원들 **허위기준 X 적용안하면, 조인트스템 허가 타당하다는 발언들 연이어 내놓았습니다.**

식약처는 조인트스템 허가 타당하다는 모든 발언들을 또다시 적극적으로 반대:

식약처 추가 허위 발언: "**효과크기 허위기준 X 2023년 유의성 부족결론에 그대로 적용한 것 아니며**"

식약처	임상적 유의성에 대한 판단은 임상시험계획서에 있는 대상자 수 산출에 사용한 효과 크기 근거를 그대로 적용한 것이 아니며, 3상 임상시험 결과에 대해 전문가 회의와 중앙약심에서 논의한 결과 임상적으로 유의성이 부족하다고 결론을 내린 것임. 신청사에서 설명한 내용은 임상적 유의성 판단기준은 신청사가 정한 사항이 아니라는 점을 언급한 것임

- 3 -

2023년 **임상유의성 판단에 허위기준 X: "효과크기 근거를 그대로 적용한 것 아니었다"는 것은 허위 발언입니다**: 마치 군간크기 허위기준 X 이외에, 또다른 임상 유의성 기준 Z 가 있어서, 기준 Z 로 2023년 유의성 부족결론 내린 것이라는 허위 해명입니다. **추가 허위 내용을 2025 약심위원들에게 식약처가 주입한 것입니다.**

허위기준 X 그대로 적용한 것 아니었다는 식약처의 계속되는 허위내용 주입에 대혼란에 빠진 약심위원 발언:
"유의성 부족은 2023년 그분들만 심사할 수 있으며 2025 약심위원들 심사할 사안 아니다:" 황당한 심사 포기 선언

허위기준 X 붕괴와 계속해서 허위 내용 추가 주입하는 식약처에, 약심위원들 대혼란에 빠짐. 이 틈을 타서, 손 들어, 거수 반려의결 바로 진행시켰습니다.

허위기준 X 붕괴 이후, 심사의 핵심인 임상유의성 기준 제시가 안되었는데, 신약 심사의 결론 도출, 반려가 무엇을 근거로 가능할 수 있습니까?
식약처는 약심위원들의 논의를 2023 임상유의성 부족결론에만 집중시켰습니다. 특별히 허가타당하다는 약심위원들의 모든 발언들을 허가권자로써 갑의 지위에 있는 식약처가 정면 반대하고 제지하였습니다.

약심위원들은 허가 타당하다는 발언들을 많이 여러차례 내놓았으나, 이에서 나아가서 타당하다는 발전된 결론에도 이르지 못하게, 식약처가 주도면밀하게 약심위 처음부터 끝까지 막은 정황이 확인됩니다.

약심위원들의 조인트스템 허가 타당하다는 모든 발언들을 식약처가 반대하는 발언들을 내놓으며, 약심위원들의 개별적인 허가 타당하다는 발언들은 더 발전된 허가 결론으로 전개되는 것을 식약처가 막았습니다.

결국 허가 타당하는 약심위원들의 발언들은 있었으나, 중지衆智가 모아진 결론으로 발전되는 것은 사실상 식약처에 의해 막혀서, 약심위 회의도 요식행위要式行爲 였을뿐 사실 필요치 않았고, 처음부터 조인트스템 허가는 원천 불가능한 것이었습니다. 그리하여 허가 타당하다는 결론이 안나왔다면서, 식약처의 반려 유도에 결국 넘어간 정황이며, 9:1 로 반려 손 들어 거수로 의결된 것으로 보입니다.

식약처가 허가 타당하다는 약심위원들의 모든 발언들을 정면 반대했기 때문에, 약심위원들이 허가 타당의 결론으로 모을 수 없었던 것은 분명합니다.

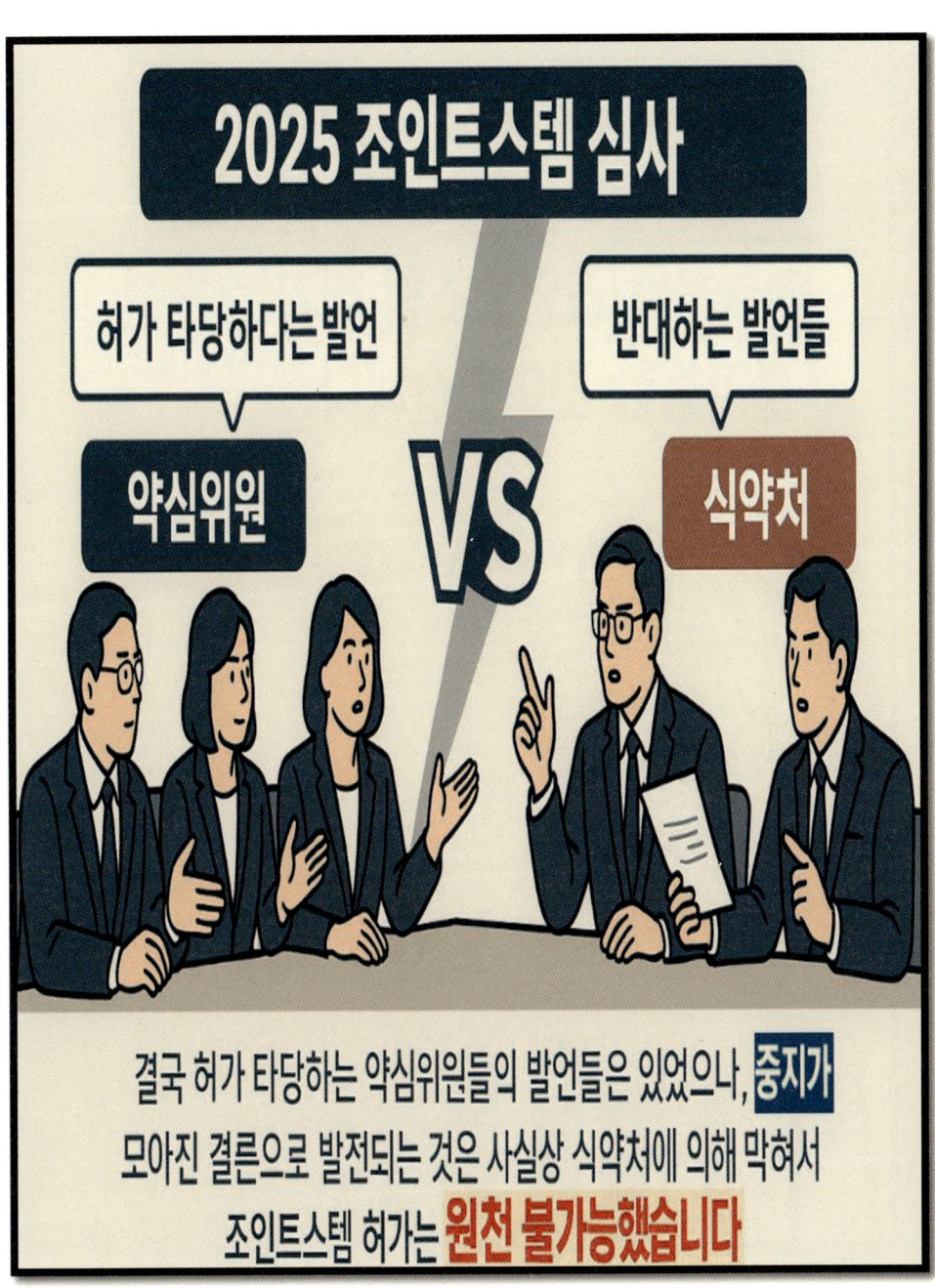

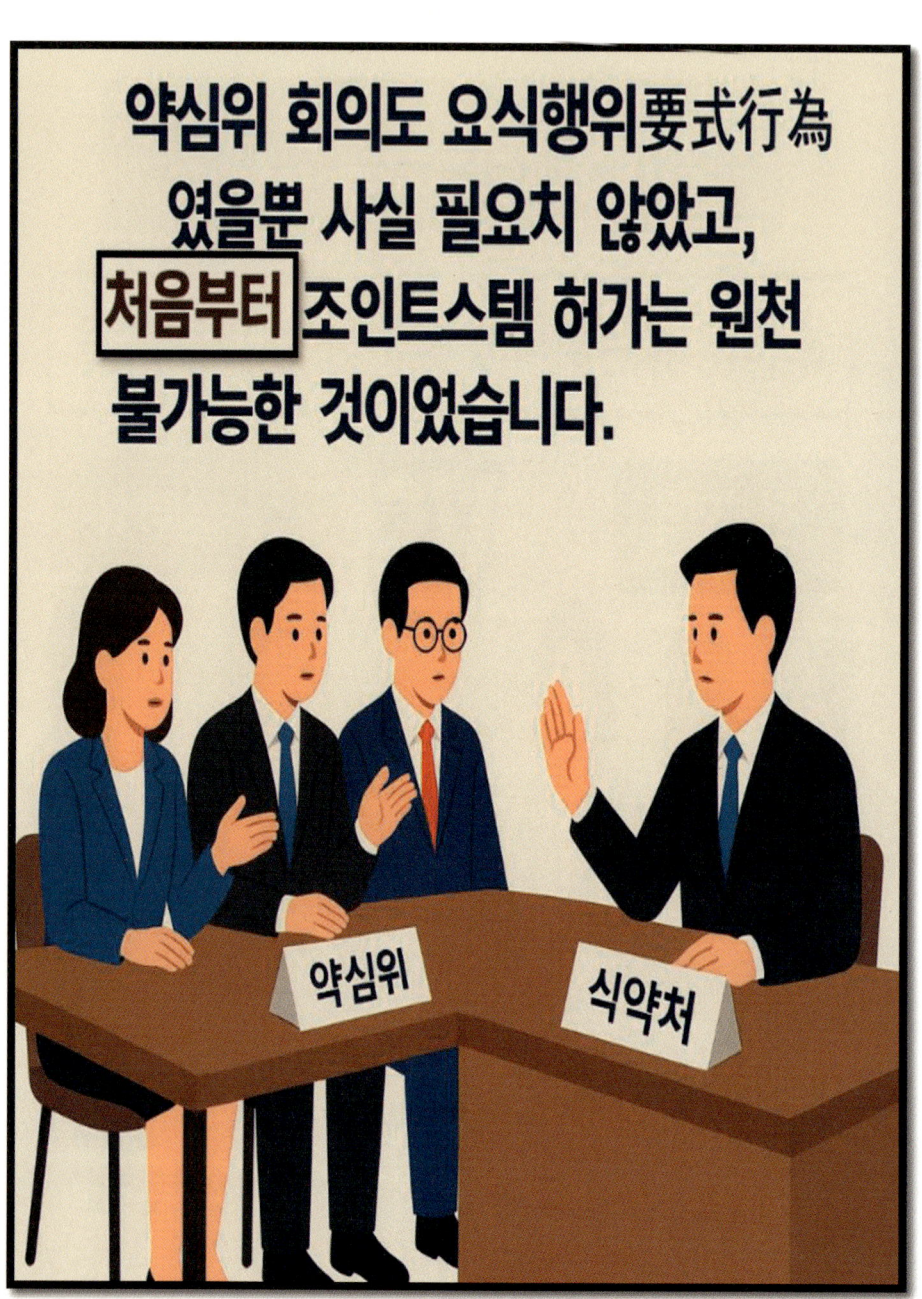

그리고 또한 분명한 것은, 허위기준 X 붕괴 이후에 임상 유의성 기준이 붕괴되어, 허가 결정을 내릴 심사 기준이 없는 상태에서 반려 결론 도출 또한 불가능한 것이었습니다. 그러나 과거 2023 년 임상유의성 부족 결론 내려졌다면서 반려를 강행시킨 정황입니다.

결론적으로 2025 조인트스템 심사는, 허위기준 X 붕괴 이후, 허위기준 X 를 적용하지 않고, 첨단바이오의약품 심사규정 제 19 조 법규대로 심사하면, 조인트스템 허가 타당하다는 약심위원들과, 시종일관 2023 년 임상유의성 부족결론을 약심위원들에게 주입해, 심사 유의성 기준없이, 반려 굳히기로 일관했던 식약처의 충돌로 요약됩니다.

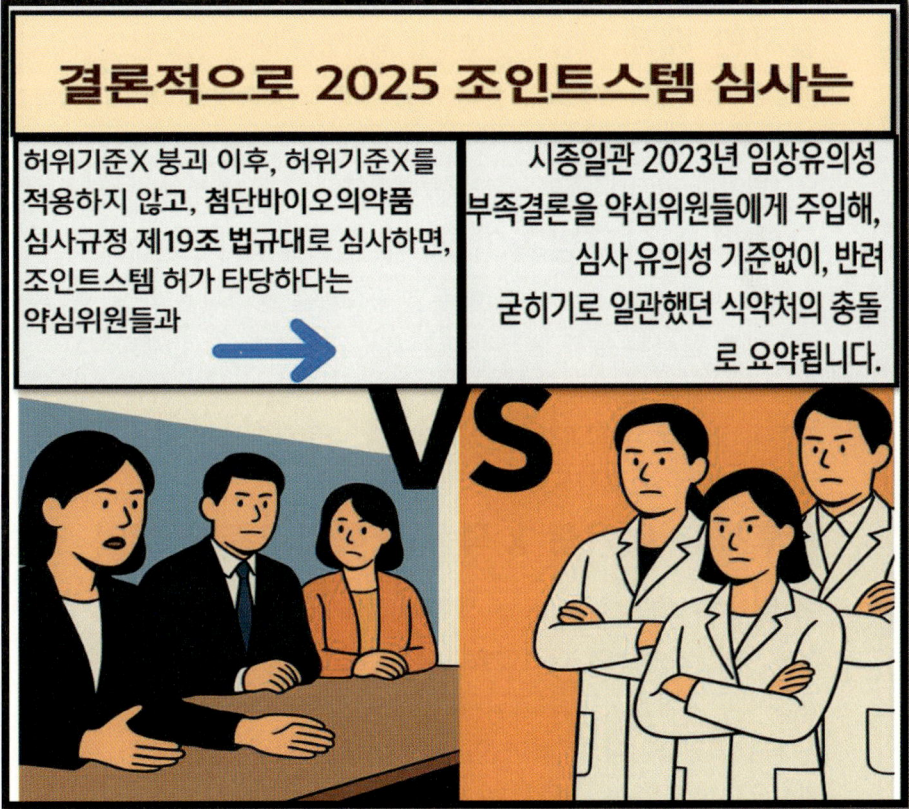

조인트스템 반려 결정을 낳은 중앙약심의 의사결정 과정은 다음과 같은 특징을 보여주고 있습니다.

- **중앙약심 독립적 심의 개입, 업무 방해**: 조인트스템 허가 타당하다는 모든 발언들은 식약처의 정면반대 발언으로 제지당했습니다.
- **비일관성**: 다수의 위원들이 조인트스템 허가타당하다 주장하여서, 반려 결정을 뒷받침할 수 있는 일관성있는 심사논의가 확인되지 않습니다.
- **임상유의성 있다를 입증하는 핵심 증거들의 철저한 배제**: 핵심적인 맥락을 제공하는, 매우 중요한 임상유의성 있다는 FDA 결론에 사용된 동일한 증거들(장기 데이터, FDA BTD/RMAT/EAP 지정, 바이오마커)이 약심위에서 체계적으로 무시되거나 철저히 평가 절하되었습니다.
- **글로벌 심사규범과의 괴리:** 글로벌 심사 스탠다드를 이끄는 미국 FDA 가 가중치를 주고 중요하게 평가하는 모든 증거들의 중요성을 철저히 평가 절하시켰습니다. 미국 FDA 가 존재하지도 않는다고 밝힌 임상유의성 기준이 식약처는 있다고 주장합니다. 기준이 없는데, 임상유의성 부족결론이 나왔다고 식약처는 일방적으로 약심위원들에게 주입하였습니다.
- **사후적 허위기준 X 적용과 허위기준의 회의 도중 붕괴**: 반려의 핵심 사유는 사전에 합의된 통계분석계획에 포함되지 않은 허위 기준 X 에 근거했습니다. 허위기준 X 는 약심위 도중 신청사의 영상청취로 붕괴되어, 임상 유의성 심의 기준이 부재한 상태가 되었습니다. 그러나 이후 허가 또는 반려 결정에 필요한 임상유의성 기준을 식약처는 제시하지 않았습니다.

- 허위기준 X 붕괴이후, 식약처는 임상유의성 기준 제시 없이, 유의성 부족 결론만을 약심위원들에게 강요하였습니다.

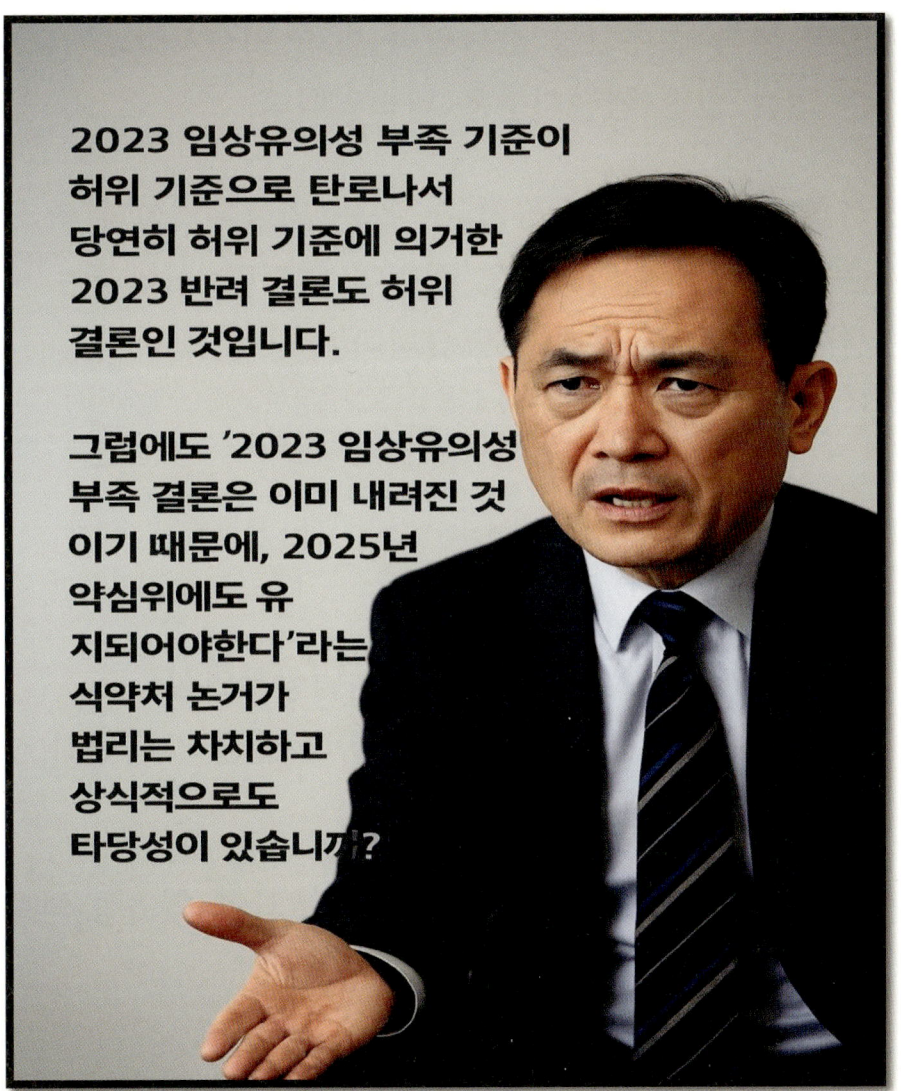

2023 임상유의성 부족 기준이 허위 기준으로 탄로나서 당연히 허위 기준에 의거한 2023 반려 결론도 허위 결론인 것입니다.

그럼에도 '2023 임상유의성 부족 결론은 이미 내려진 것이기 때문에, 2025년 약심위에도 유지되어야한다'라는 식약처 논거가 법리는 차치하고 상식적으로도 타당성이 있습니까?

허위 기준 X 의 붕괴이후, 허가 또는 반려 판단에 적용할 임상 유의성 기준을 식약처는 제시했어야 했으나 식약처는 기준 제시하지 않았습니다. 과거 유의성 부족 결론만을 강요하며 반려 의결시켰습니다. 기준 없는 반려 행정처분은 위법입니다.

반려를 법적으로 뒷받침할 수 있는 임상유의성 부족 기준은 약심위 회의록에도 확인이 안되며, 식약처는 현재까지 내놓지 못하고 있습니다: 2025 약심위 회의록에는 붕괴된 허위기준 X 이외에는 반려에 적용한 임상유의성 기준이 확인되지 않습니다. 현재까지 식약처는 임상유의성 부족 결론에 적용할, 그 임상유의성 부족 기준이 무엇인지, 기준을 내놓지 못하고 있습니다. 이는 미국 FDA 가 FDA 가이드라인에 밝힌 것처럼 퇴행성관절염에는 임상유의성 기준이 사실 존재하지 않기 때문입니다.

그 어디에도 존재하지 않는 임상유의성 기준으로, 임상유의성 부족하다 결론이 나왔다, 나홀로 주장하는 식약처

임상유의성 기준이 없기 때문에, 식약처의 유의성 부족 주장은 허구입니다.

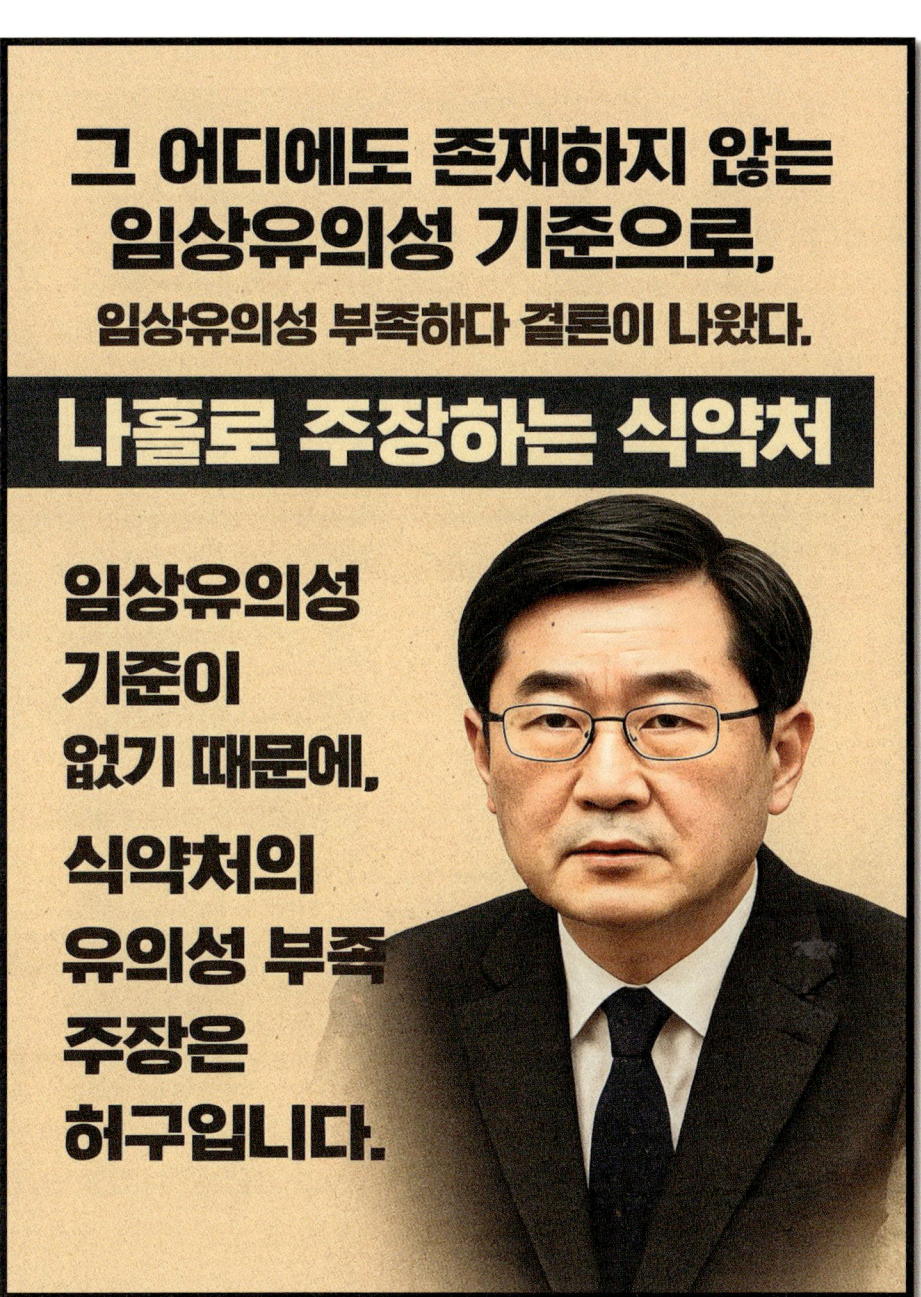

조인트스템 3상 임상시험은 식약처와 사전 합의, 승인 하에 설계되었고, 약사법 34조에 따라 식약처장이 직권 승인하였고, 국무총리령으로 보장되는 임상 계획과 유효성 평가기준에 따라 성공했습니다. 식약처가 허용시킨 약심위원회의 반려 사유는 군간효과크기, MCID를 이용한 사후 분석에 근거합니다. 이는 객관성 확보를 위해 데이터 기반의 사후 재해석을 금지하는 임상시험의 기본 원칙(ICH E9)을 근본적으로 현저히 위배하는, 국제 신약 심사 스탠다드 어디에서도 찾아볼 수 없는, 반려를 위해 급조한 해당 행위입니다.

히트뉴스 2025.08.19 일자 보도 기사:
"논란의 '조인트스템 허가 반려', 결국 행정소송 간다."

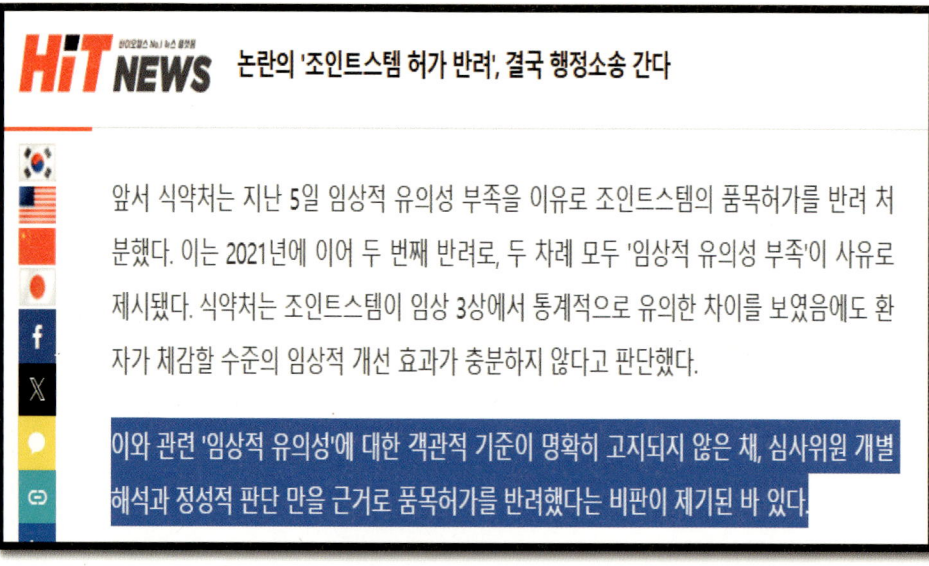

다음은 히트뉴스 2025.08.19 일자 보도 기사 인용문입니다: *"앞서 식약처는 지난 5일 임상적 유의성 부족을 이유로 조인트스템의 품목허가를 반려 처분했다. 이는 2021년에 이어 두 번째 반려로, 두 차례 모두 '임상적 유의성 부족'이 사유로 제시됐다.*

임상적 유의성'에 대한 객관적 기준이 명확히 고지되지 않은 채, 품목허가를 반려했다는 비판이 제기된 바 있다."
출처: 히트뉴스(http://www.hitnews.co.kr)

더욱이, 반려처분의 정당성은 과학적, 방법론적으로 법규 위반 여지가 현저한 기반 위에 세워져 있습니다. 임상 사후, 심사 막판 약심위에서 급조된 군간효과 크기, MCID 등으로 식약처장이 사전 승인했던 평가 기준을 뒤바꿔치기 했습니다. 결과적으로 식약처장인 사전 승인했던 3상계획의 주평가기준 통계적 유의성으로 허가결정을 내려야 했던 것입니다.

뿐만 아니라, 그 적용 방식 자체에 논란이 있으며, 미국 FDA 에 따르면 해당 적응증: 퇴행성 관절염 (Osteo Arthritis)에서 검증된 임상 유의성 기준치조차 미국 및 전세계적으로 존재하지 않습니다. 미국 FDA 및 유럽 EMA 가 퇴행성관절염에 검증된 임상 유의성 기준이 존재하지 않는다고 표방한 미국 FDA, EMA 유럽연합 가이드라인을 식약처는 잘 알고 있음에도, 임상유의성 기준이 있는 것처럼, 조인트스템 반려를 위해 식약처만 나홀로 주장만하고 있는 상황입니다.

이는 신약 심사의 글로벌 스탠다드인 FDA 와 EMA 가 퇴행성관절염 임상유의성 기준이 없다고 통계적 유의성으로 허가내려야 한다는 글로벌 스탠다드를 정면으로 식약처가 배치하면서까지, 조인트스템 반려를 위한 허구 명분을 만들어낸 것입니다.

기준이 없는데 임상유의성 부족하다는 주장만 되풀이하는 대한민국 신약심사의 민낯을 그대로 드러내고 있습니다. 식약처는 임상유의성 부족하다는 결론만 강조하고 있으나, 도대체 그 유의성 부족결론이 정확하게 무엇의 유의성 기준에 의거하여 부족결론이 나온것인지, 식약처 첨단바이오 TF는 단 한번도 밝힌적이 없습니다. 식약처는 중앙약심위에서 임상유의성 부족하다는 결론내린 것이라며 중앙약심위에 책임을 넘김니다.

그러나 2025 약심위 회의록 후술할 내용을 살펴보면, 약심위 회의에는 조인트스템의 반려처분을 법적으로 정당화할 임상유의성이 부족하다는 기준이 그 어디에도 정립된 것이 회의록에서 전혀 확인되지 않습니다. 임상유의성 기준이 없는 혼란 가운데 식약처의 반려유도 발언들에 유도되어, 약심위 회의가 반려의결로 끝났을 뿐입니다. 식약처의 임상유의성 부족 결론의 반복적인 강조로 반려의결 유도가 식약처에 의해 주도된 정황이 현저합니다.

조인트스템 심사에는 우리 국민이 상식적으로 식약처에 기대, 요구하는, 그 어떠한 임상적 유의성 기준에 의거한 과학적 심사 논의도 전무全無하였습니다.

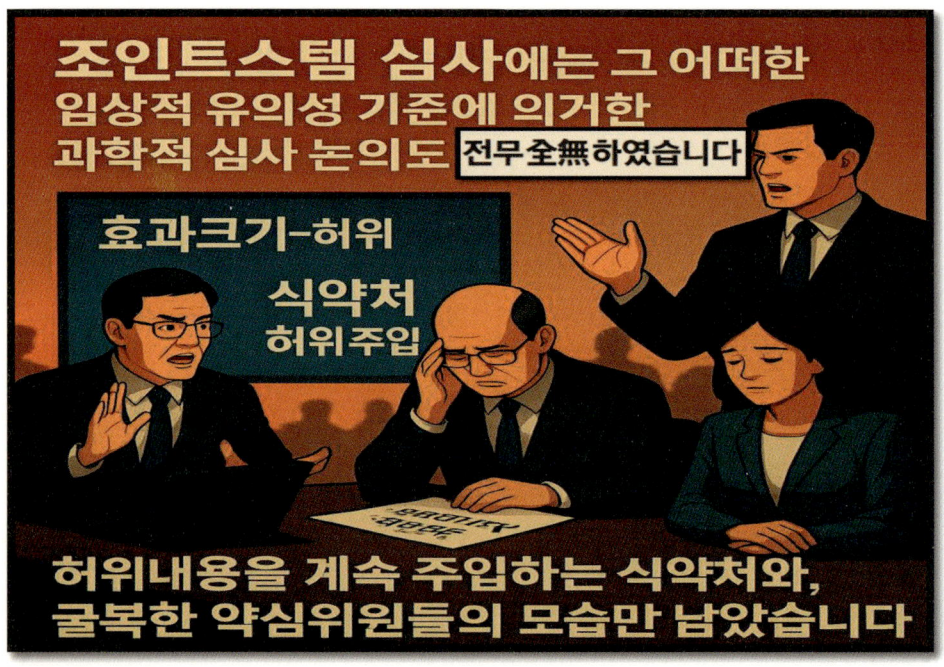

허위 내용을 계속 주입하는 식약처와, 그 속에서 신청사를 통해 힘겹게 효과크기-허위기준 X를 붕괴시킨 약심위원, 허위기준 X가 붕괴되었기 때문에, 심사에 필요한 임상유의성 기준이 없는 상태가 되었습니다. 식약처는 유의성기준 제시는 안하고 유의성 부족결론만을 약심위원들에게 강요하였습니다. 끝내 반려의결로 굴복한 약심위원들의 모습만 남았습니다. 비참한 대한민국 신약심사의 민낯을 여실히 보여줍니다.

약심위원들에게 식약처가 반려를 버젓이 유도하는 심사 과정에서 과연 대한민국의 어떤 신약이 반려를 면할 수 있을까요?

처음부터 끝까지 유의성 부족 결론, 반려 방향만을 강조하는 식약처에 대해, 왜 첨단바이오의약품 품목허가 심사규정 제19조대로 심사하지 않느냐라고 항의질문하는 약심위원의 발언들이 기록되어 있습니다. 약심위 회의록을 보면, 마치 80년대 민주주의 항쟁에서 강압에 항의하였으나 그러나 결국은 강제적으로 무릎을 꿇게 된 장면을 연상시킵니다. 이렇게 다중 불법이 난무한 정황들이 현저한 심사과정에서 임상유의성 기준 제시도 없이, 임상유의성 부족 결과가 나왔다는 식약처의 해명에 대해, 대통령님, 총리님, 국회 보건복지위 의원님들은 동의하실 수 있으십니까? 이 책을 읽는 우리 국민은 동의가 되지 않습니다.

21세기 대한민국 신약 심사에서 이렇게 버젓이 다중 법률위반이 자행되는 정황이 드러나고 있습니다. 해당 행위를 철저히 조사하시어, 위법에 대해서 즉각 조치해주실 수 있으십니까? 불법이 2023년과 2025년 반려에 반복해서 허용되는 심사에는 그 문제의 근본 원인이 있습니다. 이를 회피하면서, 독립된 자문기구인 중앙약심위에서 내린 결정이다라면서 꼬리자르기 해명만 계속 듣게 됩니다. 그러나 약심위 회의록을 읽어보면 조인트스템의 의도적인 반려 유도와 유의성 부족결론 강요는 약심위원들이 아니라, 식약처 발언들에 의해 주도적으로 이루어진 정황이 확인됩니다.

조인트스템 반려는 다음의 법규 위반 정황이 확인됩니다.
1) 기준 뒤바꿈(사후 기준 투입): 약사법 제 34 조에 따라 사전 승인된, 첨단바이오의약품 품목허가 규정에서 요구하는 주평가·통계적 유의성 검정 기준 대신, 심사 종반에 '효과크기(MCID)' 등 사후 지표가 사실상의 허가·반려 기준으로 작동했습니다. 허가기준 뒤바꿈은 행정절차의 신뢰를 훼손하며 행정절차법 위반 뿐만 아니라, 글로벌 신약 규범 ICH E9 의 사후 재해석 금지 원칙 취지와 충돌합니다.
2) 자문 독립성 침해: 약사법 제 18 조가 예정한 중앙약심의 독립적 자문 기능과 운영 취지에 반해, 행정기관 발언이 '유의성 부족' 방향을 선제·반복 주입했습니다. 행정절차법 공정성·투명성 원칙이 현저히 저촉되었습니다.
3) 기준 부재 상태의 의결: 허위로 지목된 X 기준(군간 효과크기)이 붕괴된 뒤, 대체 기준 제시 없이 과거 결론을 반복 인용해 의결에 이르게 한 절차는, 판단기준의 명확성·예측가능성을 요구하는 행정법 원칙과 정면 상충합니다.
4) 기록의 진실성·균형성 문제 : 회의록에서 자문 내용 대비 행정기관 반대 발언이 과도하게 구조화되었습니다: 공공기록물의 진실성·정확성 확보 의무(공공기록물법) 관점에서 법적 문제를 야기합니다.

이러한 조인트스템 반려는 **형법 제 123 조(직권남용), 제 314 조(업무방해), 국가공무원법 제 56 조(성실의무), 행정절차법 제 4~8 조(공정성·투명성), 약사법 제 18·제 34 조**의 다중 법규 위반 정황이 확인되는 중대한 사안입니다. 따라서 무엇보다 조인트스템의 불법 반려 처분을 바로잡는 반려에 대한 행정조치가 조속히 필요합니다.

또한 불법 신약 심사를 바로잡고, 심사제도를 전면적으로 고치기 위해
▲임상유의성 용어·사용 조건의 문서화 및 사후 기준 투입 금지 ▲중앙약심

독립성 보장 장치 강화 ▲회의 운영과 회의 기록관리의 품질관리
▲식약처장이 사전 승인하지 않은 평가기준의 사후 적용 및 사용금지를
지킬 수 있는 신약 심사제도의 신설을 시급히 요청합니다.

2025 약심위 심사는 행정절차법이 요구하는 절차적 공정성,
국가공무원법이 요구하는 공무원의 준법성이 전혀 지켜지지 않은 것으로
보입니다. 약사법과 식약처 자체고시의 첨단바이오의약품 품목허가
심사규정 기준인 통계적 유의성에 의거한 심사가 모두 결여되었습니다.
이는 국가 기관의 신약 심사에서 기본적인 준법과 윤리倫理 기강의 심각한
해이解弛가 모럴 해저드(Moral Hazard)로 발전된 것이 현저하게 드러난
정황으로 판단됩니다. 약사법 제 34 조 및 식품의약품안전처고시 제 2024-
59 호: 첨단바이오의약품 품목허가 심사규정 제 19 조 다중多重 법률,
중대重大 위반에 대한 대대적인 조사가 필요한 중대사안입니다.

2025 약심위 드러난 식약처 발언들 그 어디에도, 심사의 본질적인 주제가
되어야 할 중증 퇴행성 관절염 환자들에게 치료효과가 있는지 없는지,
우리 국민 관절염 환자들의 치료제로써, 환자들에게 치료적 의미가 있는지
없는지에 대한 식약처의 발언은 없었습니다. 약심위 회의록의 식약처 모든
발언에는 우리 국민 환자들의 치료와 중증 관절염 질병에 대한 언급이 단
1 개의 발언도 없었다는 것이 놀라울 따름입니다. 식품의약품안전처의 존재
이유가 있는지, 첨단바이오의약품 TF 는 질병으로 고통받는 환자들
우리국민의 치료에 관심이 없다면, 누구를 위해서 무엇을 위해서
존재하는지, 매우 의아해지는 대목입니다.

대통령님, 총리님, 보건복지위원회 의원님들께서 이 책을 읽어주시고,
퇴행성 관절염 줄기세포치료제 심사과정의 다중 법률 위반 정황에 대해,
원점부터 조사 조치를 내려주시길 바랍니다. 줄기세포치료제 조인트스템의
불법 반려처분에 대한 적법한 조치를 내려주십시요. 그리고 대한민국

첨단바이오의약품 심사에서 불법이 틈타는 것을 허용하는 사각지대 영역들을, 우리 국민의 공익을 위해 원점부터 고쳐주시길 촉구합니다.

본 책은 특정 기관, 특정 개인, 또는 특정 집단을 비난하거나 명예를 훼손하려는 의도로 집필된 것이 아님을 분명히 밝힙니다. 공정성과 규정준수가 다른 어떤 행정 절차보다 준엄하게 지켜져야 할 대한민국 신약 심사에서 다중 법률 위반 정황이 드러난 것을 대통령님, 총리님, 보건복지위 위원님들, 그리고 우리 국민들에게 있는 그대로 소상히 제보하여, 잘못되어진 줄기세포치료제 반려처분을 바로잡고, 첨단바이오의약품 심사 시스템이 총체적으로 고쳐질 수 있도록 우리 국민의 공익을 위해 알리고자함이 목적입니다.

본 책으로 제보하는 다중 법률 위반 정황을 매우 심각하게 다루어주셔서, 법률 및 식약처 품목허가 심사규정에 준수하여 신약 심사가 진행되는 것에 국민 누구도 신뢰할 수 있는, 첨단바이오의약품 심사를 원점부터 새롭게 만들어 주시길 요청합니다. 줄기세포치료제 조인트스템에 대한 부당한 반려 처분은 신속히 바로잡는 행정조치를 내려주시길 촉구합니다. 자랑스러운 대한민국 내 나라 이 땅에 법률을 버젓이 위반하는 행태가 사라지도록, 위법 사각지대를 원점부터 고쳐서, 신약 심사의 새로운 시스템이 공정하게 세워져야 합니다.

우리 국민 모두가 신뢰할 수 있는 식품의약품안전처로 깨끗하게 정비되어 새롭게 다시 태어나는 날을 고대합니다. 다중 법률 위반으로 공정성이 상실된 신약 심사에 대해 큰 실망을 느끼신 많은 분들과, 이 글을 읽으시는 모든 분들의 삶에 예수 그리스도의 평강이 함께하시길 기원합니다.

존경하는 대통령님, 총리님, 보건복지위 의원님, 다중 법률위반 정황 명백한 본 중대사안에 대해,

발본색원(拔本塞源), 혁고정신(革故鼎新) 하시어, 조인트스템 불법 반려에 대한 행정 조치를 신속히 내려주십시오. 새 술은 새 부대에 담으라는 말처럼, 법규를 존중하는 과학적인 신약 심사 시스템을 우리 국민을 위해 새롭게 만들어 주실 수 있으십니까?

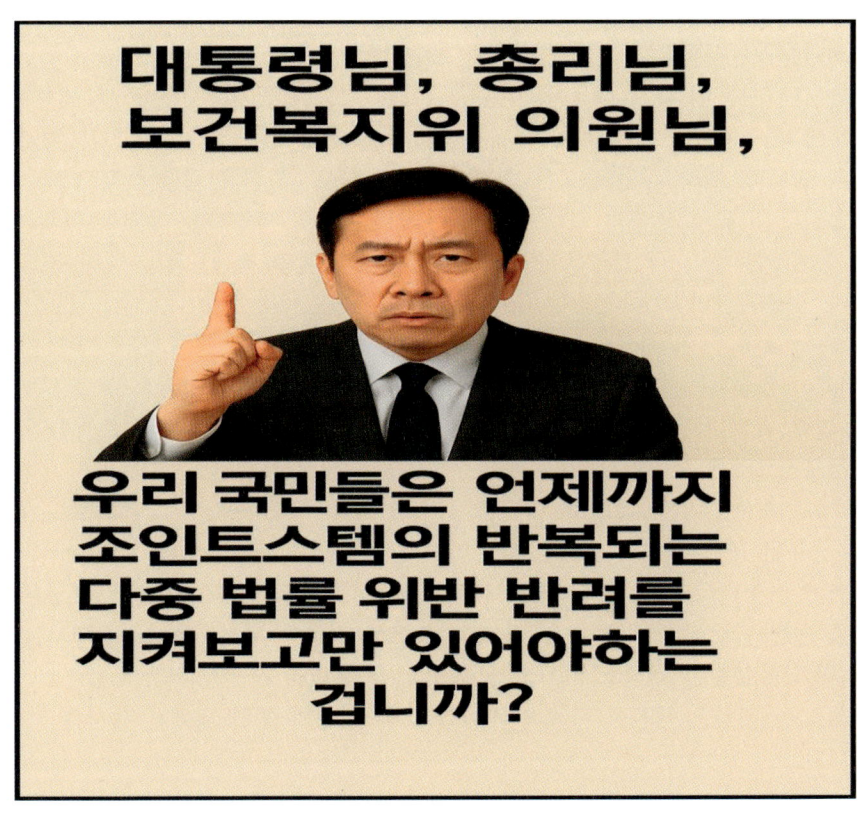

공익적 비평 목적에 대한 고지

이 책에 기술된 모든 사실은 회의록, 발표 자료, 언론 보도 등 일반에 널리 공개되었고, 따라서 객관적으로 확인 가능한 자료를 바탕으로 한 것이며, 이에 대한 해석과 평가는 저자의 학술적·공익적 판단입니다. 따라서 본문에 담긴 평가는 법적으로 법률기관에서 확정된 사실을 대체하지 않습니다. 저자는 오로지, 줄기세포치료 받기위해 일본으로 내몰리고 있는 우리 국민들도 한국에서 치료받을 수 있는 치료 권리 보호, 허가 신청권자로써의 바이오 기업들이 식약처에 법규에 준수한 신약 심사를 받아야 할 정당한 심사행정 권리의 보호, 공정성을 현저히 상실한 첨단바이오의약품 신약 심사 제도의 원점부터의 재설계, 신약 심사에 대한 국민적 신뢰 회복을 위한 공익적 문제 제기를 목적으로 본 저술을 집필하였습니다.

다중 법률 위반 논란이 제기된 반려처분과 관련하여, 신청사측 ㈜알바이오는 식품의약품안전처를 상대로 행정소송을 2025 년 9 월 11 일 제기하였다고 밝혔습니다. 본문에 담긴 내용은 언론에 공개된 정보에 근거한 서술로서, 법원에서 행정소송의 확정된 판결 내용을 대체하거나 그 결론을 예단하려는 의도가 아님을 명확히 합니다. 저자 개인의 모든 평가는 향후 법원의 확정 판결을 전적으로 존중합니다. 따라서 본 저서의 모든 내용은 신청사측이 식약처를 상대로 현재 진행 중인 행정소송 등 법적 분쟁에서의 사실인정이나 법원의 확정판결을 대체하지 않으며, 법률기관의 최종 판단에 따라 달라질 수 있습니다.

본 책에서 언급되는 모든 비판적 내용은 공개된 약사심의위원회(약심위) 회의록, 관계 법령 및 신약 심사 제도적 검토에 근거한 공익적 의견이며, 조인트스템 줄기세포치료제를 포함한 신약 심사 반려 처리와 정책적 제안의 신약 심사 절차/제도 개선을 위한 것으로, 어떠한 경우에도, 이 책의 어떠한 내용으로도, 특정 기관, 공무원 또는 개인의 명예를 훼손하거나 모욕할 의도가 아님을 저자는 명확하게 밝힙니다. 따라서 본 책은 신약 심사 정책·제도의 개선과 건전한 공론 형성을 위한 학술적, 국가적, 사회적, 의학치료적 기여를 목적으로 하며, 저자는 이 외의 어떠한 불순한 목적도 가지고 있지 않음을 분명히 선언합니다. 모든 기술적·법적 해석은 객관적 자료에 기반한 공적 비평의 범위 내에서 제시된 것입니다.

JointStem FDA 3관왕
vs 식약처 반려 3관왕

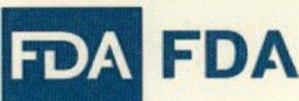

동일한 임상자료
(한국 3상) 심사

JointStem 임상
유의성 있다.

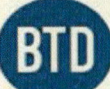 **BREAKTHROUG THERAPY**

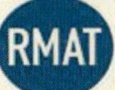 **REGENERATIVE MEDICINE ADVANCED THERAPY**

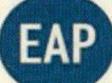 **EXPANDED ACCESS PROGRAM**

FDA 3관왕
타이틀 부여

동일한 임상자료
(한국 3상) 심사

자국 신약
임성유의성 부족 주장

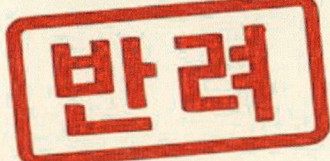

반려 3관왕 부여

같은 임상자료,
정반대 결론 —
누구를 위한 규제인가?

같은 임상자료, 정반대 결론 — 누구를 위한 규제인가?

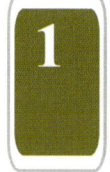

1 식약처가 추구하는 규제과학의 실체는?
임상유의성 인정했다는 약심위 결론 내렸다가,
반려위해 약심위 유의성 결론 뒤집는게 규제과학?

대한민국 신약 심사 공익公益 제보:
이재명 대통령님, 식약처 첨단바이오의약품 TF 규제 농단 상세 정황, 제보합니다.

식약처: 임상유의성 부족한 것으로 한 번 결정 내려졌으면 (낙인 찍혔으면), 재논의 절대 불가하다, 자국 신약을 다시 반려한다.

Vs.

美 FDA 의 규제 과학

자국 한국 식약처가 발목잡는 신약임에도,
임상유의성 인정하며, 한국 JointStem 을
세계최초로 BTD, RMAT, EAP 를 美 FDA 는 당당히 공인한다.

美 FDA vs 식약처 첨단바이오 TF: 누가 거짓말을 하고 있나?

본문에서 언급되는 모든 비판적 내용은 일반에 공개된 약심위 회의록과 관련 법규 검토를 바탕으로, 줄기세포치료제를 포함한 신약 심사 제도, 절차의 총체적 개선을 위함이며, 어떠한 경우에도 특정 기관이나 개인의 명예를 훼손, 모욕할 의도가 아님을 명확히 밝힙니다. 다중 법률 위반 제기되는 반려처분에 대해, 신청사측 ㈜알바이오는 식약처를 대상으로 행정소송을 2025.09. 11 일 법원에 접수하였다고 밝혔으며, 본문에 담긴 저자 개인의 평가는 법적으로 법률기관에서 확정되는 사실 또는 향후 진행될 행정소송의 법률기관의 확정판결/판단을 대체하지 않습니다.

이재명 대통령님, 김민석 총리님

2025년 조인트스템 반려 심사과정에서 명백히 드러난 다수의 법률 중대 위반을

우리 국민의 공익을 위해 이를 보고합니다

➡️ 2024 년 3 월 식품의약품안전처 품목허가(許可) 재신청되었던, 퇴행성 관절염 적응증에 대한 자가지방유래 중간엽 줄기세포치료제 조인트스템(개발사: 알바이오)이 2025 년 8 월 **식약처에 의해 품목허가가 "임상적 유의성 부족"의 이유로 반려**(返戾) 되었습니다.

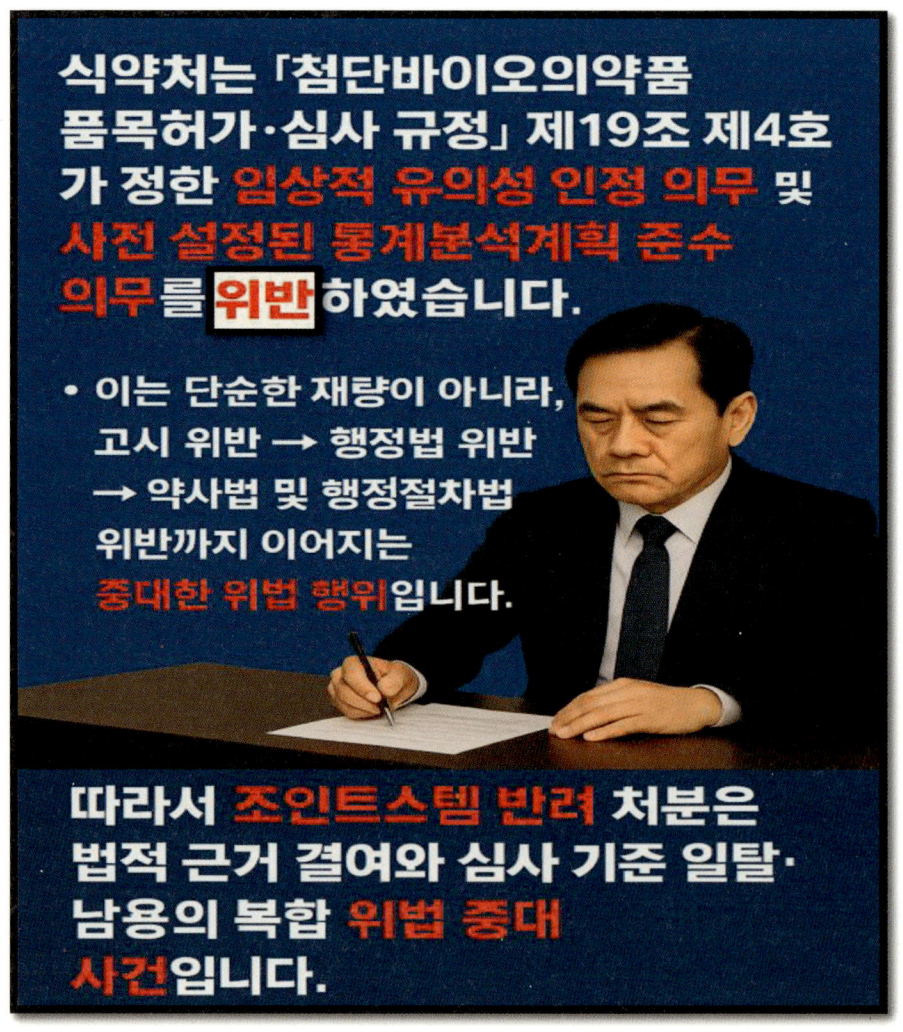

신청사 알바이오/판매사 네이처셀 퇴행성 관절염 치료제 '조인트스템'에 대한 식약처의 품목허가 반려처분을 둘러싼 표면적인 갈등은, 다음과 같습니다.

식품의약품안전처와 사전 합의 하에 설계된, 첨단바이오의약품 품목허가 심사 규정 제 19 조에서 요구하는대로, 3 상 임상시험에서 두 개의 공동 1 차 평가변수(WOMAC 및 VAS)에 대한 통계적 유의성을 입증했으므로 조인트스템 품목허가가 발부되었어야 했습니다. 해당 적응증에서 환자 보고 결과(Patient-Reported Outcome, PRO)를 평가변수로 사용하는 경우, 통계적 유의성 확보가 곧 허가의 글로벌 표준입니다. 다수의 미국 식품의약국(FDA) 허가 선례는 무릎 골관절염 분야에서 '임상적 유의성'을 평가하는 검증된 표준(validated standard)으로써의 임상유의성 기준이 없다고 강조합니다.

따라서 식약처장이 승인했던 조인트스템 3 상 계획에 따라 통계적 유의성에 의거 식약처는 허가결정을 내렸어야 했습니다. 더 나아가, 3 년간의 장기 추적관찰을 통한 효과 지속성 데이터와 미국 FDA 로부터 획득한 재생의학 첨단치료제(RMAT), 혁신 치료제(BTD), 확대 접근 프로그램(EAP) 지정 등 강력한 보조 자료를 통해 조인트스템 품목허가가 발부되었어야 했습니다.

신청사측 알바이오가 식약처를 상대로 행정소송을 제기하였습니다. 분쟁의 핵심은 조인트스템 임상시험에서 약물의 실패가 아닙니다. 2025 약심위 회의록 어디에도 임상약물의 실패를 발언한 약심위원은 단 1 명도 없었습니다. 결국 식약처장이 승인했던 3 상 계획대로 임상 성공 달성하였으나, 3 상 데이터가 공개된 후 식약처가 심사 막판 약심위를 통해 사후에 도입시킨 허위 기준, 허구 기준으로 반려 처리 시킨것입니다. 식약처장의 승인당시, 식약처가 사전에 미지정했던 임상유의성 기준을 충족하지 못했다는 이유로 반려처분을 내린 것입니다. 이는 행정절차의 신뢰성을 철저히 무너뜨리는 행정절차법 위반 정황이 확연한 반려처분입니다.

따라서 임상유의성 부족 결론에 대한 유의성 부족 기준이 무엇이냐라고 요구될 때마다, 식약처가 내놓은 중앙약심위에서 정한 것이다라는 것은 아무 근거도 없는 물타기식 핑계입니다. 2023년 및 2025년 조인트스템 반려에서 2025년 중앙약심에서 정한 임상유의성 기준은 없었습니다. 대한민국 신약심사에서 기준없이 임상 유의성 부족결론이 나오고 있습니다. 수천억원이 국부가 투여되 20년에 걸쳐 개발된 자국의 줄기세포치료제를 그 실체가 약심위에서 확인되지 않았고, 식약처도 도대체 무슨 임상유의성 기준으로 부족결정을 내렸다고 기준을 내놓지도 못하는 심사로 반려처분이 법리적으로 타당한 행정절차이며 처분입니까?

현재까지 2025 약심위 회의록과 언론 기사를 통해 알려진 식약처의 입장은 식약처의 허가 반려 결정은 중앙약사심의위원회(이하 중앙약심)의 전문가 검토 결과에 기반한다는 것입니다. 위원회는 조인트스템이 통계적으로 유의한 차이를 보였음에도 불구하고, 그 효과의 크기가 임상적으로 의미 있는 수준에 도달하지 못했다고 결론 내렸다고 주장합니다. 그런데 여기서 첨단바이오의약품 심사규정 제 19조 및 약사법 제 34조를 위반한 확연한 정황은, 약사법 34조에 의거 식약처장이 직권 승인하였던 조인트스템 임상시험계획서에 사전에 설정되지 않았던 '최소 임상적 중요 차이(Minimal Clinically Important Difference, MCID)' 기준을 임상 완료 사후적으로 적용하여 집단 간 평균 차이를 평가한 것에 기인한 것입니다. 임상 사후에 명백한 허가 기준 뒤바꿔치기로 관련 법규 위반 정황이 드러납니다.

군간 효과크기와 MCID를 비교하는 허위기준 X가 2025 약심위에서 반려에 이용되려고 하다가 신청사와 약심위원 직접 연결로 허위기준 X는 약심위 도중 붕괴되었습니다. 허위기준 X에 대해서는 직접적으로 이의를 제기했고, 위원회 내부에서도 이 논쟁이 있었음이 확인된다. 미국 FDA로부터 무릎 골관절염 시험에 대한 검증된 반응자 정의가 없다는 증거까지 제시된 상황에서, 식약처가 명확하지 않고 검증되지 않았으며 내부적으로도 논쟁적인 분석 방법에 근거하여 최종적인 반려 결정을 내린 것은 그 결정의 '합리성'을 심각하게 훼손하는, 다중 법규 위반 정황이 현저한 반려처분입니다.

세계에서 가장 영향력 있는 규제 기관인 FDA는 동일한 PRO 평가변수(WOMAC, VAS)에서 통계적으로 유의미한 변화를 근거로 이 적응증에 대한 약물들을 반복적으로 승인해왔으며, MCID 기준에 기반한 별도의 사후 '임상적 유의성' 증명을 요구하지 않았습니다. 식약처의 입장은 글로벌 동료 기관들보다 더 높은 증거 기준을 요구하는 것처럼 표면적으로 보여질지도 모르지만, 도대체 그 유의성 부족결론을 도출시킨 임상유의성 기준이 무엇인지 약심위 회의록에는 확인이 안됩니다. 식약처는 임상유의성 기준을 내놓지 못하고, 중앙약심위가 결정한 사안이다라는 허위 해명만 내놓고 있습니다. 이는 국가기관의 신약심사에서 규제적 예측 가능성을 현저히 저해하는 것입니다.

또한, 중앙약심위는 식약처의 2023년 임상유의성 부족 강조 발언들에 유도되어, 신청사가 제출한 장기 추적 데이터나 FDA 지정과 같은 보조 자료들을 허가 결정의 핵심 근거가 아닌 '참고 자료'로 간주하며 그 중요성을 평가 절하하는 발언들을 내놓았는데, 이것은 심사 자료에 대한 잘못된 판단입니다. 식약처의 허가 반려 결정이 규제 당국의 보수적인 태도라고 주장에 대해서는, 국제의약품규제조화위원회(ICH)의 가이드라인(ICH E9)에서 강조하는 '사전 명시의 원칙', 글로벌 규제 선례,

그리고 심사에 제출된 전체 증거 자료(totality of the evidence)에 비추이 볼 때, 불합리한 반려처분이 명확합니다.

약사법 제34조 제1항에 의거, 식품의약품안전처장이 직권 승인했고

항목	기준 건준
허가 기준	✓ 3상임상 주평가: 통계 검정 유의성 만족
변경된 기준	⚠ 군간차이 MCID

제34조 제7항, 국무총리령으로 보장되는 <3상임상 주평가: 통계 검정 유의성 만족>을 뒤바꿔치기하여 <군간차이 MCID 로 반려 결정

법령을 무시한 기준 변경은 명백한 위법입니다

2025 약심위 회의록을 검토하면, 약심위 회의 내내, 조인트스템의 허가 타당성을 주장하는 약심위원들이 다수 있었기 때문에, 약심위원들은 반려에 합의내리지 못한 상태에서 식약처의 2023년 임상유의성 부적 결론의 반복 강조에, 반려 결론으로 유도된 정황입니다. 따라서 내부 회의에서의 불일치, 미국 FDA의 공식적인 인정을 포함한 매우 유의미한 보조 자료의 배제, 그리고 원 임상시험 분석 계획에 포함되지 않았던 임상적 유의성 기준을 방법론적으로 논란의 소지가 있는 방식으로 사후 적용했다는 점에서 조인트스템 반려처분은 관련 법규 위반 정황들이 확연히 드러납니다.

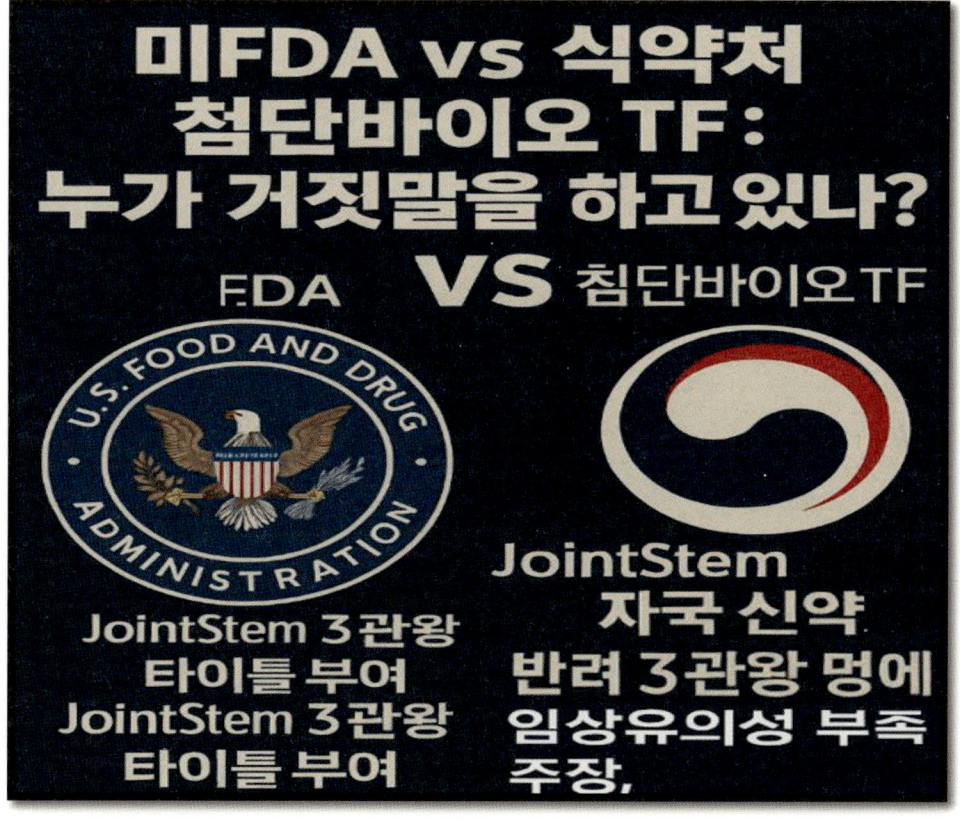

<대한민국 신약 심사-우리 국민 공익公益 위해 제보합니다>

2025.03.21 일자 한스경제 보도 기사:
"네이처셀 '조인트스템', 韓 기업 최초 FDA 혁신적 치료제 지정"

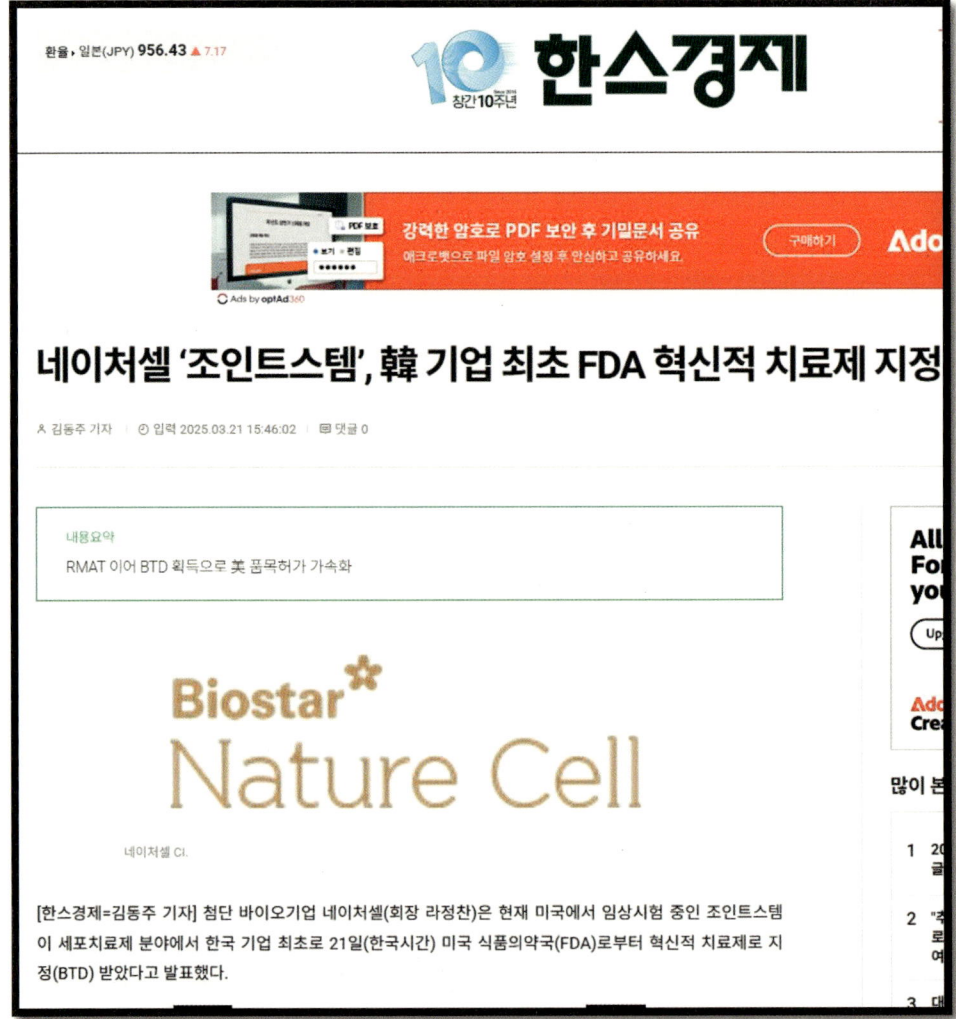

다음은 2025.03.21 일자 한스경제 보도 기사 인용문입니다:

"첨단 바이오기업 네이처셀(회장 라정찬)은 현재 미국에서 임상시험 중인 조인트스템이 세포치료제 분야에서 한국 기업 최초로 21일(한국시간) 미국 식품의약국(FDA)로부터 혁신적 치료제로 지정(BTD) 받았다고 발표했다. FDA로부터 혁신적 치료제로 지정되기 위해서는 임상시험 결과가 기존 치료법과 비교해 임상적으로 월등하게 유의한 개선 효과가 입증되야 하며, 지정된 이후에는 패스트 트랙 지정의 모든 이점을 포함하고 제품 개발 프로그램을 촉진하는데 고위 관리책임자를 포함하는 조직의 투입 및 효율적인 의약품 개발에 대한 FDA의 집중적인 지원을 받게 된다.

BTD 획득 따라 품목허가 확률이 높아지게 되며 품목허가 심사기간 단축으로 인한 의약품 개발기간이 줄어 신속한 상용화가 가능하다. 또한 미국 FDA의 조직적 지원에 따라 치료제가 개발돼 제품에 대한 신뢰도가 상승하며 이에 따른 기업가치가 증대되는 효과를 누릴 수 있다.

조인트스템은 세계 최초 중증 무릎 퇴행성관절염 환자들을 위한 자가 지방유래 중간엽 줄기세포치료제로, 단 1회 무릎 관절강 내 국소 주사를 통해 중증 무릎 퇴행성관절염 환자들의 연골 재생 작용을 통해 통증 감소와 관절 기능 개선 효과가 최소 3년간 지속되어 인공관절 수술의 예방 또는 지연시킬 수 있다.

조인트스템은 지난해 10월 미국 FDA로부터 RMAT(첨단재생의학치료제)로 지정받은데 이어 이번에 한국에서의 제3상 임상시험 및 3년 장기추적관찰 결과를 바탕으로 BTD를 받으면서 그 안전성과 효과를 다시 한번 입증하는 계기가 됐다."

출처: 한스경제(http://www.hansbiz.co.kr)

美FDA는 식약처에 동일한 임상자료로 제출된 JointStem의 한국3상 임상결과 심사하여, JointStem이 임상유의성이 있다,

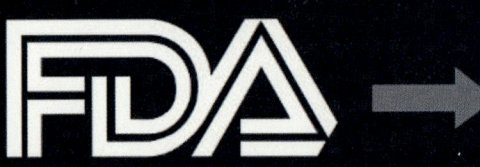 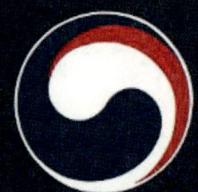

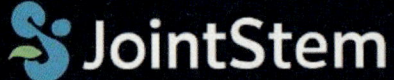 식약처

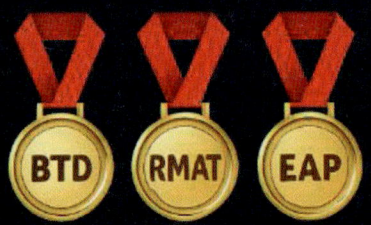

혁신적치료제 RMAT, JointStem 3관왕 한국 신약 세계최초로 JointStem 3관왕

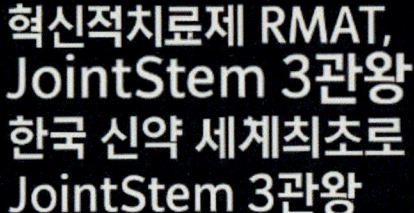

한국 신약처만 자국 신약 임상유의성 부족 주장, 자국 신약에 반려 3관왕 멍에 씌워

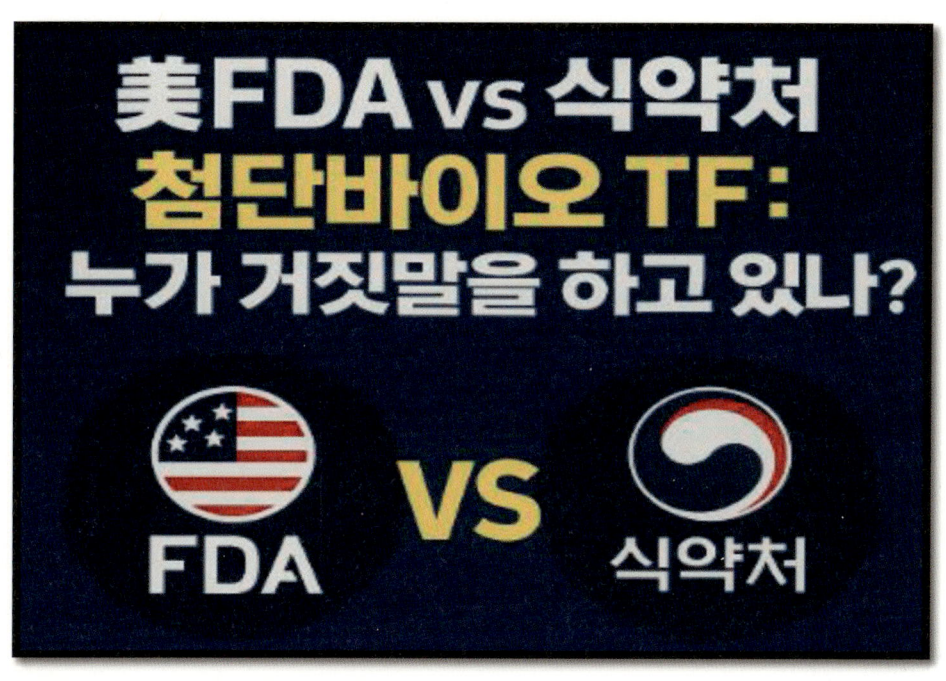

👉 반려라는 결정을 내린 식약처에 반하여, 美 FDA 는 동일한 임상자료로 제출된 조인트스템의 한국 3 상 임상결과 및 3 년차 장기추적결과를 심사하여, 조인트스템이 임상유의성이 있다는 판단을 내렸습니다.

JointStem 은 줄기세포치료제로는 👉 한국 최초이자, 세계최초로 美 FDA 로부터 → BTD + RMAT +

EAP 3 대 승인/지정 모두 획득한 "세계 최초의 줄기세포 치료제" 입니다.

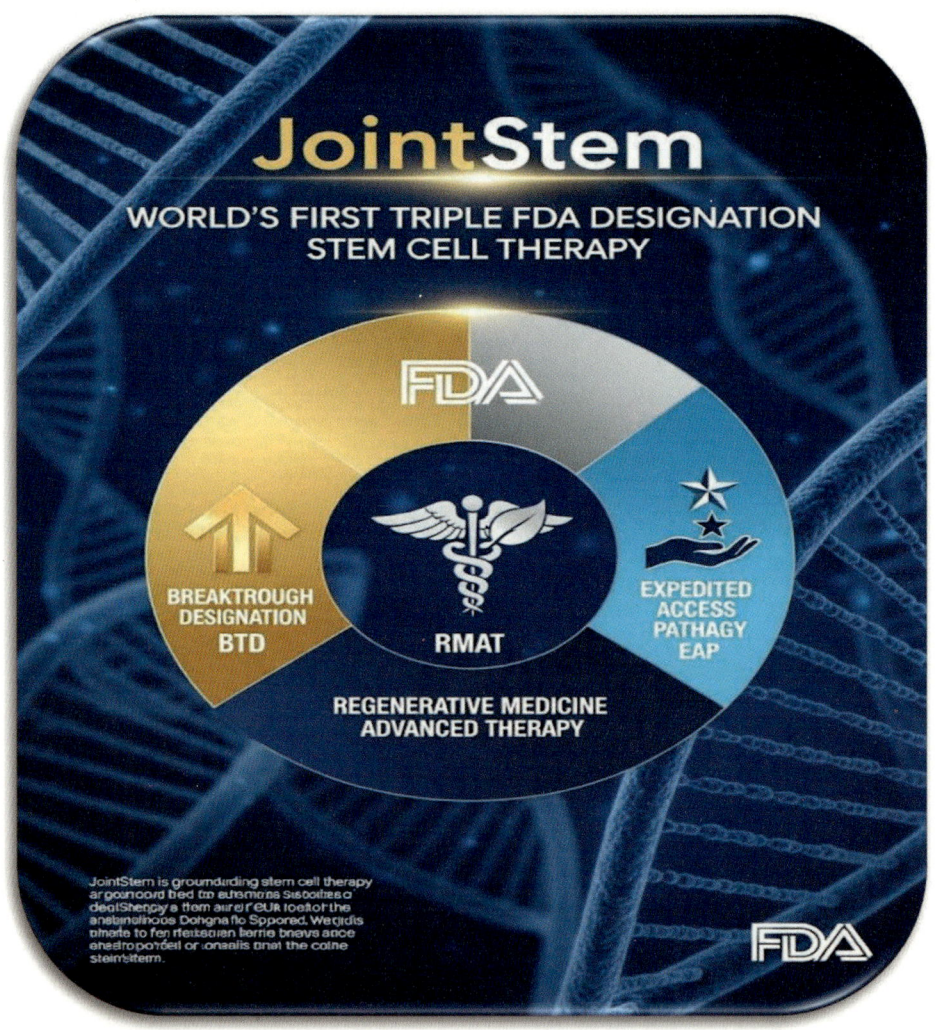

퇴행성 관절염 치료제 조인트스템은 줄기세포치료제로는 한국 최초이자, 세계최초로 美 FDA 로부터 → BTD + RMAT + EAP 3 대 승인 모두 획득

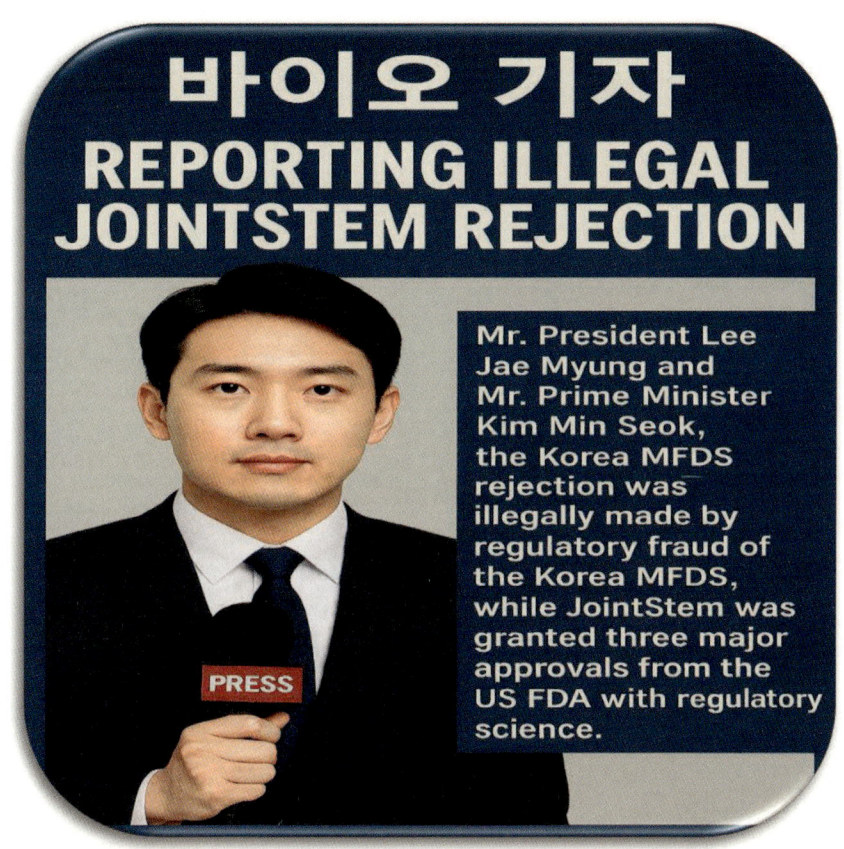

대통령님, 총리님, 보건복지위 의원님, 美 FDA 는 식약처에 동일한 임상자료로 제출된 JointStem 의 한국 3 상 임상결과를 심사하여, **JointStem 이 임상유의성이 있다**는 판단을 내리고, 혁신적치료제 (BTD)를 지정하고, RMAT, EAP 승인도 내려서 **식약처와 정반대의 심사 결정을 내렸습니다.**

美 FDA 의 조인트스템 심사	법적 근거/ 제도	FDA 지정·승인 기준	조인트스템 승인- FDA 근거
재생의학 첨단치료 지정 (RMAT, Regenerative Medicine Advanced Therapy)	21st Century Cures Act (2016)	• 2024.10월 조인트스템 FDA RMAT 공식지정 • 지정 기준: 재생의학 제품(세포치료제·유전자치료제 등)으로 **잠재적 치료효과** 인정 시 FDA 지정 · 중증·난치 질환 치료 대상	한국 3상 + 장기추적 결과로 무릎골관절염 치료의 잠재적 효과, 줄기 세포치료제 임상 유의성 인정
혁신 치료제 지정 BTD, Breakthrough Therapy Designation	FDASIA (2012)	• 2025.3월 **조인트스템 FDA BTD 공식지정** • 지정 기준: **중대한 질환 대상**, • 기존 치료 대비 실질적 치료 개선 가능성 있는 임상 데이터 제공될 때 FDA 승인	3상 임상성공에 대한 통계적 유의성 있음 결과 (P밸류<0.05)를 FDA로부터 인정받고 조인트스템 3상 결과 + 장기추적 결과가 *관절염 환자의 개선)*에서 의미 있는 개선 가능성, 임상 유의성 확인
동정적 치료 사용 승인, (EAP, Expanded Access Program / Accelerated Pathway)	FD&C Act, 21 CFR Part 312	• 치료 대안이 없는 중증 환자 대상	FDA는 **3상 결과, 인공관절 수술 건수를 ¼로 줄이는 치료효과를 인정하여** 네이처셀이 자체적으로 환자를 모아서 치료하는 것을 승인

신청사 알바이오측은 공개된 식약처에 제출한 보고서에서, 식약처에 제출된 동일한 한국 3상 데이터 패키지를 미국 FDA에 제출하여 세 가지 중요한 지정/승인을 받았음을 강조했었습니다.

- 재생의학 첨단치료제 (RMAT)
- 혁신 치료제 지정 (BTD)
- FDA가 선제적으로 제안한 확대 접근 프로그램 (EAP) 승인.

이러한 FDA 지정은 가볍게 부여되지 않습니다. 이는 해당 줄기세포치료제, 조인트스템이 임상적으로 중요한 평가변수에서 기존 치료법 대비 상당한 개선을 보이는 것을 FDA가 인정한 것입니다..

약심위에서 FDA RMAT, BTD, EAP 지정/승인에 대한 검토 전무全無:
식약처 약심위 회의록에는 이러한 조인트스템 FDA 지정의 중요성에 대한 어떠한 논의나 언급도 포함되어 있지 않습니다.'임상적 유의성 부재'라는 결론과 정면으로 배치되는 증거인, FDA가 직접 조인트스템의 임상유의성을 인정한 이 강력한 증거들은 식약처 약심위 회의에서 완전히, 철저히 무시되었습니다.

식약처 품목허가 심사에서 제출된 동일한 데이터 패키지에 대한 미국 FDA의 검증을 식약처가 다루지 않은 것은 식약처의 반려 사유에서 가장 중대한 약점이며, 이는 반려 결정이 불합리하다는 점을 강력하게 시사하고 있습니다. RMAT 및 BTD 지정은 세계에서 가장 많은 자원을 보유한 규제 기관, 미국 FDA가 식약처에 제출된 동일한 조인트스템 임상 데이터가 임상적으로 유의성이 있다고 인정한 것입니다. FDA가 공식적으로 판단한 FDA 심사 결과입니다. 식약처의 신약심사가 철저하고 객관적인 심사라면, FDA가 동일한 임상데이타에 대해 임상유의성이 있다라고 인정하여 BTD 혁신치료제를 지정내려준 이 사실을 식약처 심사에서 단순히 무시할 수는 없습니다. 조인트스템의 FDA BTD, RMAT, EAP 지정/승인에 대한 철저한 누락은 식약처/약심위 결정이 미리 정해져 있었거나, 자신들이 선호하는 반려 결론과 모순되는 증거를 다루기를 꺼렸음을 강력하게 시사하고 있습니다. 식약처 심사가 선의로 수행되었는지에 대한 강한 의문이 복수의 언론기사를 통해서 반복적으로 제기되고 있는 이유입니다.

퇴행성 관절염 적응증에 대한 자가지방유래 중간엽줄기세포 치료제 JointStem 의 동일한 한국임상 3 상 결과를 심사한, 美 FDA 는 **임상유의성을 인정하여 BTD 혁신치료제 지정을 승인했습니다.** 조인트스템의 사용은 미국 플로리다주에서 2025 년 4 분기 시작되고 있으나, 한국에는 식약처 반려로 여전히 국내 사용이 막혀있습니다.

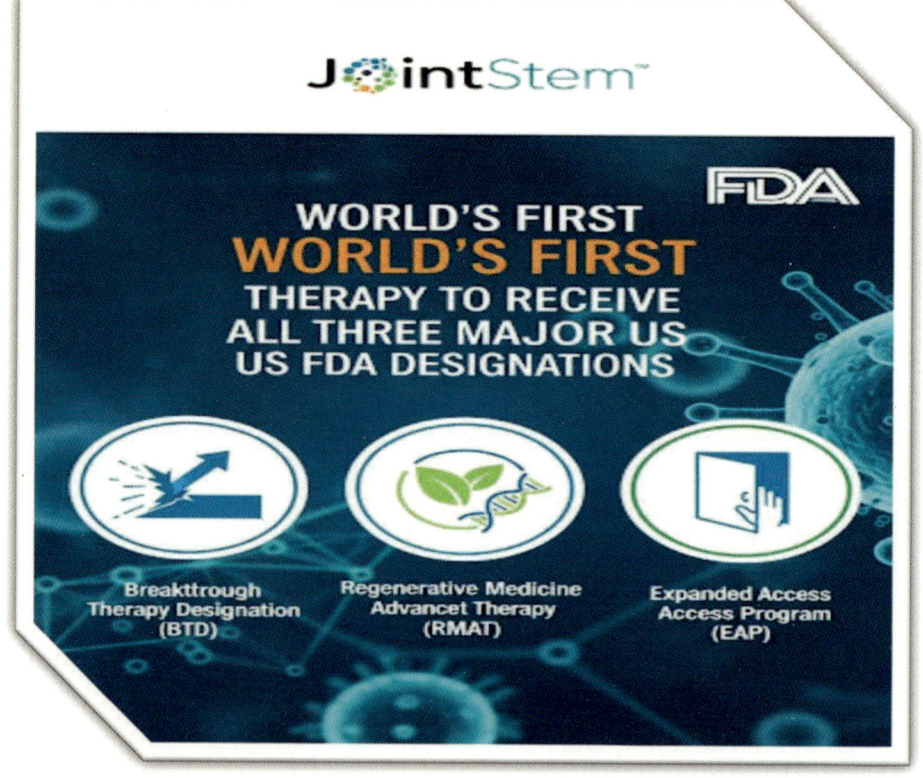

👉 그러나 대한민국 식약처는 FDA가 임상유의성 인정한 자국의 줄기세포치료제 (신청사: 알바이오), **JointStem**의 2상 성공결과로 제출된 조건부허가를 **2018년 반려**한 것을 시작으로, 3상 성공결과로 제출된 품목허가 신청을 **2023년 반려**, 그리고 3상 성공+3년 임상효능 유지 확인되는 장기추적결과로 제출된 **2025년 품목허가 재신청도 반려**하였습니다.

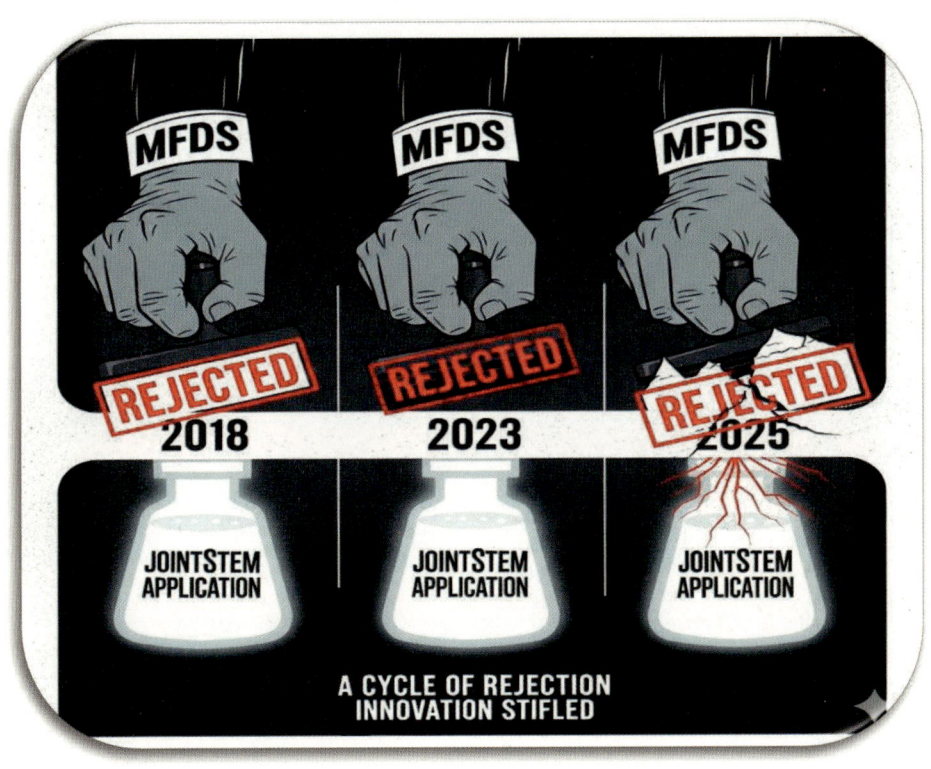

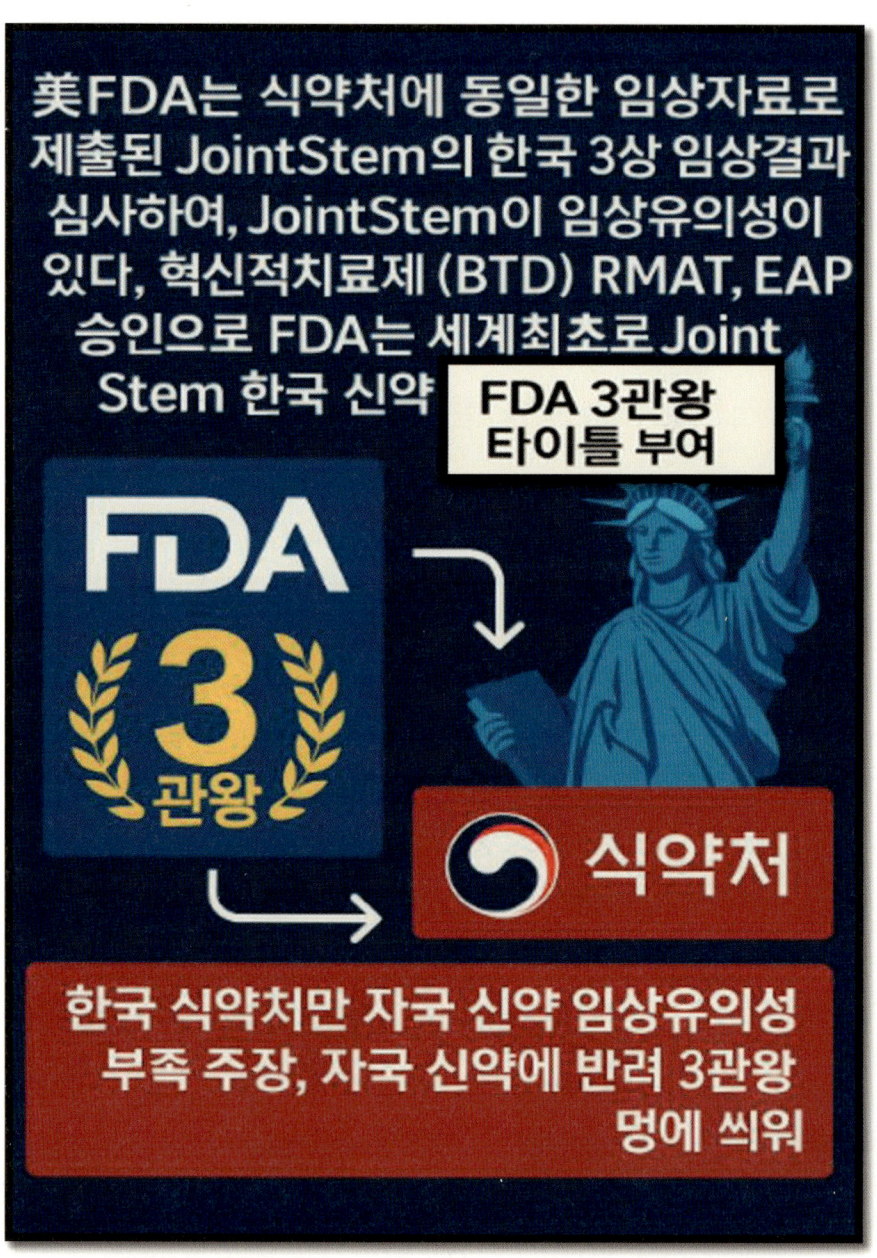

<대한민국 신약 심사-우리 국민 공익公益 위해 제보합니다>

뒤에 구체적으로 서술할 JointStem 의 2023 년 반려, 그리고 2025 년 반려의 약심위 회의록을 통해서, 식약처 첨단바이오의약품 TF 가 **자국 기업企業의 신약** 승인을, 👉 **美 FDA 가 인정한 3 상 성공결과에도 불구,** 반복적으로 2018 년, 2023 년, 2025 년의 세 차례의 반려로 **거의 10 여년에 걸쳐서 막고 있는 것**으로 해석될 수 있습니다.

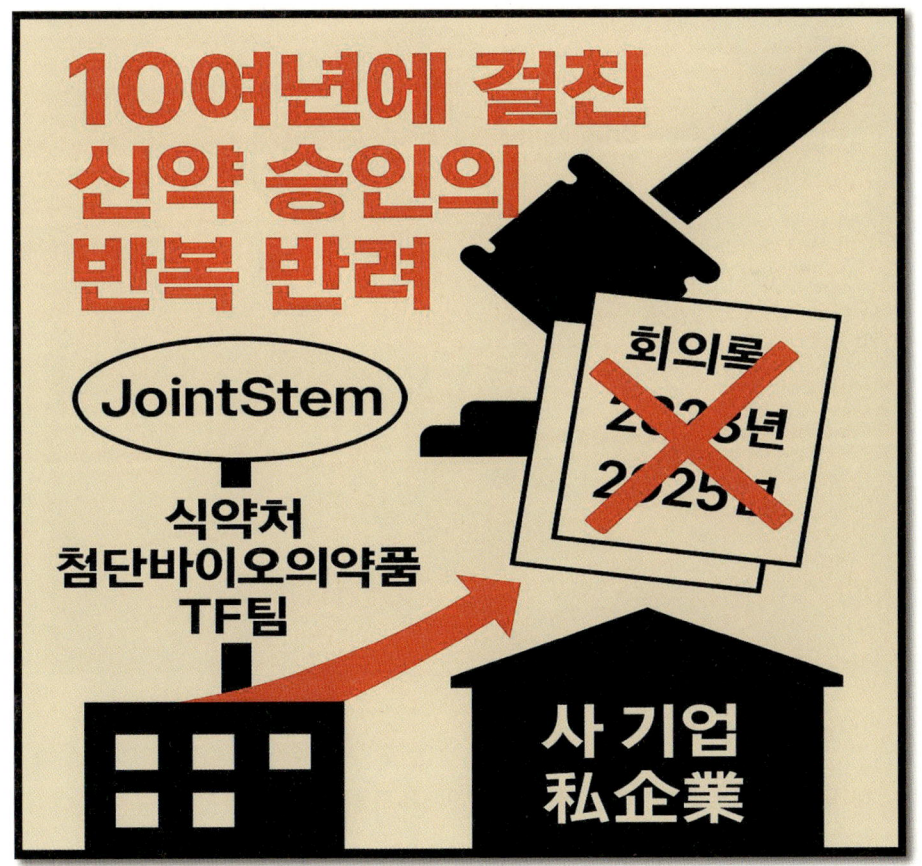

그리고 **2025년 JointStem 중앙약심위** 심사에서는, 약사법에 따라 독립성이 보장되어야 할 **약심위에 약사법을 위반하는 심사개입**을 일삼음으로써, 사 기업私企業의 활로가 계속적으로 가로막히고 있습니다.

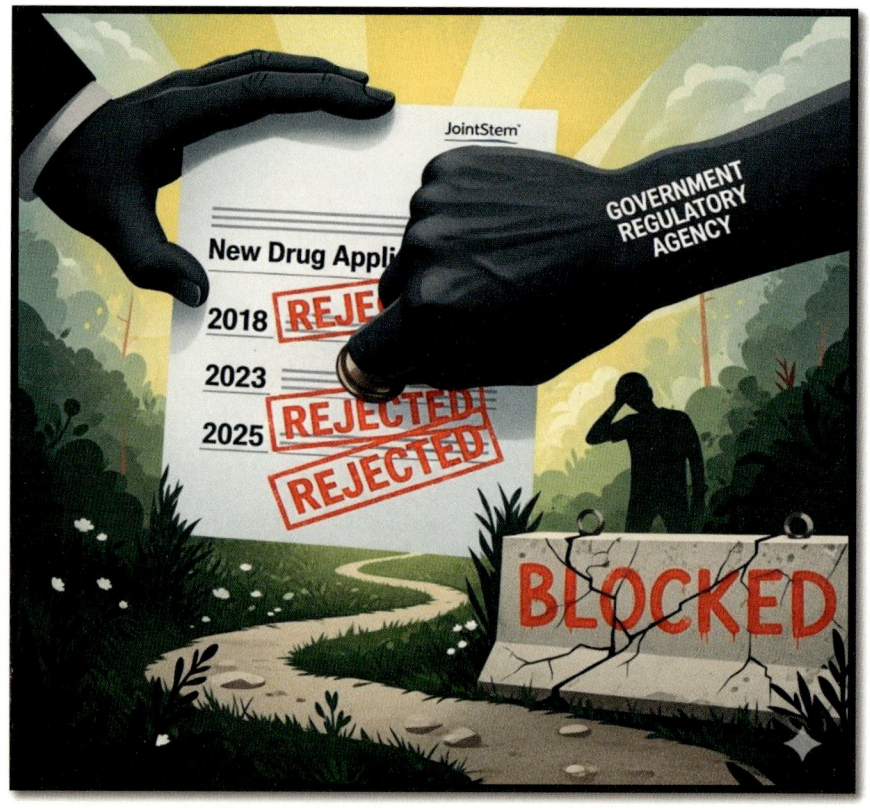

"식약처 허가 반려 관련 '행정소송' 제기 보도 기사에 따르면, 조인트스템 개발사 알바이오는 조인트스템 불법적인 품목허가 반려처분에 불복하여 식약처에 행정소송을 제기하였습니다.

블로터 2025.09.16 일자 기사: "*라정찬 네이처셀 회장, 식약처는 FDA 절차 따라야, 미국서 해답 찾겠다*"

B BLOTER 라정찬 네이처셀 회장 "식약처는 FDA 절차 따라야…미국서 해답 찾겠다" [현장+]

FDA와 엇갈린 식약처 판단…'조인트스템' 반려만 세 번째

네이처셀은 식약처의 '조인트스템' 품목허가 반려 처분에 불복해 행정소송을 진행 중이다. 이 회사는 과거 식약처의 요구에 따라 조인트스템의 임상 3상 대상을 10배 이상 늘리고, 통계적 유의성을 확보했으나 식약처에서는 '임상적 유의성(clinical significance)'이라는 새로운 기준을 제시하면서 해당 품목을 반려했다는 설명이다. 해당 기준은 약이나 치료법이 실제로 환자에게 의미 있는 효과를 주는지를 판단하는 척도다.

문제는 네이처셀이 동일한 데이터를 제출한 결과, 미국 식품의약국(FDA)에서 한국 식약처와는 상반된 판단을 내렸다는 점이다. 조인트스템에 대해 오픈 라벨 방식의 5년 추적 데이터 평가에서 안전성뿐 아니라 '임상 효능'(치료 효과)를 판단 기준에 포함시켰다.

이날 라 회장은 "애석하게도 한국 신약처로부터 조인트스템 품목이 반려를 당했다"며 "20년 간 줄기세포를 개발해왔는데 큰 난관에 봉착했다"며 "결국엔 운칠기삼이다. 폭풍우를 맞닥드리지 않고 등지고 갈 것"이라고 말했다.

이는 국내에서 눈을 돌려 미국 시장을 겨냥하겠다는 뜻으로 풀이된다. 실제 네이처셀은 조인트스템의 허가 신청에 대해 식약처로부터 총 3번의 반려를 받았다. 이처럼 국내 승인 절차에 한계를 느낀 네이처셀은 글로벌 스탠다드인 FDA 규정을 기준으로 미국 시장을 전방위적으로 공략한다는 포부다.

다음은 블로터 2025.09.16 일자 기사 인용분입니다:

"네이처셀은 식약처의 '조인트스템' 품목허가 반려 처분에 불복해 행정소송을 진행 중이다. 이 회사는 과거 식약처의 요구에 따라 조인트스템의 임상 3상 대상을 10배 이상 늘리고, 통계적 유의성을 확보했으나 식약처에서는 '임상적 유의성(clinical significance)'이라는 새로운 기준을 제시하면서 해당 품목을 반려했다는 설명이다. 해당 기준은 약이나 치료법이 실제로 환자에게 의미 있는 효과를 주는지를 판단하는 척도다.

문제는 네이처셀이 동일한 데이터를 제출한 결과, 미국 식품의약국(FDA)에서 한국 식약처와는 상반된 판단을 내렸다는 점이다. 조인트스템에 대해 오픈 라벨 방식의 5년 추적 데이터 평가에서 안전성뿐 아니라 '임상 효능'(치료 효과)를 판단 기준에 포함시켰다.

이날 라 회장은 "애석하게도 한국 신약처로부터 조인트스템 품목이 반려를 당했다"며 "20년 간 줄기세포를 개발해왔는데 큰 난관에 봉착했다"며 "결국엔 운칠기삼이다. 폭풍우를 맞닥드리지 않고 등지고 갈 것"이라고 말했다.

이는 국내에서 눈을 돌려 미국 시장을 겨냥하겠다는 뜻으로 풀이된다. 실제 네이처셀은 조인트스템의 허가 신청에 대해 식약처로부터 총 3번의 반려를 받았다. 이처럼 국내 승인 절차에 한계를 느낀 네이처셀은 글로벌 스탠다드인 FDA 규정을 기준으로 미국 시장을 전방위적으로 공략한다는 포부다."

출처: 블로터(https://www.bloter.net)

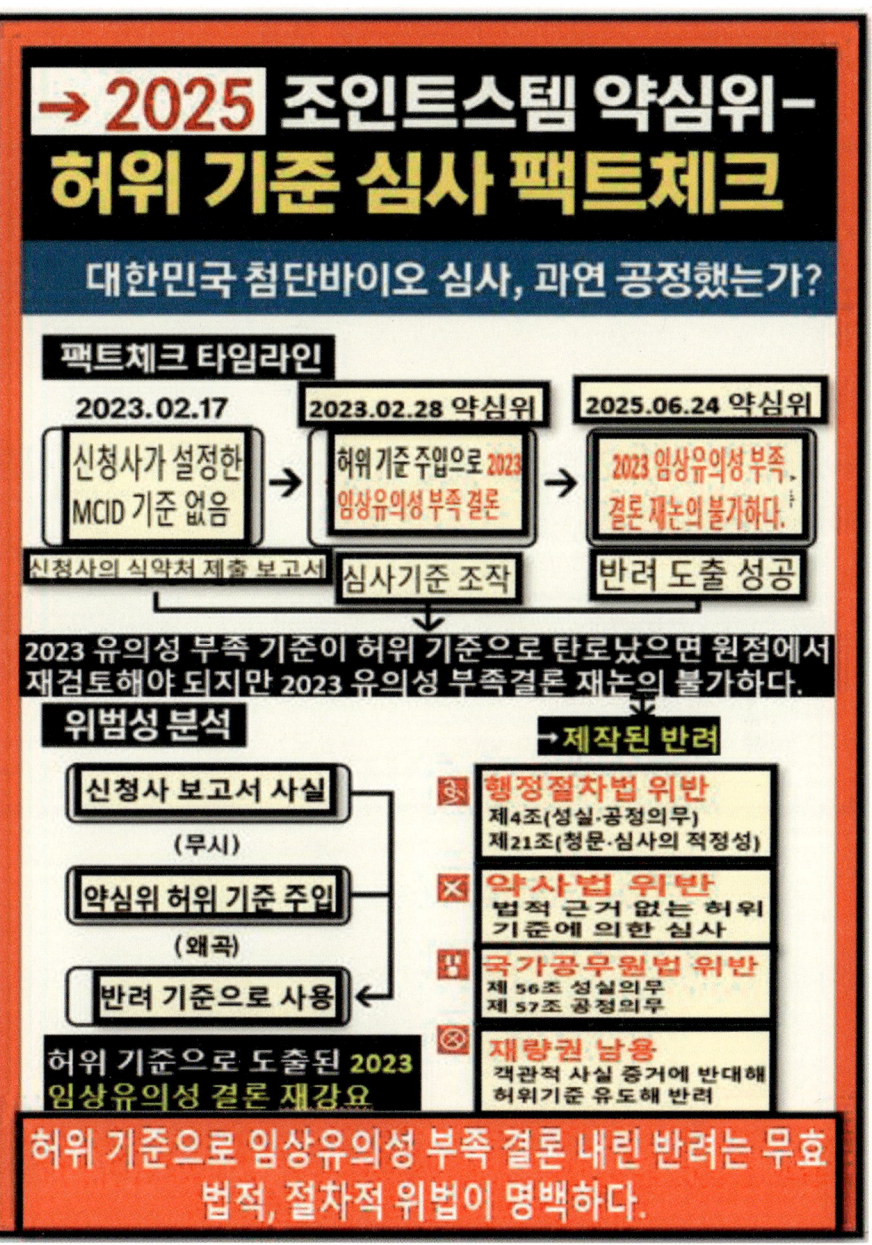

히트뉴스 2025.09.16 일자 기사: "네이처셀 11 일 조인트스템 관련 행정소송. 美 가속 승인 집중"

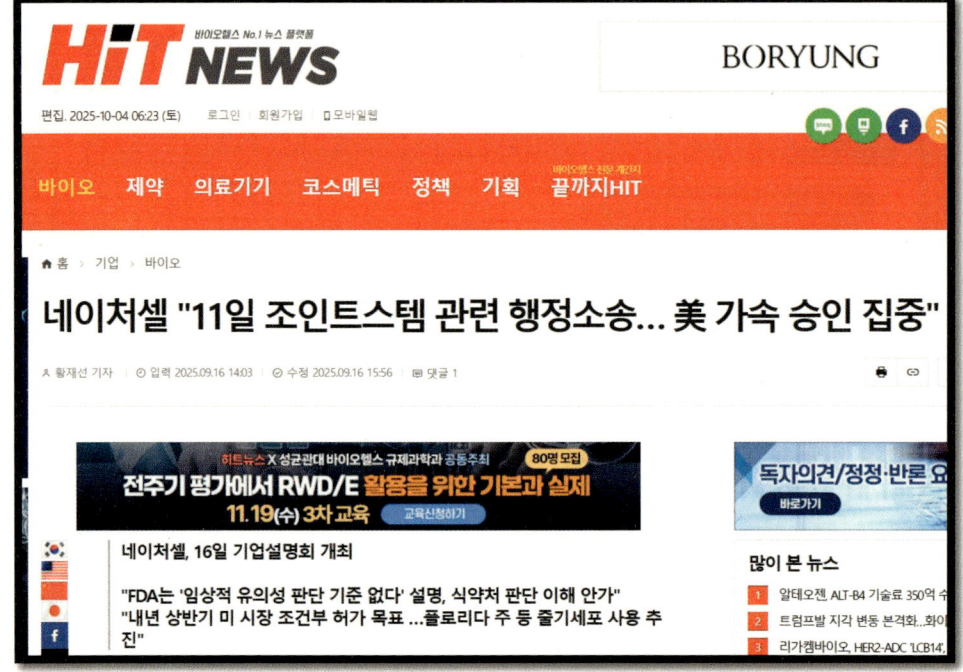

다음은 히트뉴스 2025.09.16 일자 기사 인용문입니다:

"네이처셀이 개발하고 있는 퇴행성관절염 세포치료제 '조인트스템(성분 RBA 자가지방유래 중간엽줄기세포)'에 대한 식품의약품처 품목허가 반려와 관련, 지난 11 일 '허가반려처분 취소 행정소송'을 제기한 것으로 나타났다".
출처: 히트뉴스(http://www.hitnews.co.kr)

 2025 년 JointStem 약심위 반려 의결을 유도한 것으로 보이는,

약사법에 따라 독립성을 보장받아야 할 심사의약품을 심의하는 중앙약심위원들에게 식약처가 일관되게 **허가부정적 발언들로 개입**하여, 약심위의 독립성을 훼손하며 JointStem 반려되었는데요. 식약처는 품목허가를 거부하고 있기 때문에, 매년 수천명의 대한민국 국민들은 일본까지 가야만 네이처셀 줄기세포 배양배지를 통해 준비되는 바이오스타 줄기세포치료를 받을 수 있습니다.

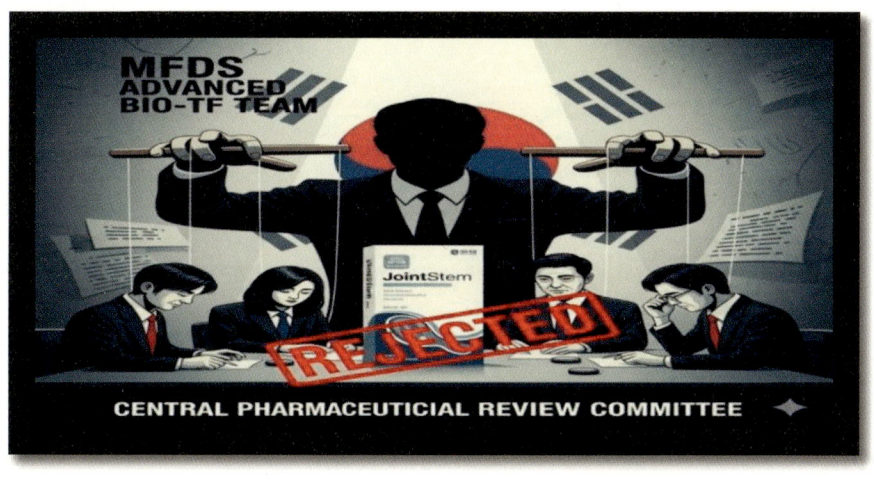

네이처셀의 관계사 바이오스타 줄기세포 치료시술에 대해서, 일반적으로 한국 기업의 인허가에 소극적인 👉**일본 후생노동성(MHLW)도 14 가지 적응증의 치료시술승인**을 내주었습니다. 바이오스타 줄기세포 치료시술(자가 지방유래 중간엽 줄기세포 치료술)은 일본에서「재생의료 등 안전성 확보법(再生医療等安全性確保法, 2014 년 시행)」체계 하에서 의료기관의 치료시술 승인이 되었습니다.

PAX 경제 TV 2025.02.11 일자 보도 기사: "네이처셀, 일본 고관절 질환 재생의료 치료 승인. 3월부터 본격적인 치료 시작"

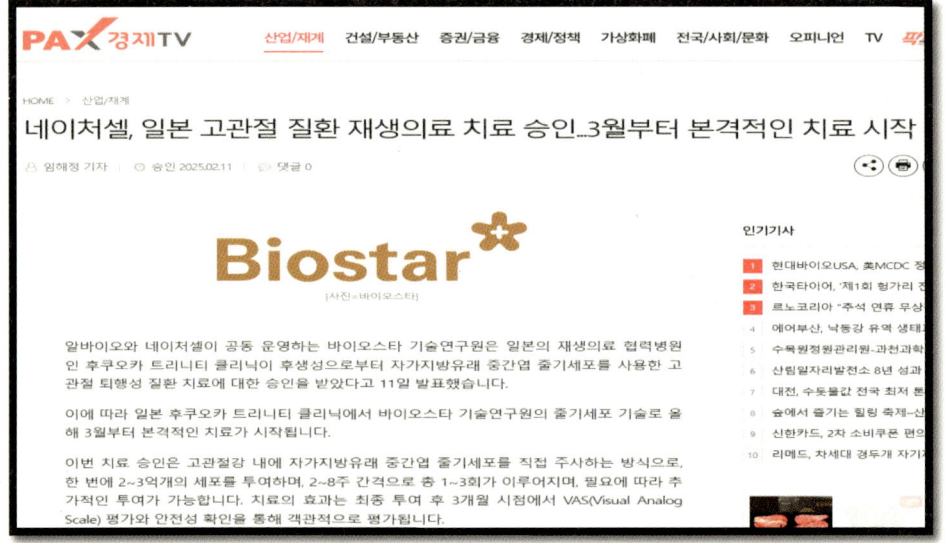

다음은 PAX 경제 TV 2025.02.11 일자 보도 기사 인용문입니다:

"알바이오와 네이처셀이 공동 운영하는 바이오스타 기술연구원은 일본의 재생의료 협력병원인 후쿠오카 트리니티 클리닉이 후생성으로부터 자가지방유래 중간엽 줄기세포를 사용한 고관절 퇴행성 질환 치료에 대한 승인을 받았다고 11일 발표했습니다.

이에 따라 일본 후쿠오카 트리니티 클리닉에서 바이오스타 기술연구원의 줄기세포 기술로 올해 3월부터 본격적인 치료가 시작됩니다. 이번 치료 승인은 고관절강 내에 자가지방유래 중간엽 줄기세포를 직접 주사하는 방식으로, 한 번에 2~3억개의 세포를 투여합니다. 바이오스타 기술연구원은 이미 서울대학교병원운영 서울특별시 보라매병원에서 진행된 대퇴골두 무혈성 괴사 연구자 임상에서 중요한 성과를 올린 바 있습니다. 2년 간의 추적 관찰 결과, 대상자 82%(14/17)가 인공 고관절 전치환술 없이 생존한 것으로 나타났습니다. 고관절 퇴행성 질환은 고령화 사회에서

점차 문제가 되고 있으며, 국내에서도 고관절 질환 환자 수는 급격히 증가하고 있습니다. 특히 퇴행성 고관절염은 중년 이상에서 발생하며, 국내 환자 수는 약 100 만 명 이상으로 추산됩니다."
출처: 팍스경제 TV(http://www.paxetv.com)

이코노미스트 2025.08.07 일자 보도 기사: " 네이처셀, 일본 고관절 질환 재생의료 치료 승인. 3 월부터 본격적인 치료 시작"

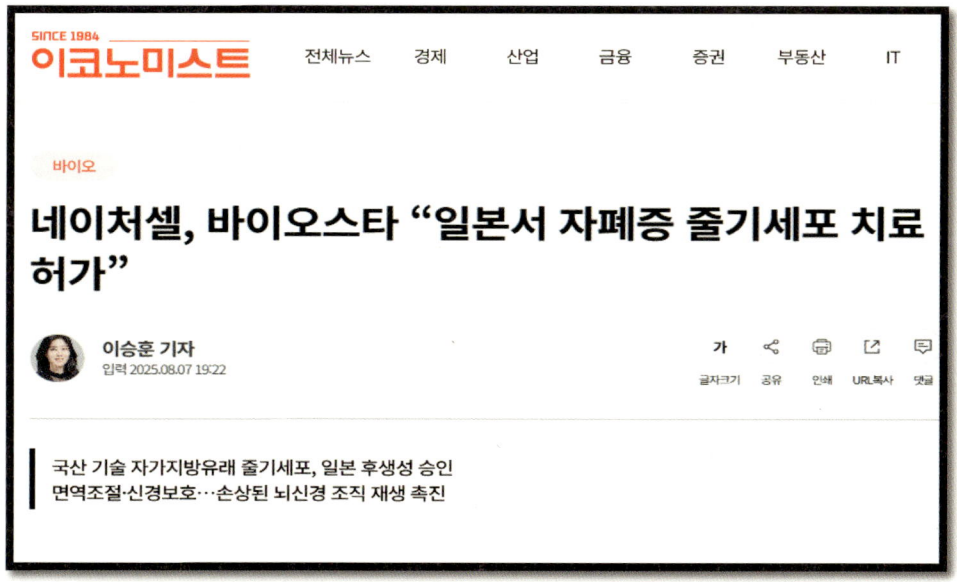

다음은 이코노미스트 2025.08.07 일자 보도 기사 인용문입니다:
" 알바이오와 네이처셀이 공동으로 운영하는 바이오스타 기술연구원은 일본 오사카 소재 협력병원 오사카 트리니티 클리닉이 일본 후생노동성으로부터 바이오스타의 자가지방유래 중간엽 줄기세포를 활용한 자폐증 재생의료 치료 승인을 받았다고 7 일 밝혔다. 치료 승인에 따라 자폐증 환자들이 오사카 트리니티 클리닉에서 바이오스타의 자가지방유래 중간엽 줄기세포를 통해 재생의료 치료를 시행할 수 있게 됐다."

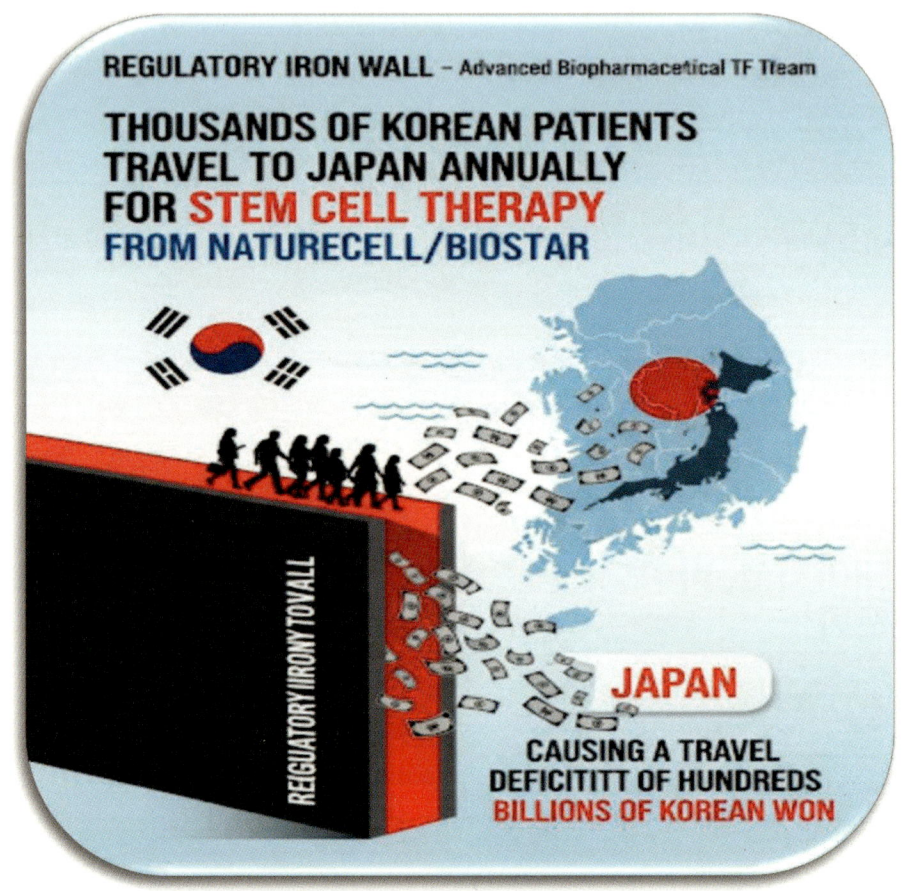

한국 첨단바이오의약품 TF의 규제장벽으로, 일본에서 네이처셀/바이오스타 줄기세포치료를 위해 비행기 티켓을 구매해야만 하는 환자들을 포함하여 국내 줄기세포치료제가 일본에서 승인되었으나 식약처 반려로 인하여,

매년 2만명에 이르는 우리 국민이 일본등 해외로 가서 국내 회사가 개발한 줄기세포치료제 원정 치료를 받고 있습니다.

서울경제 2024.09.20 일자 보도 기사: "글로벌 줄기세포 치료제 3분의 1이 한국산인데…규제에 막혀 年 2만명 해외 원정치료"

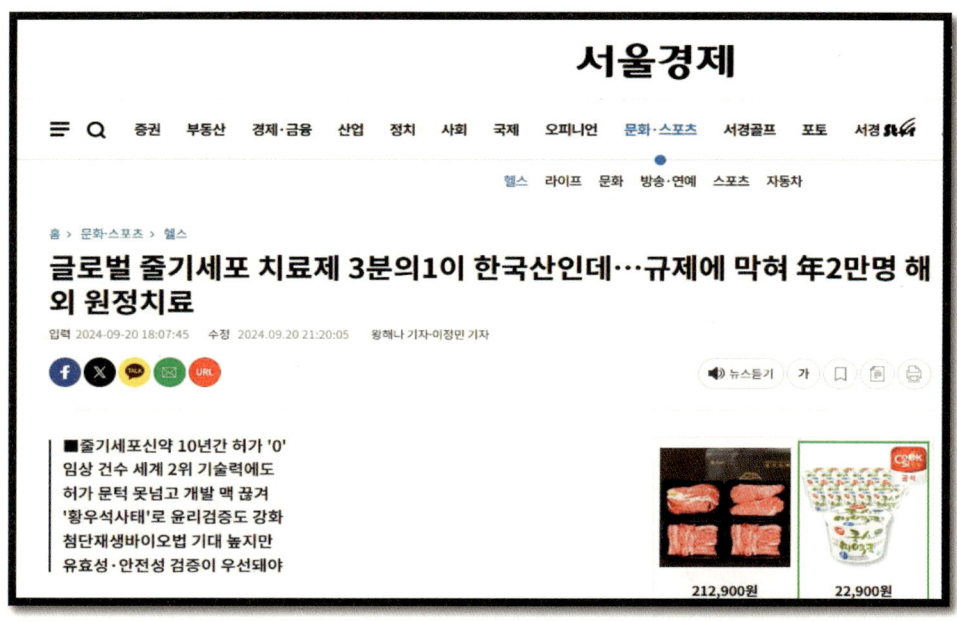

다음은 서울경제 2024.09.20 일자 보도 기사 인용문입니다:
"줄기세포신약 10년간 허가 '0'
임상 건수 세계 2위 기술력에도 허가 문턱 못넘고 개발 맥 끊겨

"20일 관련 업계에 따르면 이 씨처럼 **줄기세포 치료제 투약을 위해 해외 원정 치료를 가는 국내 환자는 연 1만~2만 명으로 추산된다.** 줄기세포 치료제 투약 비용은 1회에 1000만~2000만 원으로 최대 1억 원에 이르는 것으로 알려져 있다. 한때 국내 줄기세포 분야의 기술 수준은 미국을 기준으로 86.9%(한국과학기술기획평가원)일 정도로 앞서 있는 것으로 평가받았다. 전 세계 줄기세포 치료제 임상시험은 2000년대 초반부터 2010년대 중반까지 미국(155건·49%) 다음으로 한국(46건·15%)이 많았다.

하지만 *2014 년 이후 10 년이 지난 현재까지 국내 줄기세포 신약의 명맥이 끊긴 상태다."*

출처:서울경제 https://www.sedaily.com/NewsView/2DED7QC3HO

👉 네이처셀 관계사 바이오스타 줄기세포시술이 승인된 일본에 국내 환자들이 원정치료를 가는 것을 불러일으킨 **식약처 첨단바이오 TF 의 자국 신약 발목잡기로 인해, 수백억의 외화가 일본 치료경비로 낭비되고 대일본 여행수지 적자에 크게 기여**하고 있습니다.

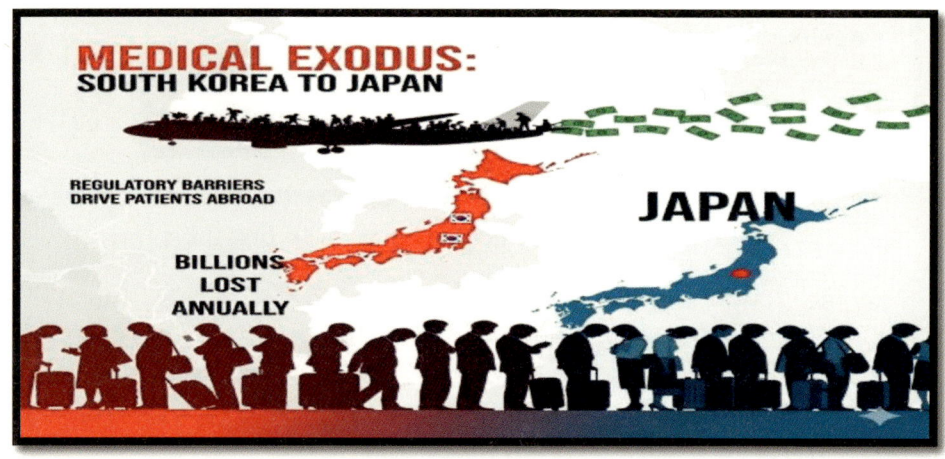

👉 현재 네이처셀 조인트스템은 식약처 반려에 의해 국내 치료 사용이 막혀있습니다. 식약처의 반려, 그러나 일본 MHLW 의 치료시술 승인으로, 대한민국 환자들이 한국에서 지방을 췌취하고, 네이처셀/바이오스타에서 환자들의 자가지방으로부터 배양된 줄기세포치료제를 준비하여 일본으로 보내면**, 한국 환자들이 일본까지 가야만**

네이처셀/바이오스타 배양줄기세포 치료제를
시술받을 수 있습니다.

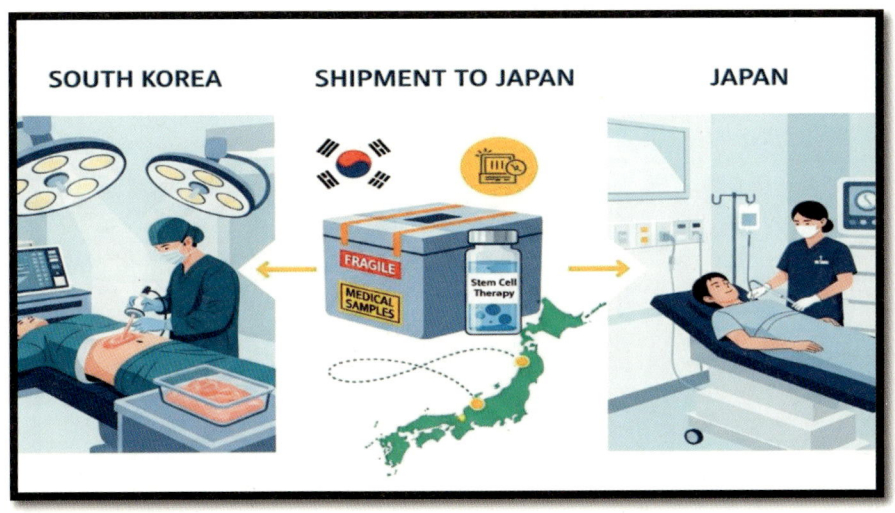

식약처는 네이처셀의 줄기세포치료제 JointStem 을 **신청사가 직접
군간 효과크기를 임상유의성 MCID 기준으로
설정했다라는 허위 기준**이 약심위에서 2023 년, 2025 년
반복적으로 이용되어 반려되었습니다.

줄기세포치료제 JointStem 은 식약처 첨단바이오의약품 TF 에 규제철벽에
의해 막혀있는 동안, **한국인 환자들은 일본에 가서
3,533 건의 네이처셀/바이오스타 줄기세포치료** 시술을
이상없이 받고 있습니다.

트럼프 2기 행정부의 **자국 미국 기업을 America First 로 우선시**하는 **미국의 FDA 도**, 이례적으로 외국 기업인 대한민국의 네이처셀 JointStem 의 임상적 유의성을 **인정**해주고 BTD 혁신적 치료제 지정을 승인했는데요.

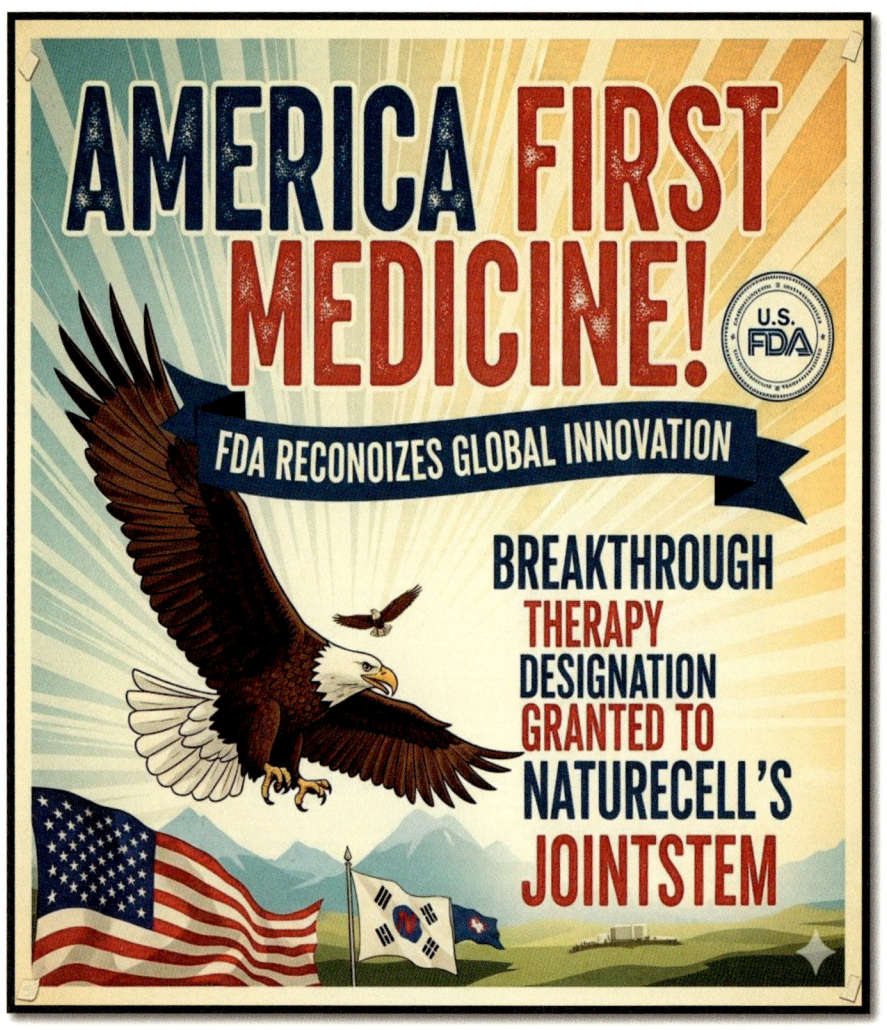

미국 기업을 우선시하는 **트럼프식 America First 정책기조에도 불구**하고, 👉 **美 FDA 는 타국인 한국에서 개발된 줄기세포치료제 JointStem 을 미국 동정적 치료사용을 승인하였습니다.** 자국 줄기세포치료제인 조인트스템을 자국 국민 환자들이 치료받을 수 있는 치료권리가 한국에서 차단된 것과 달리, 일본 MHLW 를 비롯하여 미국 FDA 는 자국민의 관절염 환자들의 치료효과가 있다고 판단되면, 치료 사용을 승인하는, **신약 심사의 본질적 책무에 집중**하고 있습니다.

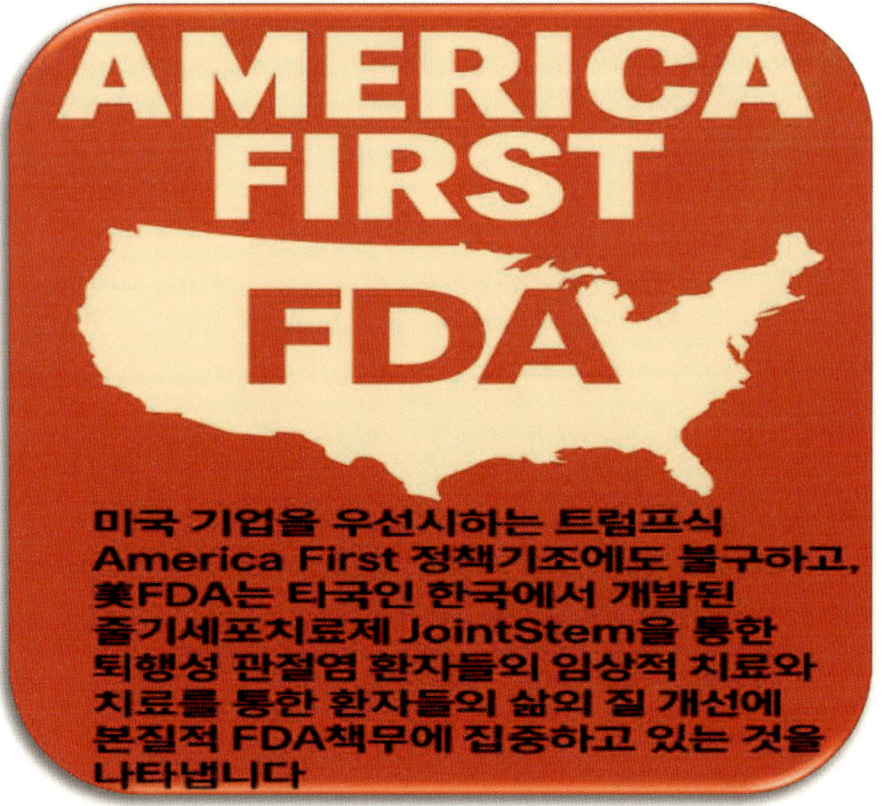

식약처 첨단바이오의약품 TF 가 자국의 줄기세포치료제를 임상유의성 부족하다는 FDA 와 정반대의 판정만 반복하는 동안, **美 FDA 는 한국 신약의 3 상결과를 과학적기준으로 심사하여, 줄기세포치료제 임상유의성을 인정하였습니다.**

그리고 한국 줄기세포치료제, 조인트스템을 미국 관절염 환자들에게 사용가능한 EAP 공인을 승인했습니다. 2025 년 4 분기부터 미국 플로리다주에서 조인트스템의 사용이 시작되지만, 한국에서는 여전히 식약처 반려로 막혀있습니다.

약심위에서 FDA 가 신약허가 결정에 사용금지한 군간크기 수치를 골라 MCID 로 이용해서 자국의 3 상성공한 신약을 반려하는 것으로 보이는 식약처 첨단바이오의약품 TF,

관절염 환자 치료에 대한 논의는 없고, 기계적인 수치가 적당한지 탁상공론에 매몰된 식약처의 반려는, 환자의 치료에 집중하는 美 FDA 와 일본 MHLW 심사에서, 환자 치료를 위한 규제가 적용되는 것과 비교해, 신약 심사에서 환자 치료가 중심에서 사라진 심각한 문제가 있음을 보여줍니다.

美 FDA 와 일본 MHLW 는 조인트스템이 타국인 한국에서 개발되어 식약처가 계속 반려하는 줄기세포치료제 신약이다 할지라도, 미국과 일본 자국민의 환자들 위해 퇴행성관절염 치료에 임상적 효과가 있다라고 판정되면, 그대로 인정하고 있습니다.

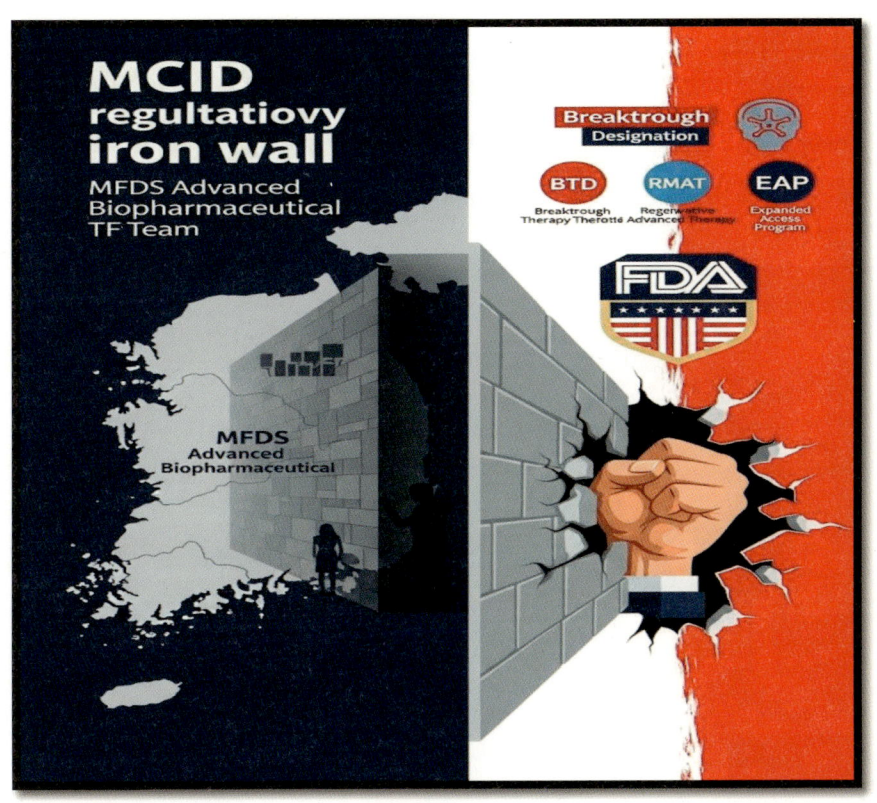

식약처 첨단바이오 TF 처럼 식약처 품목허가 규정에도 없는 급조된 MCID 군간 차이 기준을 반려를 위해 이용하지 않고, 임상적 데이터와 치료 결과를 과학적으로 심사하고 있습니다.

👉 美 FDA 는 명확하게 확인된 JointStem 3 상 성공 결과를 있는 그대로, 과학적으로 인정하는

규제과학의 스탠다드를 보여주고 있습니다. 플로리다 주를 필두로 조인트스템의 사용이 허용되고 있으나, 식약처 첨단바이오의약품 TF 가 허가 법규에도 없는 MCID 유의성과 같은 허위 잣대를 반려를 위해 이용하는 신약 규제 농단을 보여주는 것과 큰 차이입니다.

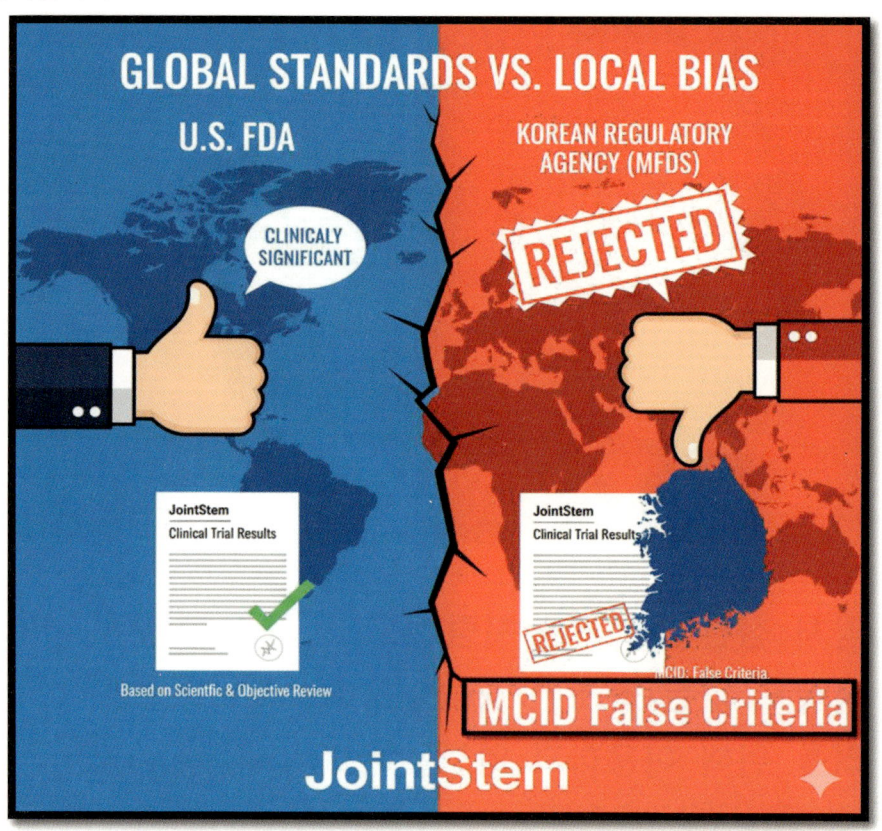

식약처가 사전事前에 승인, 합의했던 주평가기준 Primary endpoint 을 달성하는 조인트스템 3 상임상 성공 결과가 도출되었고, 자국 식약처는 인정하지 않았습니다. 그러나 태평양 건너 美 FDA 는 명확하게 확인된 JointStem 3 상 성공 결과를 있는 그대로 인정하였습니다. FDA EAP 를 통해 한국 줄기세포치료제 조인트스템을 미국 환자들 치료 승인을 했습니다.
미국 플로리다주에서 조인트스템의 사용이 허용되고 있으나, 한국은
여전히 조인트스템 사용이 자국 허가기관으로부터 거부당하고 있습니다.

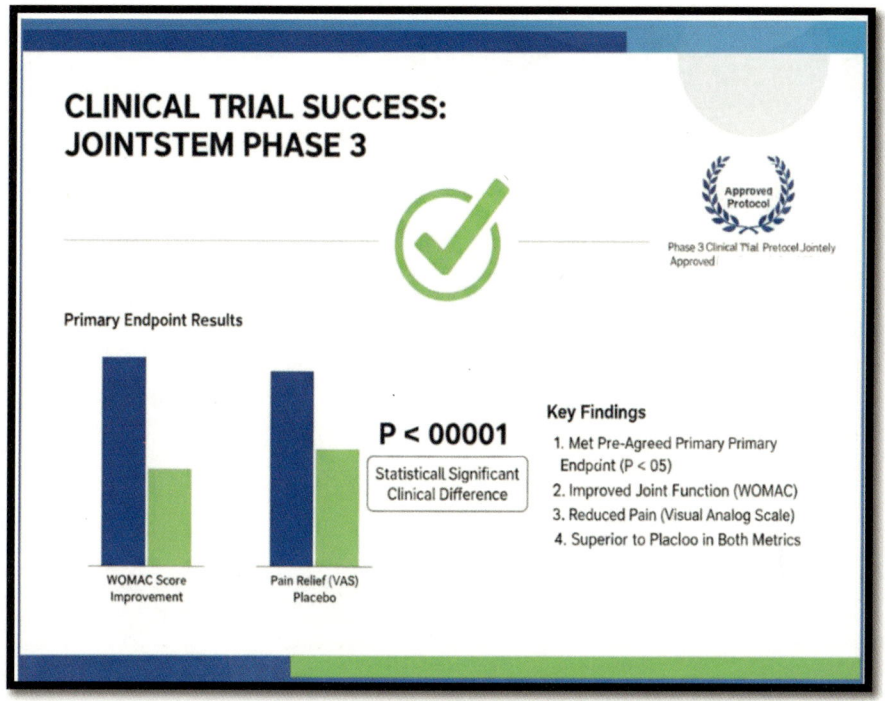

 대한민국도 아닌 미국 FDA 가 한국 식약처장이 승인한 3 상 계획서의
임상평가기준에 따라 조인트스템 임상 성공 달성한 것을 그대로
인정하였으며, FDA 가 한국 세포치료제 최초로 BTD 혁신치료제
지정하였습니다.

그러나 전혀 이해할 수 없게, 식약처는 자신들의 기관장인 식약처장이
직권 승인했던 3 상 임상계획의 식약처장이 평가하라고 계획승인한 1 차 및
2 차 유효성 평가기준 O 대로 조인트스템을 심사 평가하지 않고 있습니다.

식약처장이 승인했던 임상계획의 평가기준들 O 를 모두 충족 달성한 자국 신약 조인트스템 3 상 성공 결과를 인정 못하겠다고 합니다.

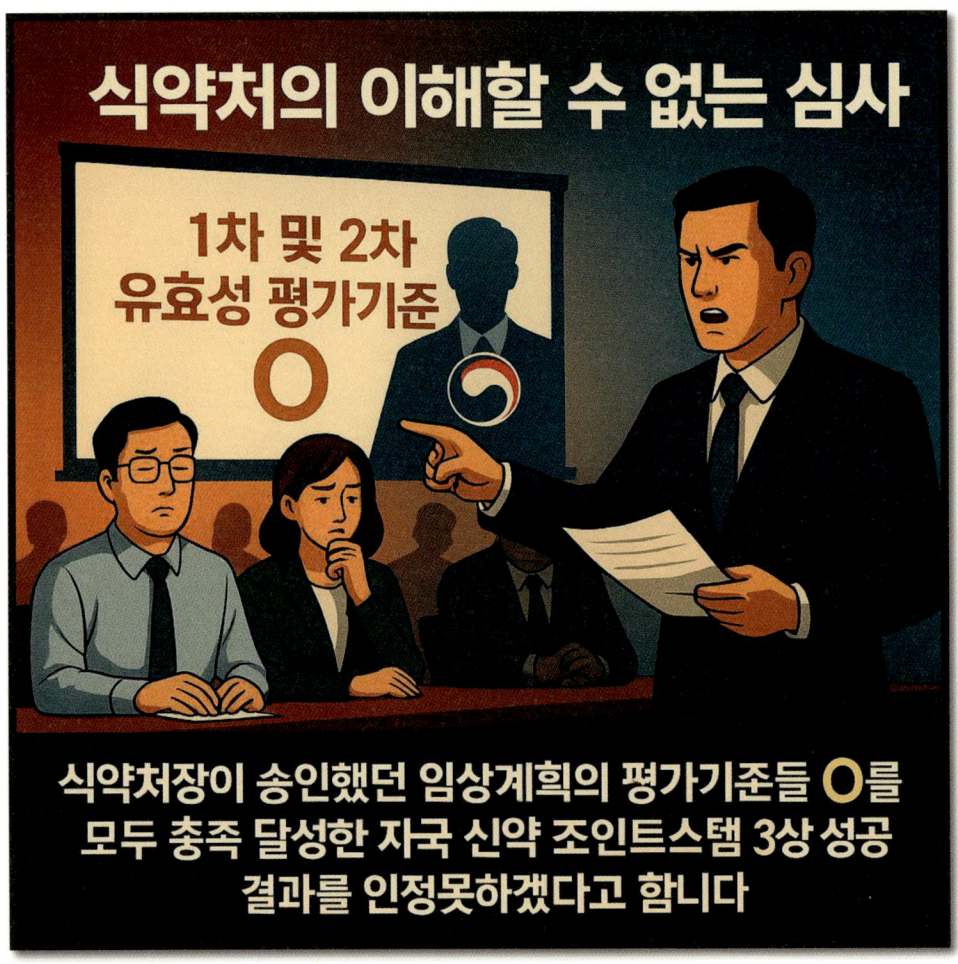

그 이유가 식약처장이 원래 승인했던 임상계획의 평가기준 O 의 통계적 유의성을 달성하더라도, 식약처장이 원래 승인한 임상계획에는
평가기준으로 존재하지도 않는 전혀 다른 엉뚱한 기준 X: 군간효과크기를 이유로 삼고 있습니다. 식약처장이 승인했던 계획대로 임상시험 다 끝나고

나니, 밀실 중앙약심회의에서 식약처장이 승인한 평가기준들에 있지도 않은 엉뚱한 X 평가기준을 내밀며, 임상적 유의성을 달성 못했다는 것입니다.

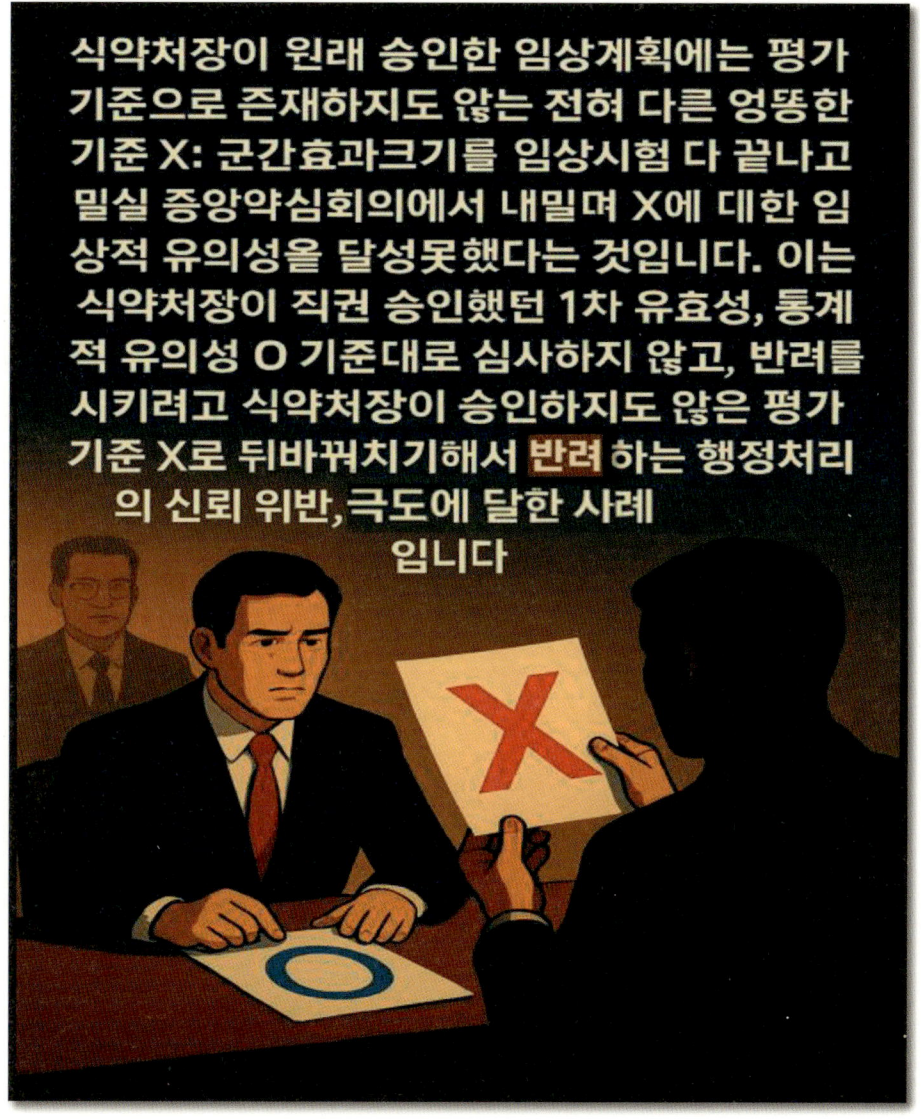

이는 식약처장이 직권 승인했던 1차 유효성, 통계적 유의성 O 기준대로 , 식약처 자체 첨단바이오의약품 심사규정 제 19 조대로 심사하지 않는 것을 그대로 보여줍니다. 반려를 시키려고 식약처장이 승인하지도 않은 평가기준 X 로 뒤바꿔치기하는 행정처리의 신뢰 위반, 불법 정황이 극도에 달한 사례입니다.

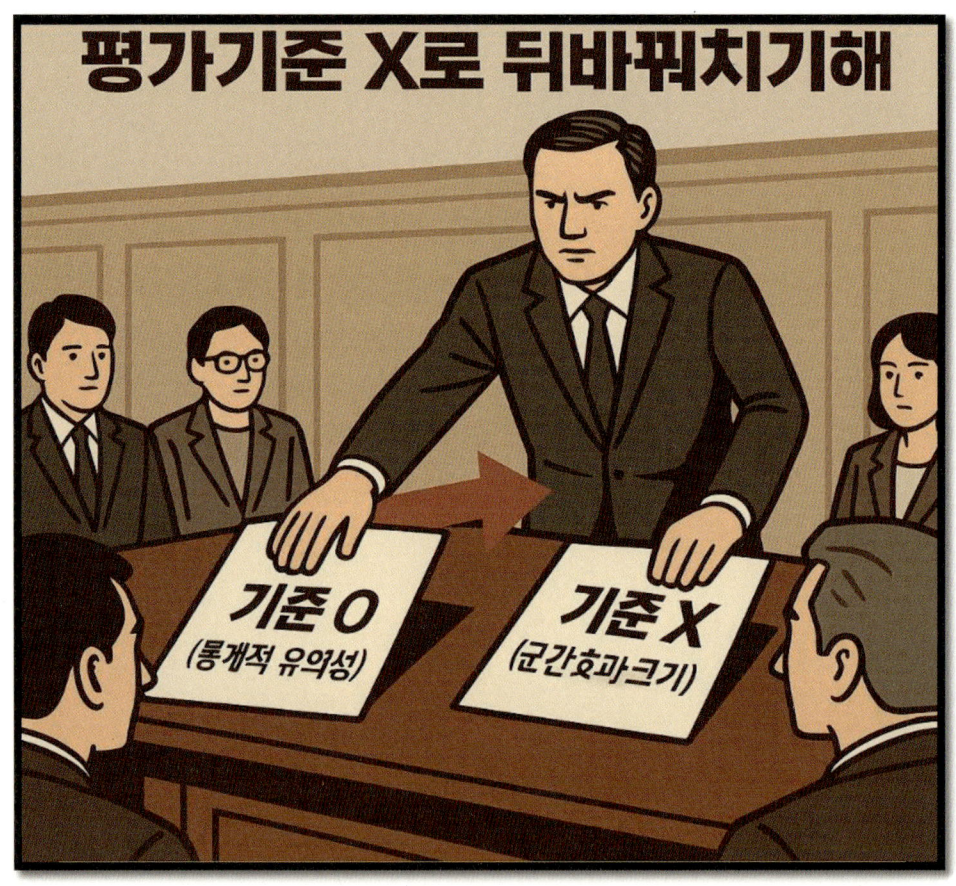

조인트스템이 식약처장이 승인한 3 상 평가기준 O 의 임상성공한 결과는 마치 교육부가 사전 승인한 대학수학능력시험 계획대로 교육부가 승인한 평가과목, O 과목들을 수험자가 수능시험을 임해서 월등한 성적을 달성한

것과도 같습니다. 이 때 만약, 교육부가 지정한 평가과목 O 들의 결과는 수험자 대입 합격에 인정못하겠다고 한다면 어떨까요? 교육부가 원래 시험하라고 승인한 과목도 아닌, 과목 X 를 수능시험 다 끝난이후에 합격 기준으로 내밀며, X 에 대한 유의성이 부족하다며, 수험생을 탈락시키는 것과 똑같습니다.

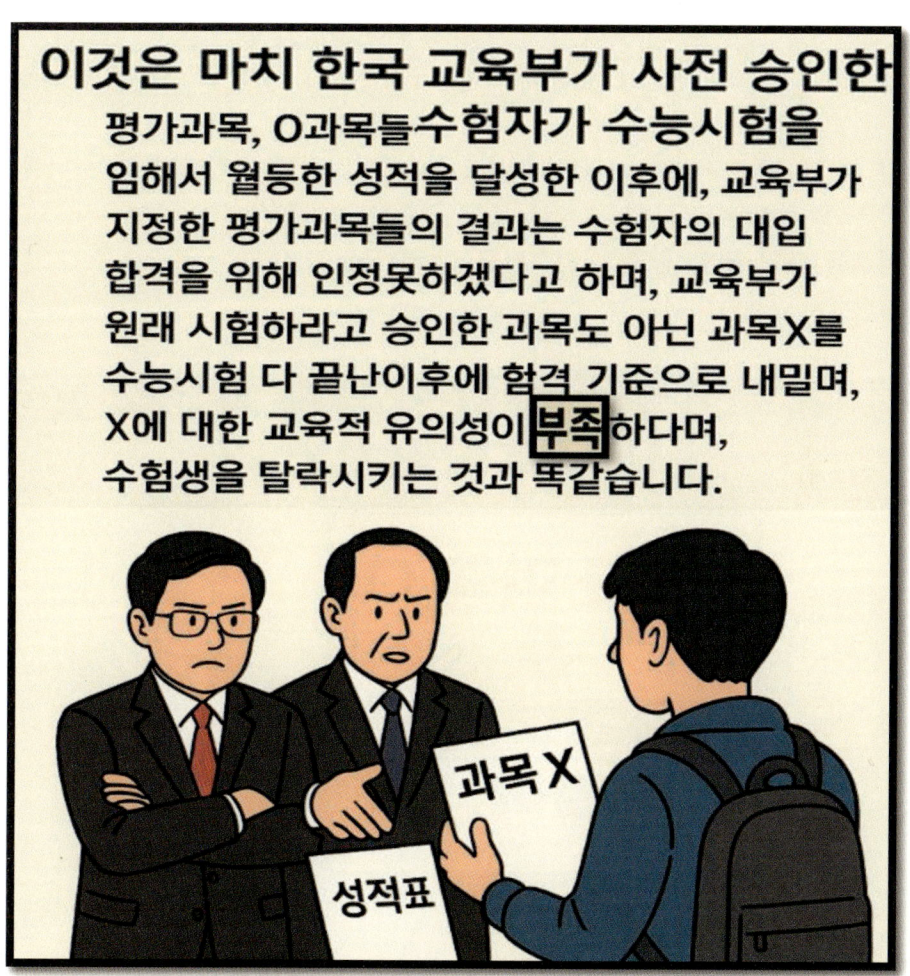

너무나도 기가 막히며, 어처구니가 없는, 반려를 위해 급조된
행정처리입니다.

식약처장이 승인한 3상 임상계획의 평가기준 O 들을 모두 충족하게 되니,
3상 환자모집 다 끝나고 식약처장이 승인한 계획서대로 수백억원을
투여해서 임상평가가 모두 다 완료되었습니다. 즉 대입 수험생 입장에서는
교육부가 지정한 평가과목 O 의 수험을 수능일자에 모두 치르고
O 과목들에 대한 합격점을 달성한 것입니다.

만약 대입 사정 과정에서 밀실 중앙교육심의위원회를 개최하여 전혀 다른
과목 X 를 수험생의 대입 결정에 제일 중요한 평가과목이라 내밀면서,
수험생을 대학 입학 탈락 처리한다면, 우리 국민이 이러한 교육부를
용납할 수 있겠습니까?

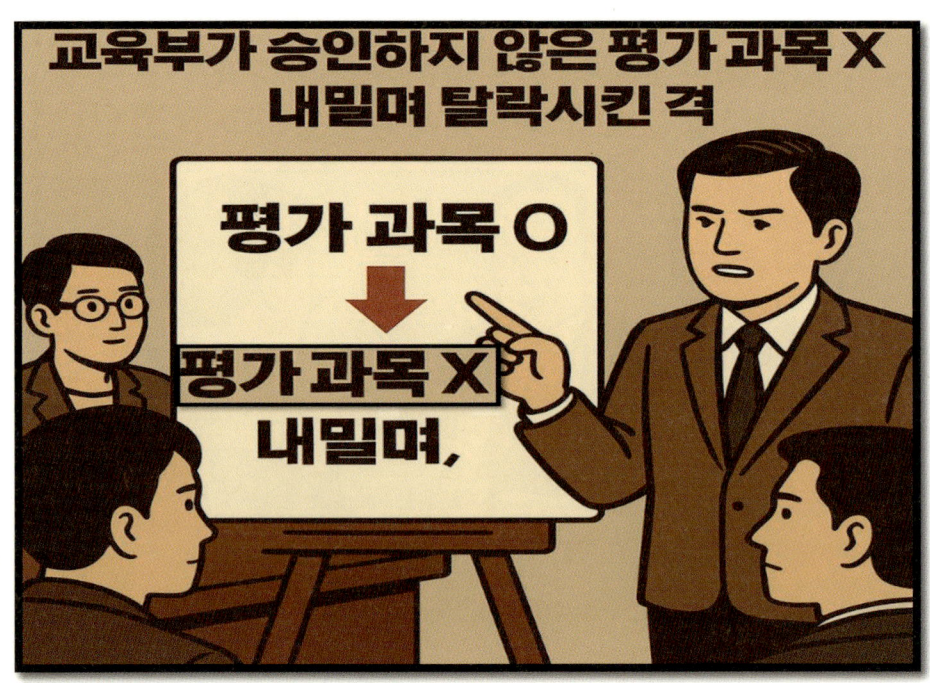

식약처장이 승인했던 계획의 O 평가기준대로 임상시험 다 끝나고 임상성공 달성하자, 임상완료 사후에 식약처장이 승인했던 기준이 아닌, 전혀 다른 엉뚱한 기준, 군간 효과 크기 X 를 달성해야 임상유의성 있다라고 인정하겠다고 합니다. 상식적으로도 있을 수 없는 불법 행정이 도달할 수 있는 최고봉最高峰을 보여주는 정황. **이는 다중 법규 위반으로써,**「형법」제 123 조 (직권남용 권리행사방해),「형법」제 314 조 (업무방해),「국가공무원법」제 56 조 (성실의무),「행정절차법」제 4 조 (신의성실 및 신뢰보호),「행정절차법」제 8 조 (행정의 공정성과 투명성 확보)의 위반 정황입니다.

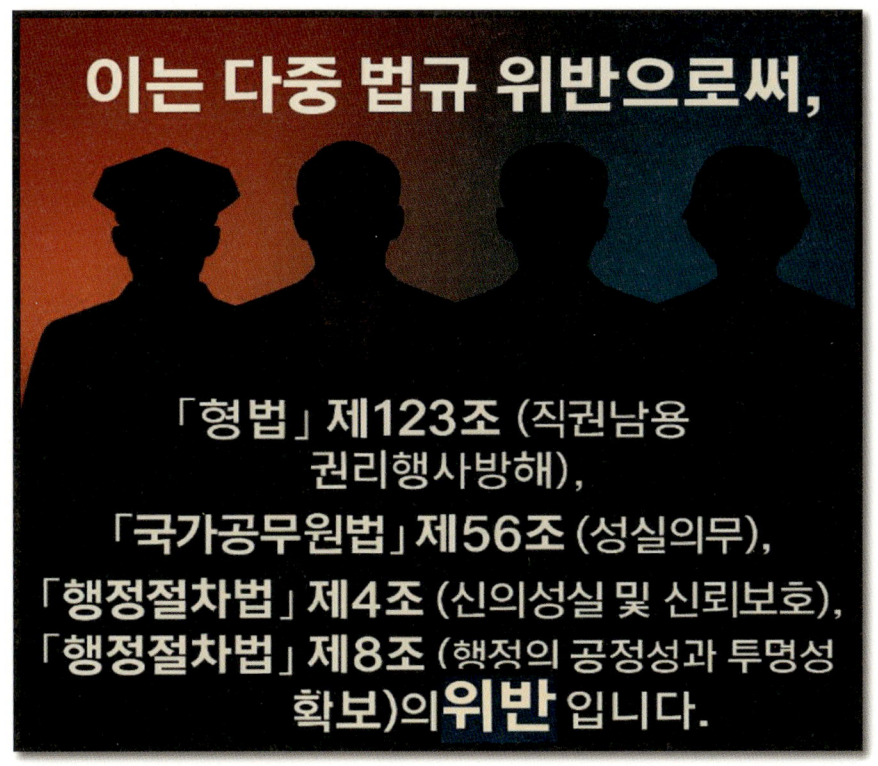

대통령님, 총리님, 보건복지위 의원님, 첨단바이오의약품 조인트스템 심사 법규 위반 정황 요약표입니다.

신약 심사 법규 위반	실제 「행정절차법」 등 관련 조항	위반 내용 상세 정황 (조인트스템)
직권남용	「형법」 제123조 (직권남용 권리행사방해)	식약처가 중앙약심위 심의과정에서 우월적 지위를 이용하여, 2023년 유의성 부족결론을 약심위원들에게 주입하였음. 이는 약심위원들이 독립적인 판단을 포기하고, 2023년 이용된 특정 기준 X: 군간 효과크기 따르도록 유도: 신청자인 ㈜알바이오의 정당한 심사 받을 권리 행사를 방해
업무방해	「형법」 제314조 (업무방해)	식약처가 공무원의 지위를 이용해 중앙약심위원들의 독립적이고 공정한 심의 기능을 실질적으로 방해하고, 심사 과정의 **공정성·자율성**을 훼손.
성실의무	「국가공무원법」 제56조 (성실의무)	법령상 근거 없는 허위기준 X: 군간 효과크기 임상유의성 기준(MCID 등)을 제시하며 독립 자문기구의 판단 과정에 부당하게 개입함으로써, **공무원으로서 법령 준수 및 공정 직무 수행의무를 위반한 징계 사유**에 해당
신의성실·신뢰보호 원칙	「행정절차법」 제4조 (신의성실 및 신뢰보호)	1 **신의성실 위반**: 행정청으로서 공정하고 성실하게 심의 절차를 관리해야 할 의무를 위반하고, 약심위 심의에 부당하게 개입하여 행정의 공정성을 훼손함. 2 **신뢰보호 위반**: 신청 기업이 법령과 절차에 따라 객관적 심의를 받을 것이라는 정당한 신뢰를, 식약처의 심사 개입으로 인해 침해함.

신약 심사 법규 위반	실제 「행정절차법」 등 관련 조항	위반 내용 상세 정황 (조인트스템)
투명성·예측 가능성 원칙	「행정절차법」 제8조 *(행정의 공정성과 투명성 확보)* 및 행정의 일반원칙	심사 기준이 명시된 법령이나 고시에 근거하지 않은 새로운 평가기준 X(군간 효과크기 MCID 등)을 임의로 제시하여 심의 방향을 바꾸는 것은 **심사 기준의 투명성**과 **행정 처분의 예측 가능성 원칙**을 위반함. (심사 기준은 명확하고 사전에 공개되어야 함)

식약처 반려는 자국 줄기세포치료제가 한국에 발 딛지 못하게 막고 있습니다.

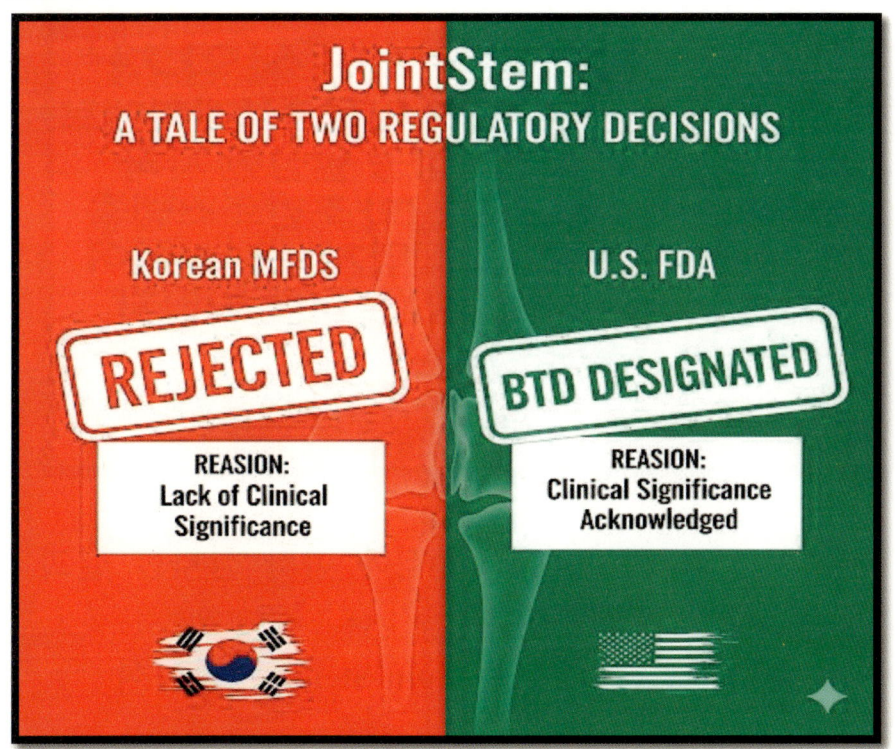

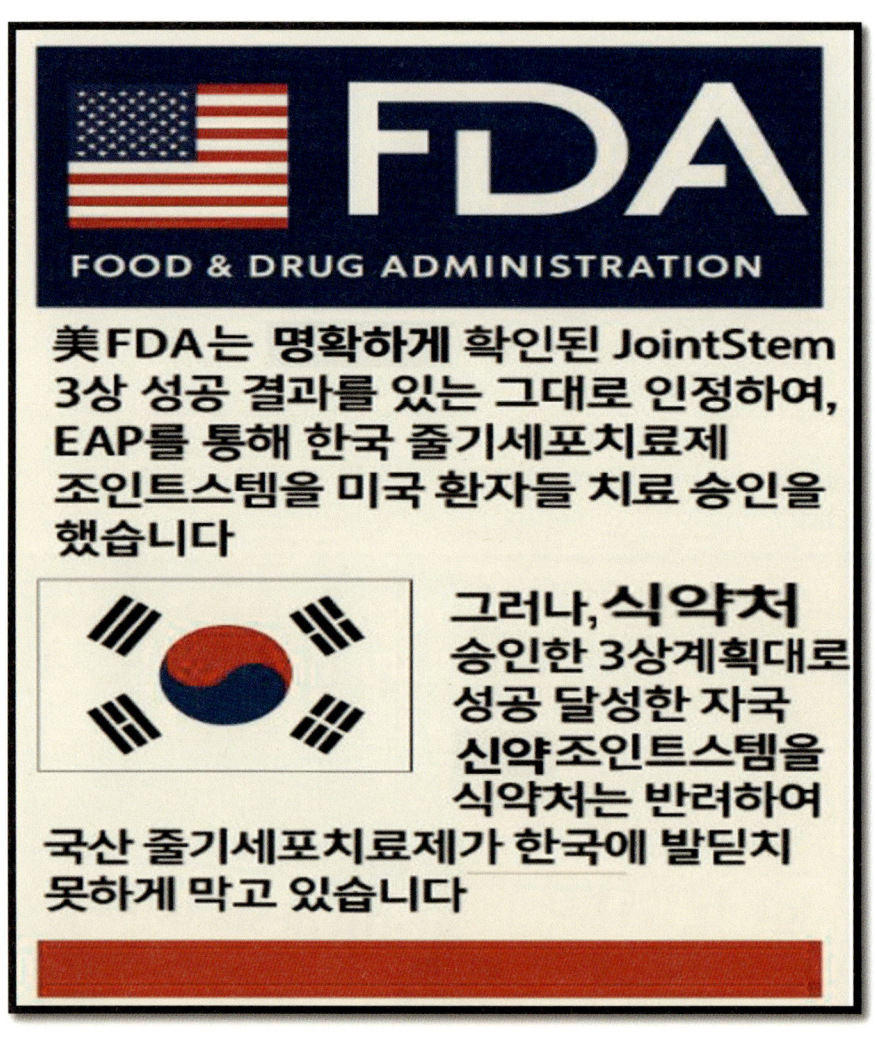

그러나 FDA는 심사 기준 원칙에 따라 심사한 결과, 비록 미국 기업도 아닌, 한국의 기업의 줄기세포치료제의 임상결과를 과학적, 객관적 심사를 통해 평가하고 **JointStem 에 임상적 유의성이 있다라고 인정**한 것입니다

그 결과, 美 FDA 가 임상 유의성을 인정하여 JointStem 은 **FDA 로부터 RMAT, BTD, EAP 의 FDA 3 대 승인을 받은 대한민국 최초 줄기세포치료제, 아니 세계최초 줄기세포 치료제가** 되었습니다.

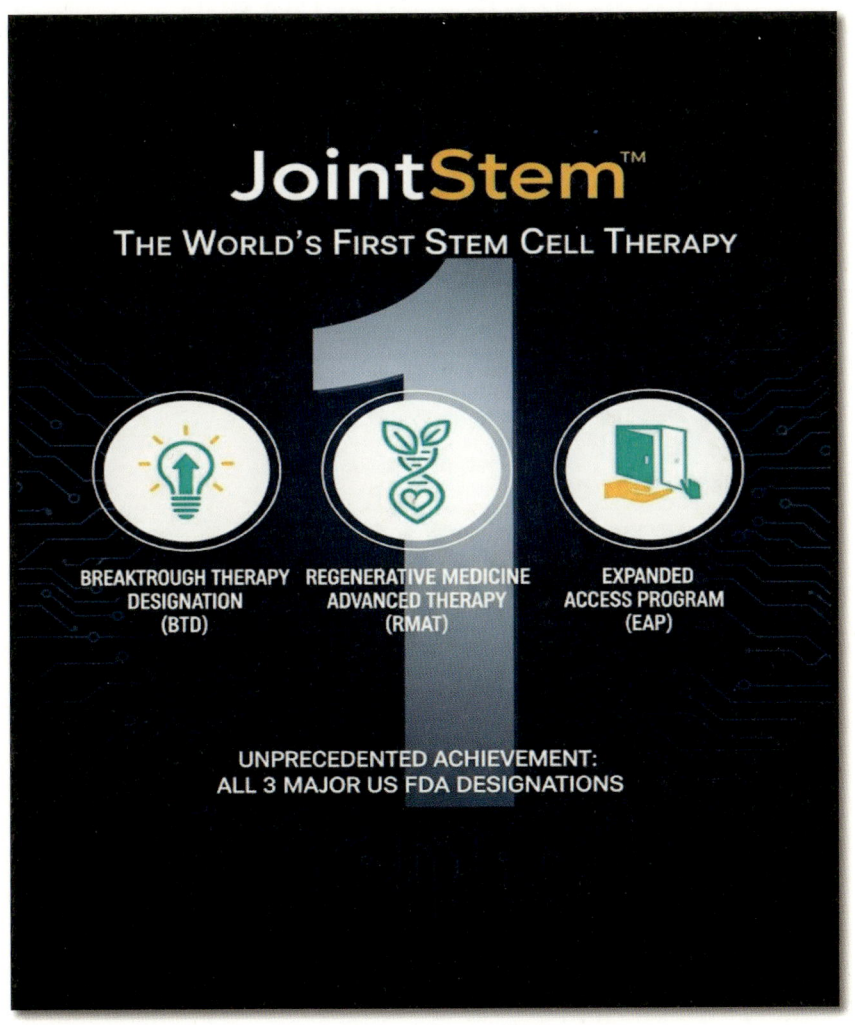

JointStem 줄기세포치료제를 美 FDA 와 일본 MHLW/PMDA 에서 적극적으로 임상유의성을 인정하여 미국과 일본 자국민의 환자들에게 임상치료에 사용될 수 있도록 승인해준 것입니다.

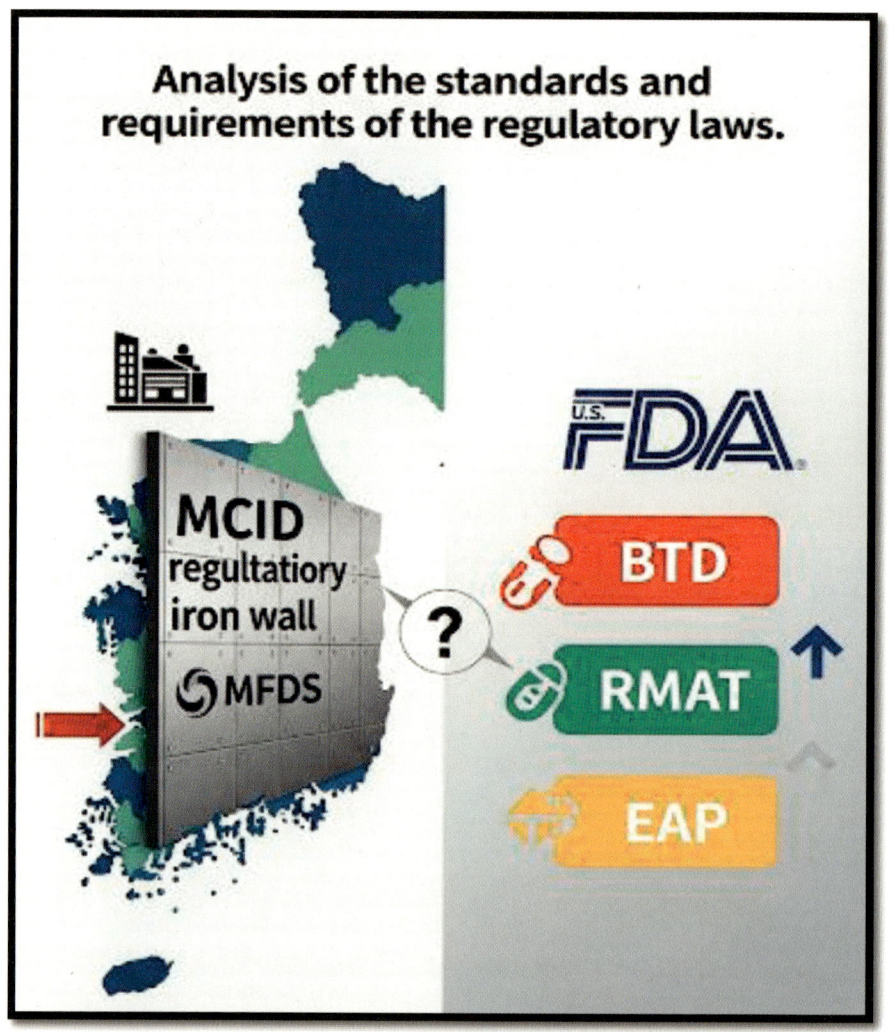

식약처 규제농단 VS 美 FDA 규제과학

대통령님, 총리님, 보건복지위 의원님, 규제과학과 규제농단의 차이는, 각국의 심사 결과와 과정에서 그 심사가 본질적으로 규제과학에 기반한 것인지 👉 규제갑甲질 농단으로 판단될 수 있는 소지에 대하여 그 실체가 드러나며, 우리 국민의 공익公益을 위해서 영구히 은폐될 수는 없습니다.

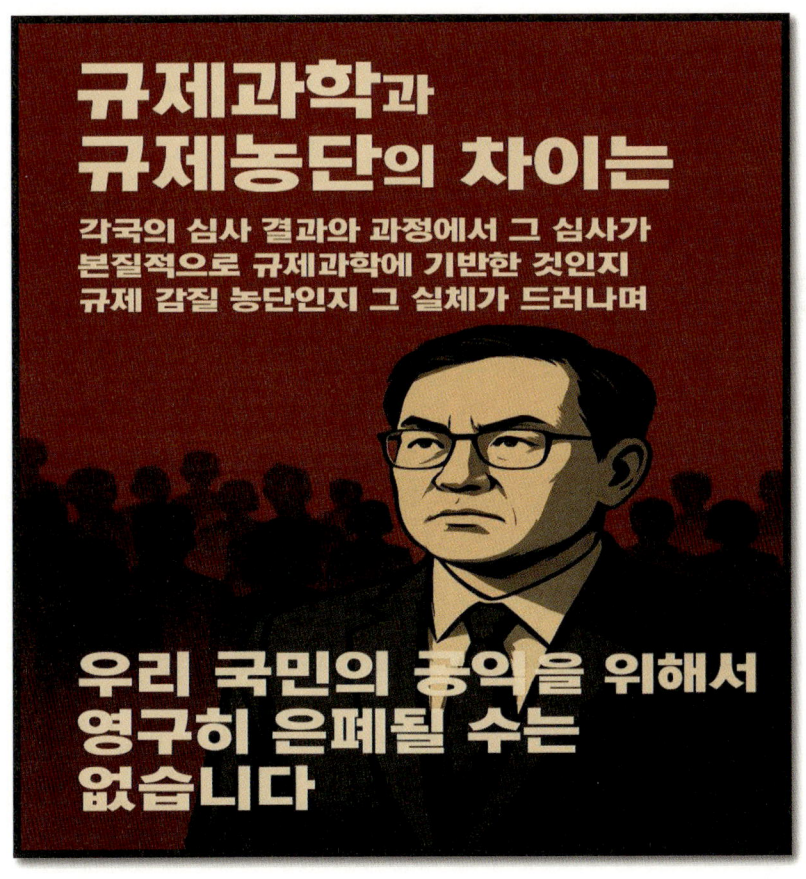

이재명 대통령님 김민석 총리님,

대한민국 국민들과 신약개발 바이오 기업들은 반복되는 불법 신약 심사를 언제까지 지켜보고만 있어야 하는 겁니까?

<대한민국 신약 심사-우리 국민 공익公益 위해 제보합니다>

👉 그렇다면, 왜 유독 JointStem 의 **자국 대한민국 식약처 식약처 첨단바이오의약품 TF 만** JointStem 임상유의성이 부족하다라는 **美 FDA 와 180 도 반대反對되는 주장만 내걸고** 있는 것일까?

👉 그 이유를 낱낱이 분석하기 위해서, FDA 와 식약처의 심사 법규의 요건을 분석하며, **FDA 와 식약처가 과연 자국의 법규대로 심사를 하였는지** 사실관계를 조사했습니다.

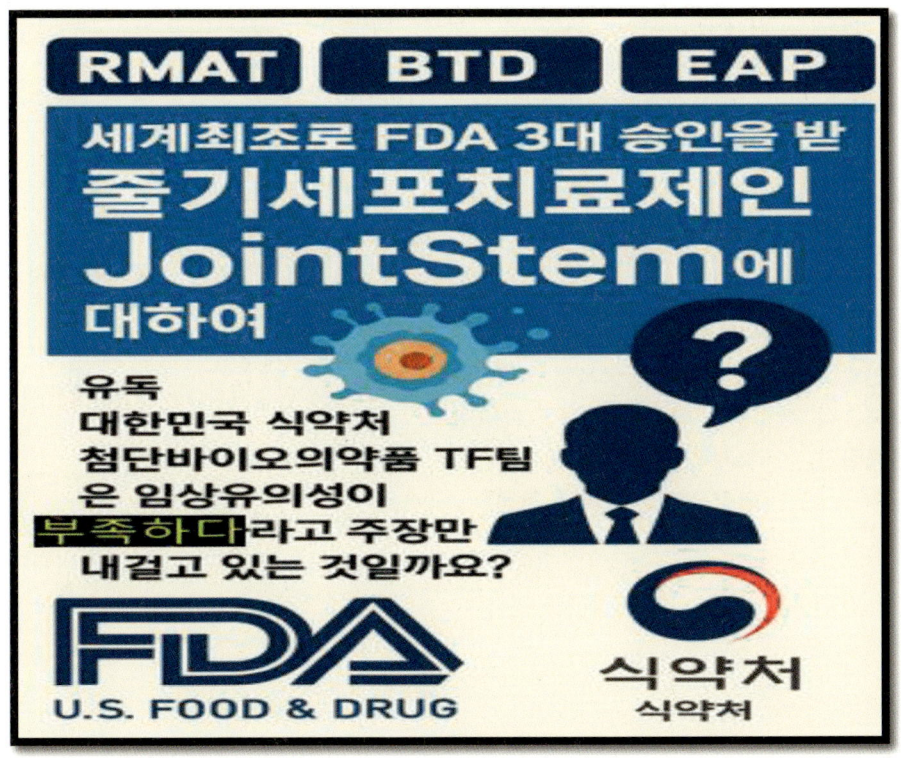

<대한민국 신약 심사-우리 국민 공익公益 위해 제보합니다>

구분	美 FDA 규제과학	식약처 첨단바이오 규제농단 정황
제출자료	• FDA 와 식약처에 다음의 동일한 임상결과 제출 한국에서 실시된 3 상 임상시험 성공 결과 (P 밸류<0.05: 통계적 유의성 입증으로 임상성공) + 퇴행성 관절염 치료 효과 3 년까지 유지되는 장기추적 결과, 위약 대조군 인공관절 수술 8 건 대비 조인트스템 인공관절 수술 2 건으로 인공관절 수술 건수를 ¼로 줄이는 치료효과, 조인트스템 환자군의 100% 연골결손개선 관절내시경으로 입증 줄기세포치료제 허가를 막고 있는 한국과 달리, 일본 당국은 조인트스템의 14가지 치료 적응증 승인하여, 한국인 환자들이 일본에 치료여행가서 축적된 한국인의 일본 임상데이타: 2015년부터 2023년까지 일본에서 조인트스템과 동일한 제형을 투여 받은 총 3,533건 중 3,510건(99.3%)이 안전성 이상반응 없었음	
조인트스템 국내 3 상 성공결과	• FDA 는 성공으로 인정: 동일한 한국 3 상 임상시험 성공 결과에 대해, 타국가인 미국 FDA 는 통계적 유의성 입증된 것으로 임상유의성 있다로 판정,	동일한 한국 3 상 데이터에 대한민국 식약처: 불인정 첨단바이오의약품 품목허가·심사 규정 제 19 조: "사전 설정된 통계분석계획(p-value)**에 따라 유의성 입증 시 효과 인정한다"에 따라 통계적 유의성 인정된 3 상결과의 임상적 유의성을 인정해야하는 것이 식약처 품목허가 심사규정 제 19 조이지만, 제 19 조를 위반하여 아래의 허위사실 근거하여 자국 신약 반려:

구분	美 FDA 규제과학	식약처 첨단바이오 규제농단 정황
		"신청사가 스스로 설정했다는 임상유의성 기준"의 허위사실이 2023년, 2025년 약심위에서 반복 인용되어 반려 처분: 신청사가 자체 설정한 "임상유의성 MCID 기준 없음"이 확인되는 보고서를 신청사가 약심회의 이전 식약처에 제출했음에도.
• 3년 장기 추적관찰 자료	1번의 국소 자가 배양 줄기세포 주입으로 관절기능과 통증의 치료효과가 3년까지 유지되는 3년 추적 결과를 타국인 미국 FDA는 인정	1번의 국소 자가 배양 줄기세포 주입으로 관절기능과 통증의 치료효과가 3년까지 유지되는 3년 추적결과를 자국인 대한민국에서는 대조군이 없다고 불인정
미국/한국 심사 기준 법적 근거 및 준수여부: RMAT	• 21st Century Cures Act (2016) 미국법령에 준수하여→ FDA는 타국, 한국에서 개발된 조인트스템 RMAT로 2024.10월 인정	첨단바이오의약품 품목허가·심사 규정 제19조, 조인트스템 심사에, 식약처/중앙약심 자국 규정 제19조 위반하여 반려
미국/한국 심사 기준 법적 근거: BTD	• Food and Drug Administration Safety and Innovation Act (2012), FD&C Act, Section 506(a) [21 U.S.C. §356(a)] 미국법령에 준수하여→ FDA는 한국에서 개발된 조인트스템을 기존치료법보다 임상유의성 있다고 인정하고 아래 요건을 충족한다고	대한민국의 수천억원의 재원이 투여되어 세계최초로 FDA RMAT, BTD, EAP 3대승인 받은 대한민국 줄기세포치료제를 식약처, 중앙약심위는 첨단바이오의약품 품목허가·심사 규정 제19조를 따르지 않고, 약심위 회의에서 날조된

구분	美 FDA 규제과학	식약처 첨단바이오 규제농단 정황

	판정하고 조인트스템을 혁신치료제 BTD 로 지정
	
	BTD 지정 요건 기준
	
	1. **질환의 중대성**
	   o 대상 질환이 심각하거나 생명을 위협하는 경우.
	2. **실질적 개선의 임상 유의성**
	   o 기존의 가용한 치료법(available therapy)에 비해 **임상적 유의성(clinically significant endpoint)**에서 의미 있는 개선이 임상데이타로 입증되는지
	
	단순히 기전상의 기대수준이 아닌, **임상시험 데이터(clinical evidence)**로 FDA 가 기존치료제 대비 임상유의성을 인정해야 BTD 가 지정됨
		"신청사가 설정한 유의성 기준"이라는 허위사실에 근거하여 반려, 신청사가 식약처에 제출한 보고서에는 신청사가 "MCID 를 유의성 기준으로 설정한 바 없음"이 명확히 확인됨에도 불구.

구분	美 FDA 규제과학	식약처 첨단바이오 규제농단 정황
미국 vs 한국 심사 기준 법적 근거: EAP	• FD&C Act, 21 CFR Part 312, Subpart I (312.300–312.320): Expanded Access to Investigational Drugs for Treatment Use →미국법령에 준수하여 FDA는 아래의 3가지 요건을 한국 조인트스템이 충족한다고 판정하고 EAP를 2025.6월'승인 FDA EAP 승인 요건: 1.중대한 질환 또는 상태 2.환자가 심각하거나 생명을 위협하는 질환/상태(serious or immediately life-threatening disease or condition)에 처해 있고 만족할 만한 대체 치료법(alternative therapy)이 존재하지 않음. 3.잠재적 이익이 위험을 상회 기존 임상자료(preliminary clinical evidence 등)에 비추어, 예상되는 치료 혜택이 잠재적 위험보다 크다고 합리적으로 판단될 수 있어야 함.	• 약사법 제31조: 안전성·유효성을 과학적·객관적으로 심사해야 함 약사법 제31조의 "안전성·유효성을 과학적·객관적으로 심사하는" 내용이 공개된 중앙약심위 심사회의록에 전혀 없음: 법규를 철저히 준수하는 FDA와 달리, "안전성·유효성을 과학적·객관적으로 심사할 것을 요구하는 대한민국 법법에 대해 무법천지無法天地로 진행되는 아무런 심사 기준도 없는, 형편없는 약심위 심사: 2022 1차약심위: 조인트스템 "임상유의성 있다"는 판정 나왔음 →**첨단바이오의약품 품목허가·심사 규정 제19조: "임상 유의성 있는 경우 이를 인정한다"를 준수하여, 1차 약심위에서 승인처분 나지 않았음** 2023 2차 약심위 진행:

구분	美 FDA 규제과학	식약처 첨단바이오 규제농단 정황
		약심위원장 약심위원들에게 모두발언: "**임상유의성 있지 않은 것에 대해 발언해달라**" => 약심위원장의 권위있는 요청에 위원들, "**임상유의성 있지 않은 것에 대해 발언**"들 내놓음=> 결과는 반려 처분 임상유의성 있다는 1차약심위 결론을 2차약심위에서 뒤집어치기를 진행하며 사용한 근거: "신청사가 설정한 MCID 유의성 기준"에 못미쳤다. 신청사가 유의성 기준으로 MCID 설정한 바 없음: 허위사실을 근거로 반려한 것이 드러남. 2025 약심위 "조인트스템 임상유의성 있다"는 3명 약심위원 발언나오자, 식약처 개입하여, "이번 회의는 지난번 약심위 심의 결과를 재논의하는 자리가 아니다."라고 독립성이 존중되어야 할 위원들에게 지시하달.

구분	美 FDA 규제과학	식약처 첨단바이오 규제농단 정황
		약심위원: 식약처 지시를 그대로 따라서 앵무새 발언 내놓음: "임상유의성 부족한 것은 2023 약심위 그분들이 내린 결정이며, 우리가 논의할 자리가 아니다" 2023년때 사용된, "MCID: 환자수 크기를 위해 설정한 차이크기를 신청사가 재설정했다"는 같은 허위사실이 2025 약심위원들 조인트스템 허가타당성 부족하다는 발언에 근거로 동일하게 인용됨. 식약처 참석자 5명은 허위사실이 반려근거로 인용되는 동안, 한 약심위원의 요청으로 신청사가 직접 시정할때까지, 해당 허위사실을 시정하지 않고 침묵하고 있었음 **결과: 반려**
실제 심사 적용	• 한국기업이 美 FDA에 제출한 한국 3상 결과를 토대로, 美 FDA는 퇴행성관절염에 대해 한국 줄기세포치료제가 **환자 관절기능 개선, 통증 개선에서 임상유의성 인정 환자들의 삶의 질 개선,	•식약처 첨단바이오의약품 품목허가·심사 규정 완벽히 무시: 제 19조 치료적 확증 임상시험의 경우, 특별한 사유가 아니면 *사전 설정된 통계분석계획(p-value)*에 따라 유의성 입증 시 효과 인정한다.

구분	美 FDA 규제과학	식약처 첨단바이오 규제농단 정황
	• *중대한 질환(퇴행성 관절염)*의 치료적 잠재력 평가하여 → 한국 줄기세포치료제 최초로 FDA RMAT, BTD, EAP 3 대승인하였으며, 현재 FDA 는 가속승인을 기업과 논의중, FDA 는 조인트스템 심사에서 단 한차례도 "신청사가 설정했다는 MCID", 즉 허위사실을 심사에 기준으로 이용한 적 없었음	• **약사법 제 31 조 위반**: 의약품 품목허가는 안전성·유효성을 과학적·객관적으로 심사해야 함
결과	• 수천억원의 대한민국 자본이 투입되어 3 상 임상성공한 한국 네이처셀 줄기세포치료제는, 이미 일본에서는 14 가지 적응증으로 승인되어, 3,533 줄기세포치료시술 진행되었음. 심사 법규에 따라 심사결과가 예측 가능한 심사기관 FDA 가 승인을 내리는 미국으로 내몰리게 되었음.	"신청사가 설정했다는 MCID"라는 대한민국 약사법 심사법규, 식약처 첨단바이오의약품 심사규정 그 어디에도 찾을 수도 없는 심사기준을 신청사가 설정한 유의성 기준이라는 허위사실 논거로 약심위 논의가 지배되었음=> 대한민국 첨단바이오의약품 심사기준은 의약품 개발사와 바이오 업계 입장에서는, 전혀 예측 불가능한 無法天地 심사잣대이며 이는 대한민국 첨단바이오의약품 산업의 신약개발을 고사시키는 결과를 낳고 있음.

👉 21 세기 신약 심사에서 JointStem 심사 약심위원장이 약심위원들에게 "먼저, 첫번째 안건으로, 임상 유의성 있지 않은 것에 대하여 발언이 필요하다"고 **처음부터 반려를 유도하는 선先지시**, 이것이 식약처가 그토록 추구하는 규제과학입니까?

대통령님, 총리님, 보건복지위 의원님,

대한민국 규제농단으로 보여지는 심사로, 자국의 줄기세포치료제를 2018 년, 2023 년, 2025 년, 거의 10 년 가까이 반려만 내리고 있습니다.

그러나 규제과학 기반한 일본 후생성 MHLW/PMDA 는 네이처셀/바이오스타 줄기세포치료시술의 14 가지 적응증을 승인하여 매년 수천명의 한국 환자들이 일본에 가서까지 네이처셀/바이오스타 배양줄기세포 치료를 받고 돌아오고 있습니다.

👉 그러나 대한민국 식약처 첨단바이오 TF 는 자국의 줄기세포치료제를 반려처분만 내리고 있습니다.

식약처가 막고 있는 JointStem 줄기세포치료를 한국 국민들이 비싼 비행경비와 투숙 비용등을 내가면서 일본 의료경제를 일으키며 일본에 가서 치료를 받고 돌아오는 게 10 년 가까이 자행되고 있어 이제는 **우리 국민의 의료 안보가 위협**받고 있습니다.

대통령님, 총리님, 보건복지위 의원님,

식약처는 2014년 이후 줄기세포치료제 품목허가 수가 10년 넘게 0건입니다.

서울 경제 2024-09-20 일자 보도 기사: *명맥 끊기는 줄기세포 치료제...10년간 상용화 허가 '0'*

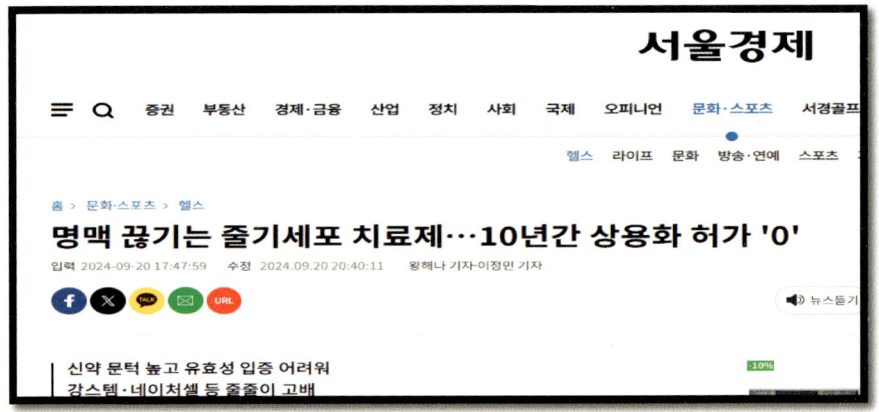

다음은 서울경제 기사 인용문입니다:
"신약 문턱 높고 유효성 입증 어려워
강스템·네이처셀 등 줄줄이 고배

국내 제약·바이오 업계의 미래 먹거리이자 유망 분야로 손꼽혔던 줄기세포 치료제 부문에서 최근 10년간 신약이 출시되지 않고 있다. 당국의 신약 허가 문턱이 높은 데다 시술은 연구 목적으로만 제한돼 연간 1만~2만 명이 줄기세포 치료제 투약을 위해 일본 등으로 해외 원정 치료를 떠나는 상황이다.

> 국내 줄기세포 치료제 시장이 위축된 데다 줄기세포 시술도 불법이다 보니 환자들은 해외로 원정 치료를 나가고 있다. 연간 1만~2만 명이 면역세포·줄기세포 치료 등을 받기 위해 일본 등 해외로 원정을 가는 것으로 추정된다."

출처: 서울경제 https://www.sedaily.com/NewsView/2DED8UFRB1

식약처 첨단바이오의약품 TF는 국민이 지급한 세금으로 급여 받으면서
👉 **10년동안 줄기세포치료제 품목허가 처리건수 0건이 OECD 선진국가 대한민국에서 있을 수 있는 행정처리입니까?**

첨단재생바이오법
(첨단재생의료 및 첨단바이오의약품 안전 및 지원에 관한 법률)

2020년 법 시행이후, 자국 기업 줄기세포치료제 포함 첨단바이오의약품 신규 허가 건수 0건

외국 제약사 첨단바이오의약품은 한국에서 3상 진행하지 않고도 꾸준히 식약처가 승인함

FDA 가 JointStem 혁신치료제 BTD 로 지정하면서 FDA 가 JointStem 3 상 성공을 확증하였습니다. **자국 기업은 수백억원을 한국에서 투입해서 한국 3 상을 진행, 세계최초로 줄기세포치료제 3 상 성공하고도**, 2018 년, 2023 년, 2025 년 10 년 가까이 세 번이나 반려 기관총의 규제 농단 희생물이 되었습니다.

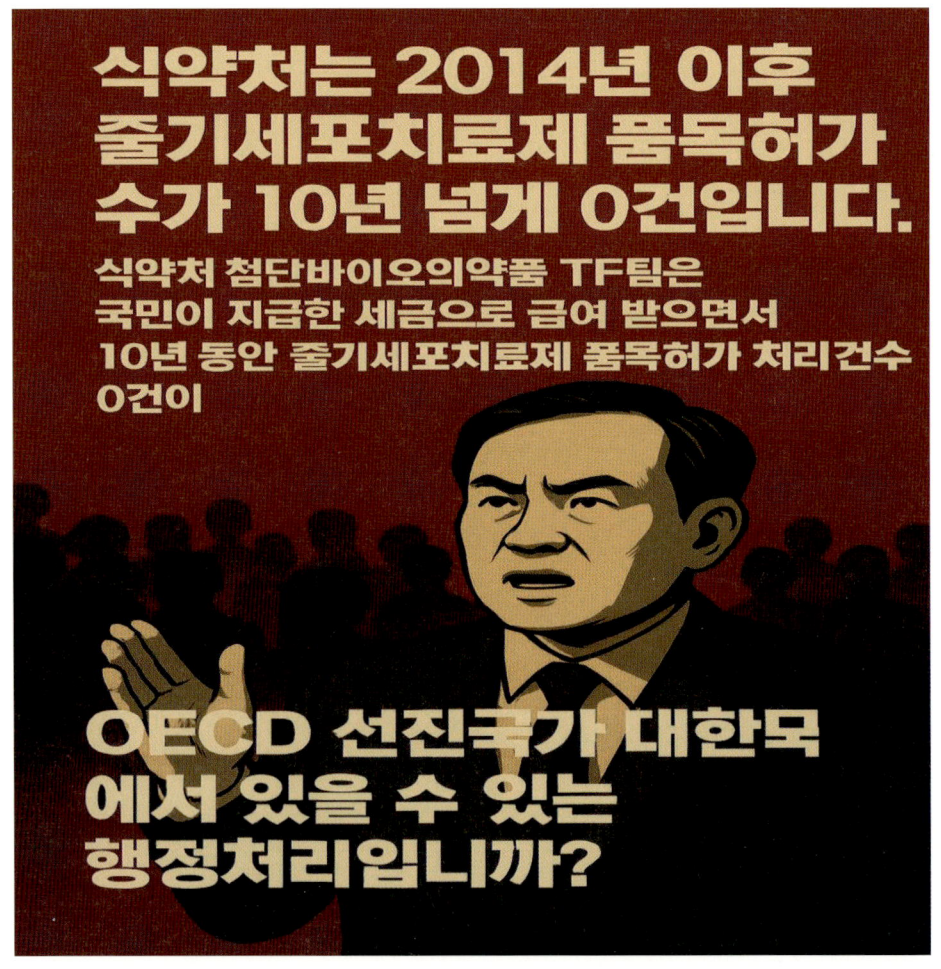

첨단바이오의약품 지원을 위한다는 법안인 첨생법
(첨단재생의료 및 첨단바이오의약품 안전 및 지원에 관한 법률)이
2020년 시행되었으나, 그 이후로 지금까지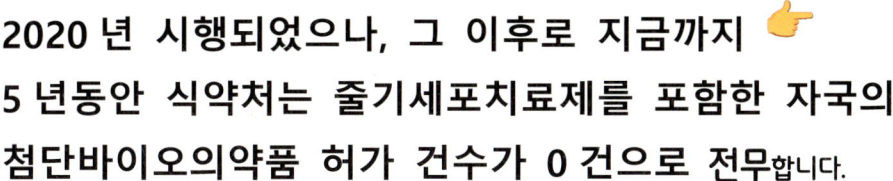
**5년동안 식약처는 줄기세포치료제를 포함한 자국의
첨단바이오의약품 허가 건수가 0건으로 전무**합니다.

2014년 이후 **자국 기업 줄기세포치료제 허가,** **공익公益 제보**	첨단재생바이오법 (첨단재생의료 및 첨단바이오의약품 안전 및 지원에 관한 법률) 2020년 법 시행이후, 자국 기업 줄기세표치료제 포함 첨단바이오의약품 신규 허가	2020년 이후 **외국 기업 첨단바이오의약품 신규 허가, 공익公益 제보**
허가 건 수 0 건	식약처가 승인해준 임상계획대로 한국에서 3상 진행해서 성공한 조인트스템을 3번 반려 한 것 비롯해서, 허가 건수 0 건	2021년 3월 스위스 제약사 노바티스가 유전자치료제인 킴리아 식약처 허가 발부 2021년 5월 스위스 제약사 노바티스 '졸겐스마주 식약처 허가 발부 및 외국 제약사 첨단바이오의약품은 한국에서 3상 진행하지 않고도 꾸준히 식약처가 승인함

그러나 동同기간에 **식약처는 스위스 제약사 노바티스 킴리아를** 👉**대한민국 첨단바이오의약품 1호 허가 타이틀을 스위스 기업에게 제공**하였고, 첨단바이오의약품 2호 허가 타이틀또한 같은 외국기업 노바티스의 졸겐스마주에 제공하였습니다.

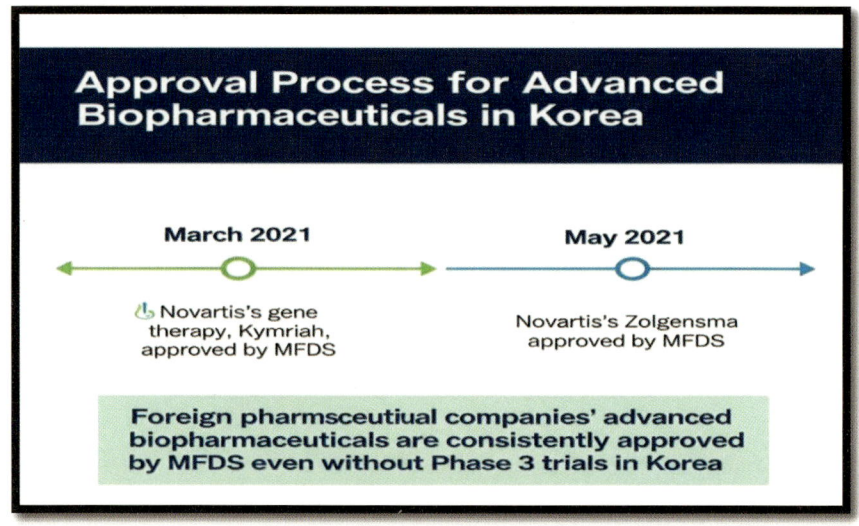

대통령님, 총리님, 보건복지위 의원님

외국 스위스 기업인 👉노바티스는 한국에서 자본 투입하지 않고, 3상임상을 한국에서 수행하지 않고도 첨단바이오의약품 제1호 허가와 제2호 허가를 2021년 한 해에만 2개의, 그리고 의미깊은 대한민국 첨단바이오 최초 제1호와 제2호 허가 타이틀을

외국기업에게 제공하고 있으니 대한민국 바이오 기업들은 기가 막힐 노릇입니다.

> 한국에서 수백억원의 임상개발 자본을 한국에 직접 투입하여 한국 바이오산업에 기여하고 **FDA가 인정하는 3상 성공을 달성해도 반려만**을 받는 네이처셀/알바이오 등의 한국 바이오 기업

한국에서 수백억원의 임상개발 자본을 한국에 직접 투입하여 한국 바이오산업에 기여하고 FDA 가 인정하는 3 상 성공을 달성해도 반려만을 받는 네이처셀/알바이오등의 한국 바이오 기업들은 외국 제약사와 비교하여 차별적 심사 결과를 계속 받고 있는 정황이 보이는 것입니다.

한국에서 3 상 진행하지 않고, **한국에서 임상개발 자본 투입없이, 한국 바이오 산업 입장에서는**

무임승차라는 말이 나올 정도로 식약처의 첨단바이오의약품 1, 2 허가를 스위스기업이 캐내어 가고 있으니, 한국 첨단바이오의약품 지원을 위한 첨생법 (첨단재생의료 및 첨단바이오의약품 안전 및 지원에 관한 법률)의 법안 시행의 의미가 무엇인지, **대통령님, 국무총리님,식약처가** 대한민국 식약처인지, 👉 스위스 FDA 의 한국 분점인지 헷갈린다 해도 과언이 아닙니다.

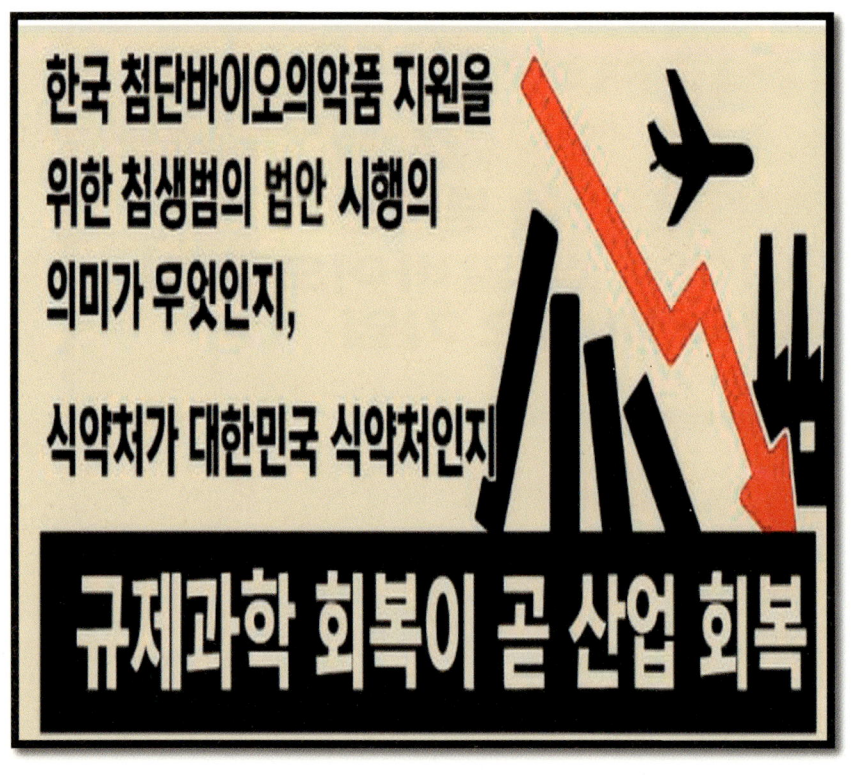

첨단바이오의약품 (세포치료제) 허가 건 수	미국 FDA BLA
허가 건수 2020년 이후 세포치료제 0 건 => 2014년 이후 줄기세포치료제 0 건 국내 첨단재생의료 관련 시장은 2022년 기준 1081 억	첨단재생의료산업협회(CARM)가 2023년 12월 내놓은 '국내 첨단재생의료 시장 및 산업현황 조사'에 따르면 미국에서 승인되는 세포·유전자치료제가 2026년까지 약 50개

규제과학 (Regulatory Science) 심사인지, 규제 농단 (Regulatory Manipulation) 심사인지의 차이는, 줄기세포체료제 JointStem 에 대한 3 대 승인을 내린 美 FDA, 그리고 한국의 3 번의 반려만을 내리는 반대되는 차이로 판단될 수 있습니다.

FDA 는 Rule 적용의 공정과 원칙을 지키며 규제과학 (Regulatory Science)에 기반한 심사를 하는 것입니다. 이와 반대로 👉심사 Rule 바꿔치기는 규제농단 (Regulatory Manipulation)으로써, 정상적인 심사를 기대하는 바이오기업들을 기만하는 것으로 판단될 수 있으며, 바이오산업에 매우 큰 영향을 낳습니다.

글로벌경제 2025.07.30 일자 보도 기사: "네이처셀로 본 첨단재생의료 위기
"줄기세포 치료제의 잃어버린 20년"

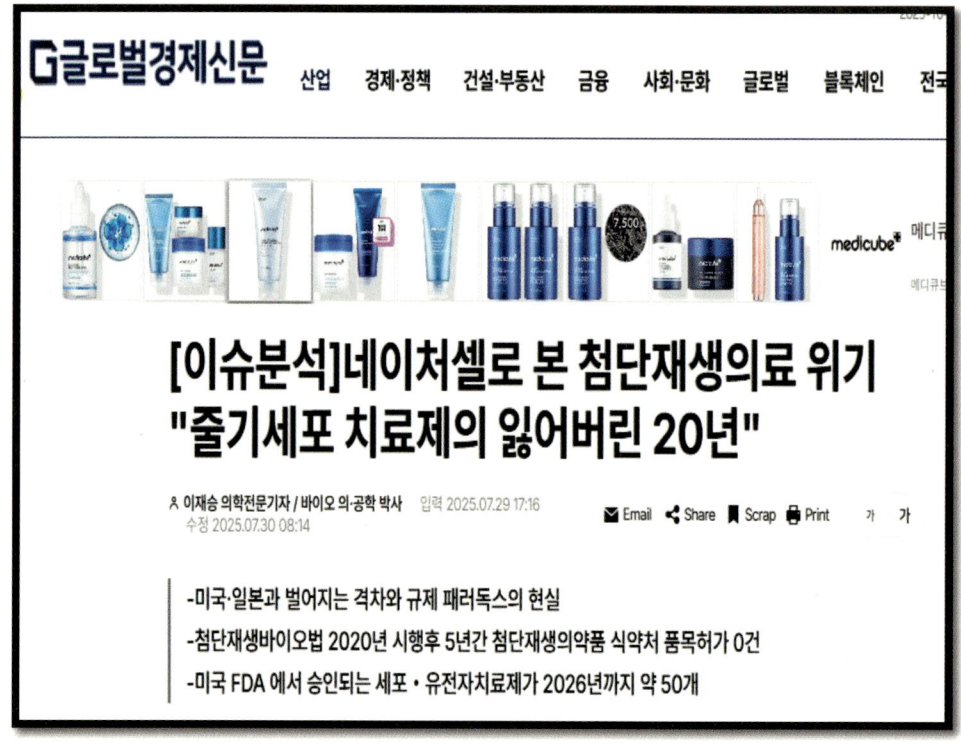

다음은 글로벌경제 2025.07.30 일자 보도 기사 인용문입니다:
"-미국·일본과 벌어지는 격차와 규제 패러독스의 현실
-첨단재생바이오법 2020년 시행후 5년간 첨단재생의약품 식약처
품목허가 0건
-미국 FDA에서 승인되는 세포·유전자치료제가 2026년까지 약 50개

한국은 세계 최초로 줄기세포 치료제를 상용화했지만, 지금은 미국과 일본에 뒤처진 채 '잃어버린 20년'을 맞고 있다. 첨단재생바이오법이

시행된 2020년 이후 오히려 신규 허가 건수는 0건. 이 역설적 상황의 이면을 들여다본다.

그러나 역설적이게도 첨단바이오의약품 산업 활성화를 목적으로 제정된 '첨단재생바이오법'이 시행된 2020년 이후에는 단 한 건의 품목허가도 이루어지지 않고 있다. 법 시행 후 5년간 허가 건수가 0건이라는 바이오 산업 활성화를 목적으로 한 법률이 오히려 허가 절차를 더 복잡하게 만든 결과이다. 이러한 정체 상황은 한국 바이오산업의 성장을 저해하는 심각한 장벽으로 작용하고 있음을 시사하고 있다.

미국 FDA는 2026년까지 약 50개의 세포·유전자치료제 승인을 예상하고 있으며, 일본은 지난 10년간 1조 엔(약 9조 원)을 줄기세포 연구에 투자하며 2033년 62조 원 규모로 성장할 줄기세포 치료 분야에서 세계 1위로 올라섰다. 반면 한국은 엄격한 규제와 일관성 없는 심사 기준으로 인해 첨단재생의료 분야에서 경쟁력을 잃어가고 있다. 이러한 상황은 한때 세계를 선도했던 한국 바이오 산업의 현주소를 보여주는 안타까운 현실이다.

네이처셀의 '조인트스템'은 이러한 모순적 상황을 단적으로 보여주는 사례이다. 중증 퇴행성 관절염 환자를 위한 자가 지방유래 중간엽 줄기세포치료제인 조인트스템은 국내 3상 임상시험에서 무릎 관절강 내 1회 국소 주사로 연골 재생을 통한 통증 감소와 관절 기능 개선 효과를 최대 3년간 유지하는 것으로 확인되었다. 그러나 이 치료제는 지난 2023년 중앙약심위원회에서 임상적 유의성이 미비하다는 이유로 품목허가가 반려되었다. 이는 같은 적응증의 '인보사케이주'가 2017년 허가되었던 것과 대조적인 결정이었다.

특히 주목할 점은 조인트스템의 3상 임상시험에서 WOMAC(관절기능지표)과 VAS(통증지표) 개선율이 인보사 허가 당시보다 2배에 달하는

성과를 보였음에도 불구하고 반려되었다는 사실이다. 전 식품의약품안전처 임상위원은 "통계적 유의성을 확보했다면 임상적으로도 유의성이 있는 것"이라며 "당시 허가를 반려한 식약처의 결정은 문제가 있었다"고 지적했다. 이는 동일한 허가기관 내에서 일관성 없는 판단 기준이 적용되고 있음을 시사하고 있다.

더욱 놀라운 사실은 한국 식약처에서 반려된 조인트스템에 대해 미국 FDA 가 한국에서 진행된 조인트스템의 임상 데이터를 인정하여 RMAT((Regenerative Medicine Advanced Therapy, 첨단재생의료치료제) 및 BTD(Breakthrough Therapy Designation, 혁신적 치료제) 지정을 부여했다는 사실이다. FDA 는 일반적으로 자국 내 임상 데이터만을 인정하는 보수적인 기관임에도, 조인트스템의 한국내 3 상 결과와 3 년 추적 데이터를 바탕으로 BTD 지정과 함께 동정적 치료승인(EAP)을 통해 미국 환자 치료를 승인했다. 이는 조인트스템의 임상적 유의성과 안전성에 대해 미국 FDA 가 한국의 임상 데이터를 신뢰하고 그 임상적 유의성을 인정했다는 의미로, 국내 규제 기관의 판단과 상반되는 결정이다."

출처: 글로벌경제신문(https://www.getnews.co.kr)

바이오산업의 모든 경제주체들이 **공정 (公正,Justice & Fairness) 하다고 인정할 수 있는 Rule 이 지켜지는지에 따라서** 바이오 산업에 대한 신뢰, 그로 인한 대규모 투자와 바이오 산업, 국가 발전으로 마치 톱니바퀴처럼 연결됩니다. 대한민국 신약 허가의 기준인 심사 Rule 적용의 공정성이 거시경제 효과로 파급되는 것입니다.

식약처 첨단바이오 TF 규제농단이 국내 바이오 산업에 미치는 괴멸적 영향
공익公益 제보:

대통령님, 총리님, 보건복지위 의원님,

> 알바이오/네이처셀 기업의 JointStem 식약처의 허가심사 과정을 상세히 들여다보는 바이오산업 경제주체들은
>
> **대한민국 바이오 산업에 대한 투자신뢰를 잃고 있습니다.**
>
> 대한민국 경제를 이탈하는 코리아 바이오 쇠락과 공멸의 연쇄효과가 식약처 첨단바이오 TF에서 기인하여 다음과 같이 대한민국 바이오산업과 거시경제의 쇠퇴로 이어지고 있습니다

결국, 식약처 첨단바이오 TF 의 규제농단 신약심사는 자국의 줄기세포치료제 허가건수가 10 년동안 0 건이라는 결과로 연결됩니다.

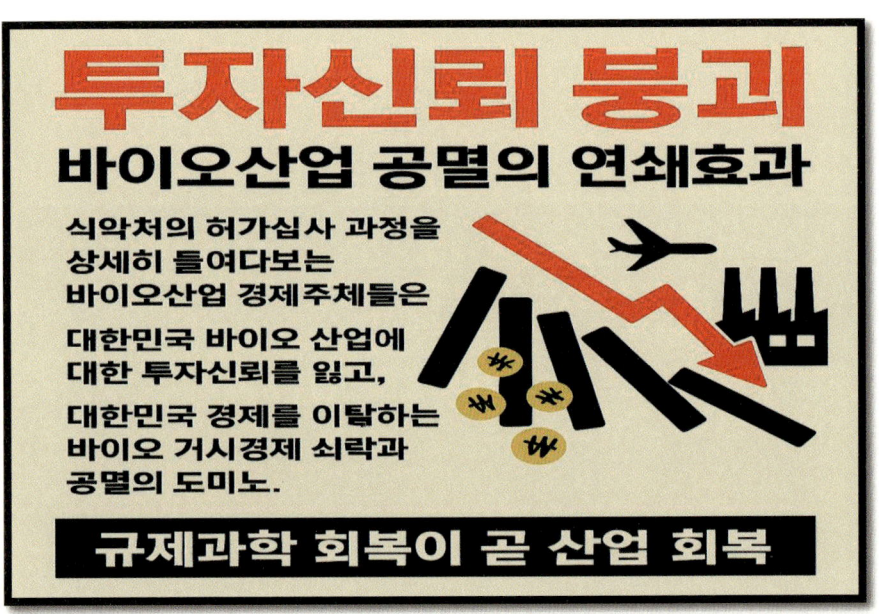

미 FDA 가 3 상 성공으로 임상적 유의성을 인정한 JointStem 에 대하여 180 도 반대되는 임상적 유의성의 부족을 주장하며, 식약처 첨단바이오 TF 가 세 번의 반려를 만들었습니다. **납득할 수 없는 신약 심사 불공정으로 인해, 코리아 줄기세포치료제 바이오 시장은 침체국면으로 돌입합니다.**

첨단재생의료산업협회(CARM) 히트뉴스 보도기사에 따르면, 2022 년 기준 한국 첨단재생의료 관련 시장규모는 👉 1081 억원 규모에 그치고 있습니다.

히트뉴스 2025.10.04 일자 기사: '제품허가 0 건' 개정 앞둔 4 년차 첨단재생바이오법

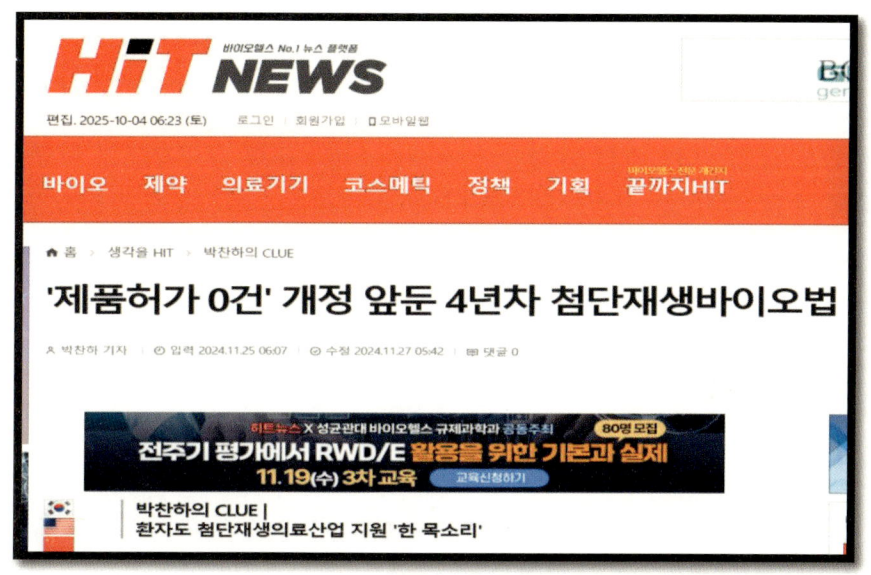

다음은 히트뉴스 2025.10.04 일자 보도 기사 인용문입니다:
"세포치료제를 중심으로 한 관련 산업이 일찌감치 기지개를 켰지만 첨단재생의료 기술 발전과 활성화를 목적으로 한 **첨단재생바이오법이 시행된 2020년 이후에는 아이러니하게도 새롭게 허가된 품목이 전무했다.** 당연히 국내 첨단재생의료 관련 시장은 2022년 기준 1081억, 기업당 평균 54억 수준에 그쳤다.

반면 **미국(21세기 치유법), 유럽(ATMP 대상 병원면제제도), 일본(재생의료법) 등 해외 주요국들은** 첨단재생의료 산업의 성장 가능성에 주목하며, 합성의약품과 구분되는 별도의 **제도를 선제적으로 마련하고 국가 차원의 전략적 투자를 통해 실질적 성과를 도출하고 있다.** 첨단재생의료산업협회(CARM)가 2023년 12월 내놓은 '국내 첨단재생의료 시장 및 산업현황 조사'에 따르면 **미국에서 승인되는 세포·유전자치료제가 2026년까지 약 50개, 2031년까지 90개 이상으로 증가하며 글로벌 시장 규모도 유전자·유전자변형세포 등으로의 기술**

발전을 통해 2030년까지 연평균 22% 성장한 2980억 달러에 달할 것으로 전망했다.

토론회를 방청한 한 기업 관계자도 히트뉴스에 "규제 당국자들의 적극적인 정책 수행 의지"를 꼬집었다. 연구자와 산업계, 그리고 치료의 당사자인 환자들마저 공격적 규제 개선을 통한 첨단재생의료 및 관련 산업 지원을 한 목소리로 언급했다."

출처: 히트뉴스(http://www.hitnews.co.kr)

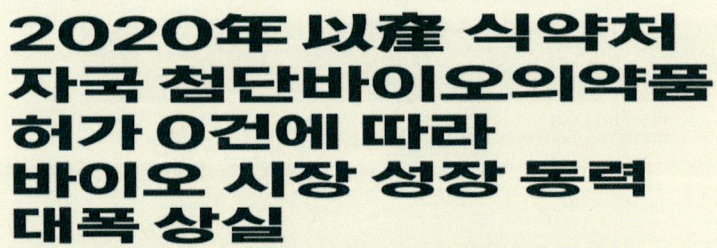

허가 심사 Rule 적용의 공정성에 대한 불신은 결국, Korea 바이오 경제주체들이 한국을 이탈하는 거시경제의의 파행적인 결과로 직결됩니다. 국가 바이오 산업 발전이냐, 퇴락이냐의 경제 효과를 불러옵니다.

미국 세포치료제 시장규모가 👉 5조원 규모로, 반대로 한국 세포치료제시장 1000억원대와 현저하게 차이가 벌어집니다.

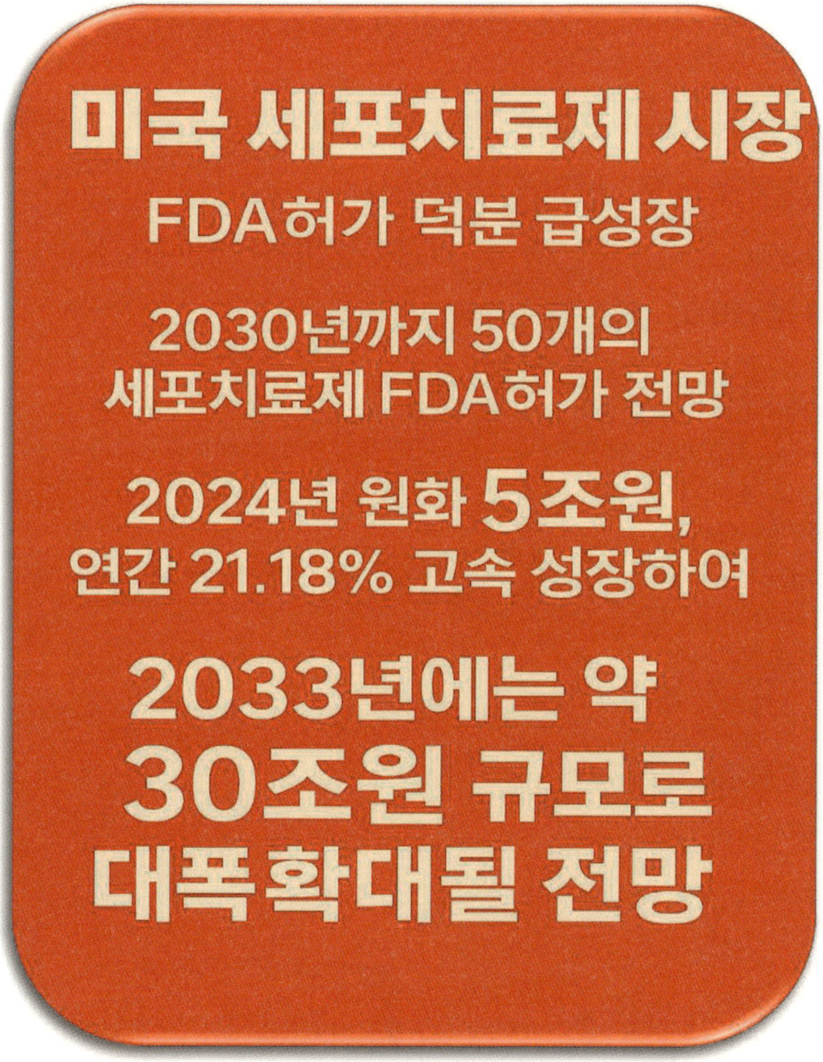

미국 세포치료제 시장

FDA허가 덕분 급성장

2030년까지 50개의 세포치료제 FDA허가 전망

2024년 원화 **5조원**, 연간 21.18% 고속 성장하여

2033년에는 약 **30조원 규모로 대폭확대될 전망**

JointStem 을 BTD 혁신치료제, RMAT 재생의료치료제, EAP 동정적 치료 승인한 FDA 가 심사하는 미국 세포치료제 시장: FDA 의 규제과학에 기반한 허가 덕분에 급성장하고 있습니다.

👉**미국 FDA 가 2030 년까지 50 개의 세포치료제를 허가할 것으로 전망됩니다.** 2024 년 5 조 시장에서, **연간 21.18% 고속 성장하여, 2033 년에는 약 30 조원 규모로 미국 시장은 대폭 성장**중입니다.

식약처가 심사하는 대한민국 첨단바이오의약품 세포치료제 치료시장 공익公益 제보	FDA 가 심사하는 미국 세포치료제 시장
2020 년 이후 식약처 자국 첨단바이오의약품 허가 0 건에 따라 바이오 시장 성장 동력 대폭 상실=> 국내 줄기세표치료제 시장 침체 불러옴=> 국내 바이오 첨단재생의료 관련 시장은 2022 년 기준 1081 억,[1] 기업당 평균 54 억에 그치고 있음	2023 년 기준 약 28.8 억 달러: 원화 4 조원 2024 년 약 34.9 억 달러: 원화 5 조원, 연간 21.18% 고속 성장하여 2033 년에는 약 196.7 억 달러[2]: 30 조원 규모로 대폭 확대될 전망

출처: [1] 첨단재생의료산업협회(CARM)히트뉴스(http://www.hitnews.co.kr)
[2] 바이오스페이스 언론보도 Biospace.com

바이오 경제주체들은 **Korea 바이오 산업에 대한 투자신뢰를 잃게 됩니다. 식약처 첨단바이오 TF 에서 촉발된 심사 Rule 바꿔치기**의 규제농단은 경제주체들이 대한민국 바이오산업을 탈출하는 대위기 사태로 이어지고 있습니다.

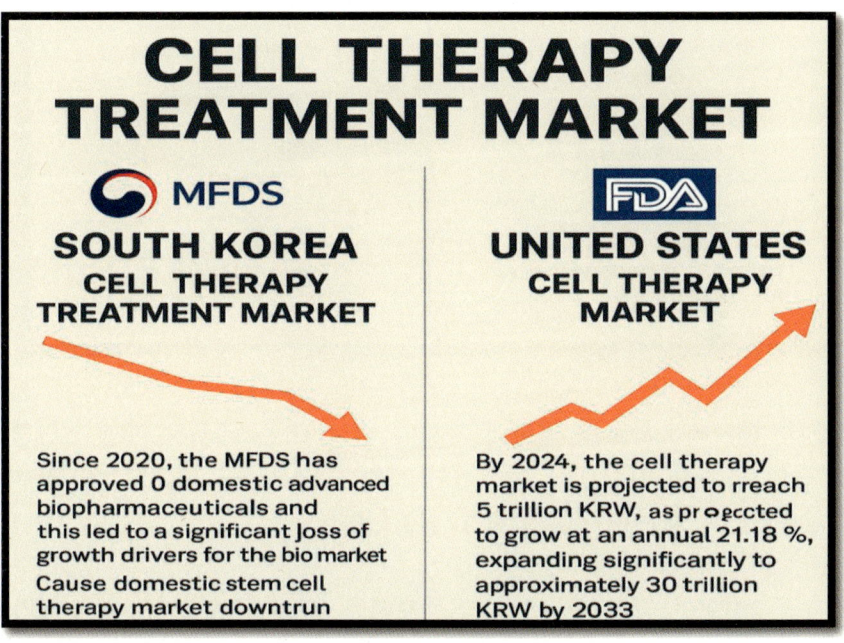

세포치료제 한국시장은 **2022 년 1081 억, 미국 시장은 한국시장의 35 배인 3.5 조원 규모입니다.**
규제과학에 기반한 심사를 하는지 규제기준 (Rule)을 바꿔치기하는

규제농단 진행 여부에 따라, 세포치료제 시장의 명암이 한국과 미국에서 선명하게 대조되고 있습니다. 결국 시장경제의 자본 투입은, **바이오 산업이 근본적으로 신뢰할 수 있는 Rule 이 지켜지는 지 여부에 따라 현격한 차이**의 경제효과로 발현됩니다.

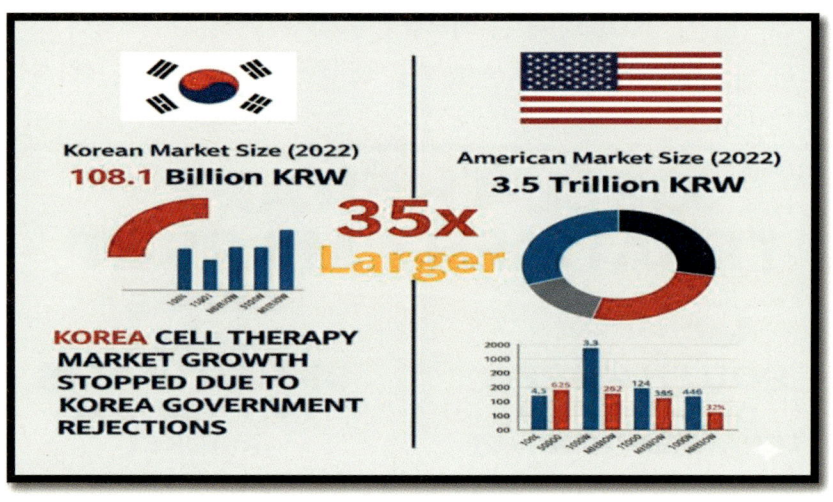

대한민국 줄기세포치료를 일본에 가서야 받고 오는, 유기된 매년 2만명의 우리 국민, 수천억원의 일본 여행수지 적자가 바로 첨단바이오의약품 TF 의 줄기세포치료제 반려에서 촉발되고 있습니다.

식약처는 2019 년 이후 자국의 줄기세포치료제 및 첨단재생의약품 허가를 단 1 건도 내주고 있지 않지만, 외국의 첨단바이오의약품은 임상결과에 문제가 있어도 승인을 해주고 있습니다. 👉 6 년간 자국 바이오 기업들의 첨단바이오의약품 허가 건수 0 건과 너무 대조됩니다.

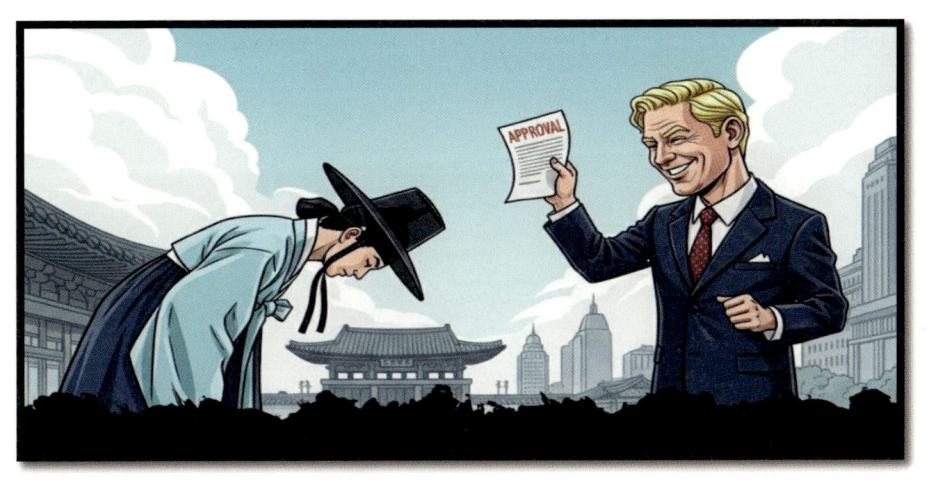

식약처 자국 첨단바이오의약품 2020년 이후 허가 0건: 식약처는 외국 제약사가 대한민국에서 품목허가를 손쉽게 취득하여 돈벌이하는 길은 대로같이 열어주는 것으로 보여지는 상황에서, 한국 바이오 기업의 성장은 자국 정부가 규제철벽을 세워서 가로막고 있는 것을 대통령님과 국무총리님 그냥 바라만 보실 수 있으십니까?

<대한민국 신약 심사-우리 국민 공익公益 위해 제보합니다>

자국 줄기세포치료제의 발전을 가로막고 외국 제약사들만 한국땅에서 품목허가를 취득하게 하여 휘파람을 부르고 있습니다. 이야말로 국가 백성의 민생을 버려두고, 망조의 길로 들어서게 한 조선 사대주의(事大主義)에 버금가는,

21 세기 신 사대주의 의약품 심사 정책에 대하여 뭐라고 설명할 수 있겠습니까?

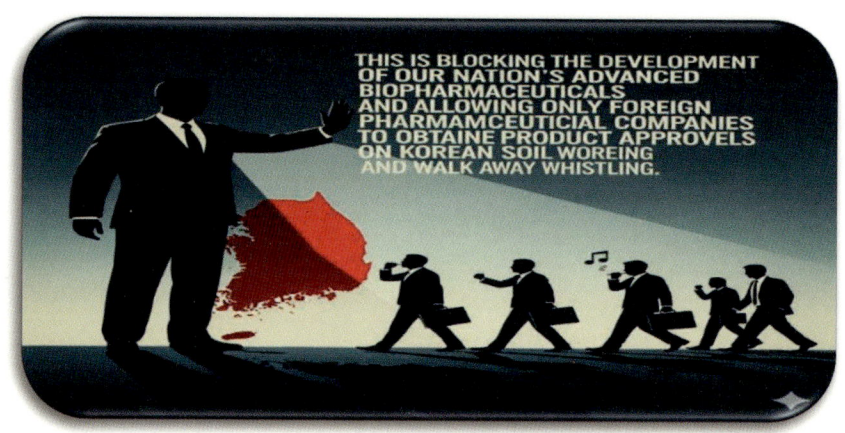

👉그런데 식약처가 반려시킨, 대한민국이 수천억원을 투입해 개발한 줄기세포치료제, 조인트스템은 일본 MHLW, 미국 FDA 의 선진 규제기관에서 승인을 받아 일본과 미국에서 대한민국의 줄기세포치료제 JointStem 이 상용화되고 있습니다.

자국의 줄기세포치료제가 성장하도록 도와주지는 못할 망정, 심사 Rule 바꿔치기로 규제 철벽을 설치한 **식약처 첨단바이오 TF 는 규제혁신을 추구한다 말할 수 있겠습니까**? 글로벌 규제과학 혁신? 글로벌 심사 규제 조화?

> 줄기세포치료제는 일본 MHLW/PMDA와 미국 FDA의 선진 규제기관에서 승인을 받아 일본과 미국에서 대한민국의 줄기세포치료제 JointStem이 상용화되고 있으니, 자국의 줄기세포치료제가 성장하도록 도와주지는 못할망정, 후술할 신약 심사 Rule 바꿔치기로 규제 장벽을 놓은 식약처 첨단바이오TF는 규제과학을 추구한다 감히 대외에 말할 수 있겠습니까?

대통령님, 총리님, 보건복지위 의원님, 대한민국 첨단바이오의약품 심사과정은 개발도상국 심사 수준보다 떨어집니다. 식약처 첨단바이오 TF 가 허가 기준 뒤바꿔치기 정황이 보이고 있는 **첨단바이오의약품 심사**로는, 코리아 바이오 강국 절대로 될 수 없습니다.

식약처 첨단바이오의약품 TF 심사 룰 (Rule)바꿔치기로 JointStem 허가가 막혀있기 때문에, 조인트스템 포함 한국 개발 줄기세포치료를 받기 위해 매년 2만명에 이르는 대한민국 환자들은 비행/숙박경비를 추가로 지불하며 일본에 갑니다. 네이처셀 줄기세포 배양배지가 사용되어 줄기세포치료를 제공하는 일본 후쿠오카 트리니티 클리닉에 가서 줄기세포치료를 받고 있습니다.

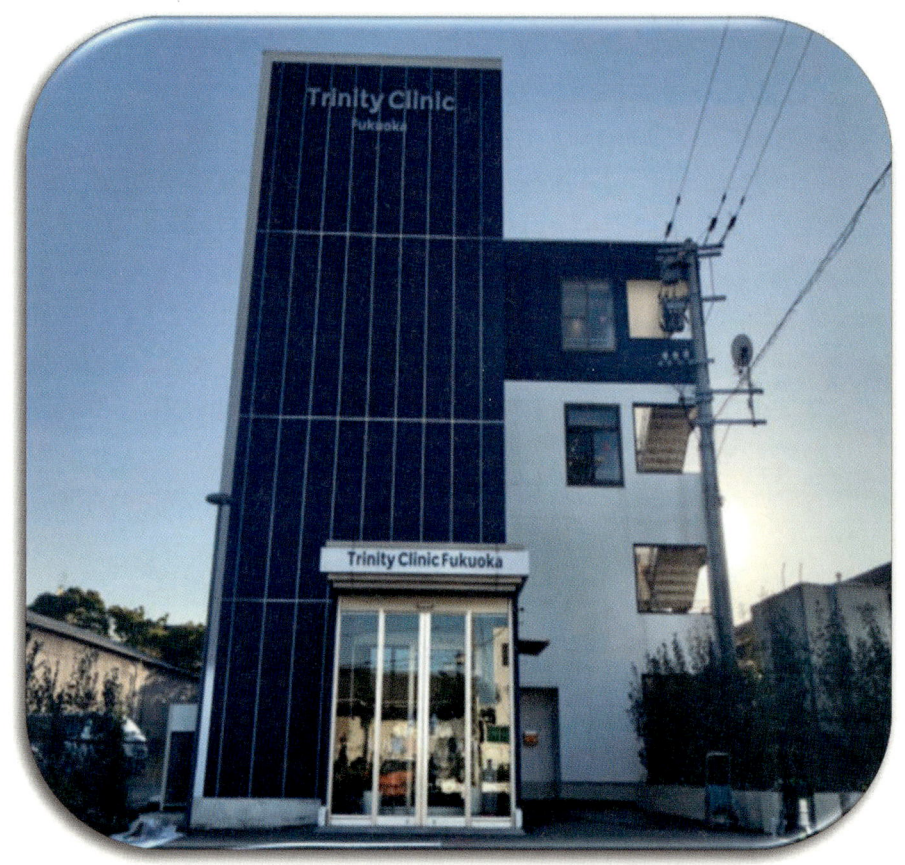

살 길을 위해 일본으로 내몰리는 한국 줄기세포치료 사업, 공익公益 제보: 대한민국 신약 심사 서두부터, "**임상 유의성 있지 않은 것에 대하여 발언해 달라**"며 반려 발언 내놓으라는 황당한 위원장 지시로 반려=> **한국 기업이 일본으로 내몰려서 설립한, 네이처셀, 바이오스타 일본 후쿠오카 트리니티 줄기세포치료 클리닉**

수천억원의 대한민국 자본이 조인트스템 임상개발에 투여되어 FDA 가 인정한 3 상성공까지 달성했습니다. 2020 년 이후 5 년간 국내신약 허가 건수 0 건인 식약처 첨단바이오의약품 TF 반려에 막혀있습니다.

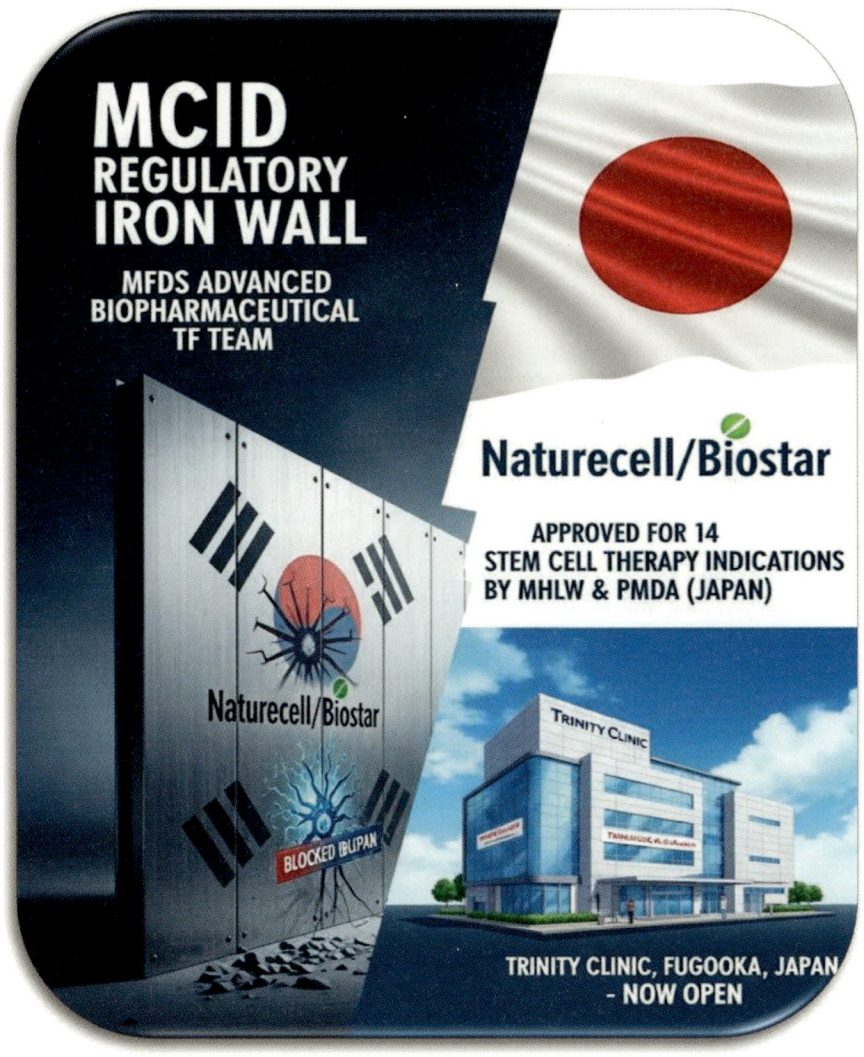

<대한민국 신약 심사-우리 국민 공익公益 위해 제보합니다>

네이처셀/바이오스타는 경영지속을 위해 일본 후생성으로부터
**14가지 적응증의 줄기세포시술 치료승인을 받아
일본 후쿠오카에 트리니티 클리닉을 설립해,**

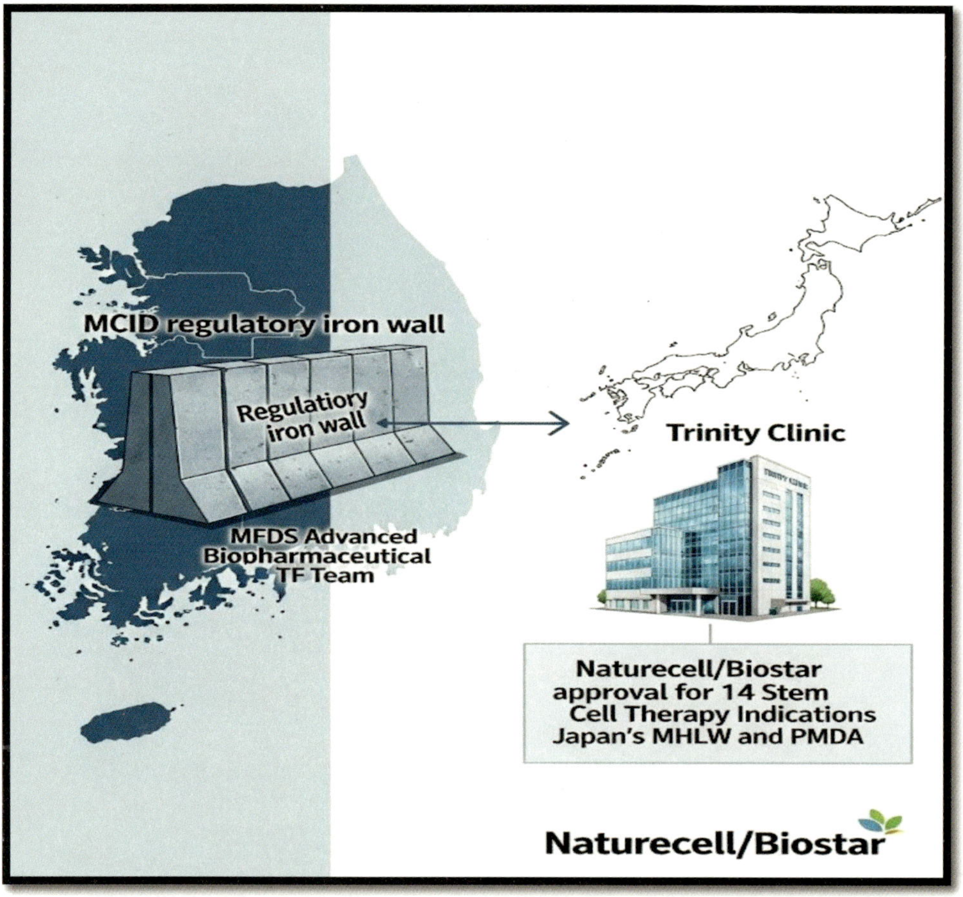

한국에서는 발목 잡혀있는 줄기세포치료 사업을 일본 후쿠오카, 그리고 동경에서 진행하고 있습니다.

네이처셀/바이오스타 줄기세포치료시술을 포함해 매년 2만명에 이르는 한국인들이 일본에 가서 줄기세포치료를 받고 돌아옵니다. 대일본 여행수지적자 발생의 상당액이 자국 첨단바이오의약품 TF의 반려 장벽에 원인을 찾을 수 있습니다.

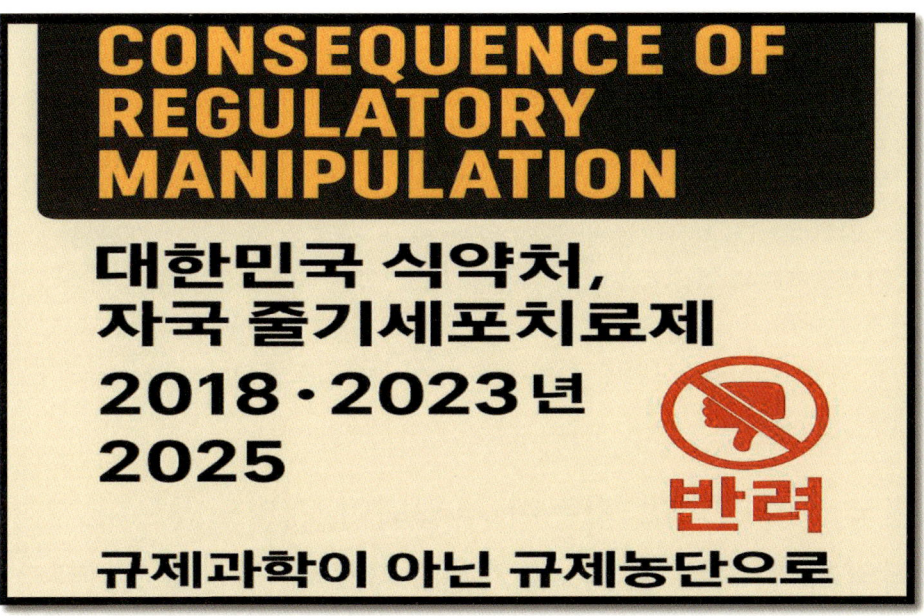

미국으로 쫓겨나는 네이처셀 줄기세포치료 제조사업:
공익公益 제보:

대통령님, 총리님, 보건복지위 의원님, 결과적으로
첨단바이오 TF의 심사 룰 (Rule) 바꿔치기를 통한

반려는 👉바이오기업으로 하여금, 식약처를 통한 더 이상의 정상적인 신약 심사를 기대할 수 없다 판단하게 하고 있습니다. 결국 조인트스템 반려는 네이처셀로 하여금 미국으로 쫓겨나 미국의 대규모 **투자를 결정하여** 줄기세포치료제 GMP 제조시설 부동산을 메릴랜드 볼티모어에 매입하게 만들었습니다.

FDA 가 혁신치료제 지정으로 조인트스템을 인정해주고 2025 년 하반기부터 플로리다주에서 조인트스템의 상용화가 허용되고 있습니다. 반면, 미국입장에서 타국에서 개발된 조인트스템을 미국인 환자들에게 플로리다주부터 사용허용이 되고 있는 반면, 한국은 자국에서 개발된 줄기세포치료제 조인트스템의 사용을 막고 있는 역설적인 상황입니다. 반려에 막혀, 한국 줄기세포치료제의 대규모 GMP 공장을 한국땅이 아닌 미국 메릴랜드 볼티모어에 건립해야 하는 상황으로 식약처 반려에 의해 내몰린 것입니다.

한국의 수천억의 자본이 투입되어 개발되었으나, 식약처 반려로 인해, 줄기세포치료제 생산을 위한 거대한 한국 투자금이 미국으로 유출되는 것이, 식약처가 추구하는 바이오 코리아 강국의 모습인가요?

2025.10.01 일자 중앙이코노미뉴스 보도기사: 네이처셀, 미국 볼티모어에 줄기세포 생산시설 확보 위해 부동산 매입

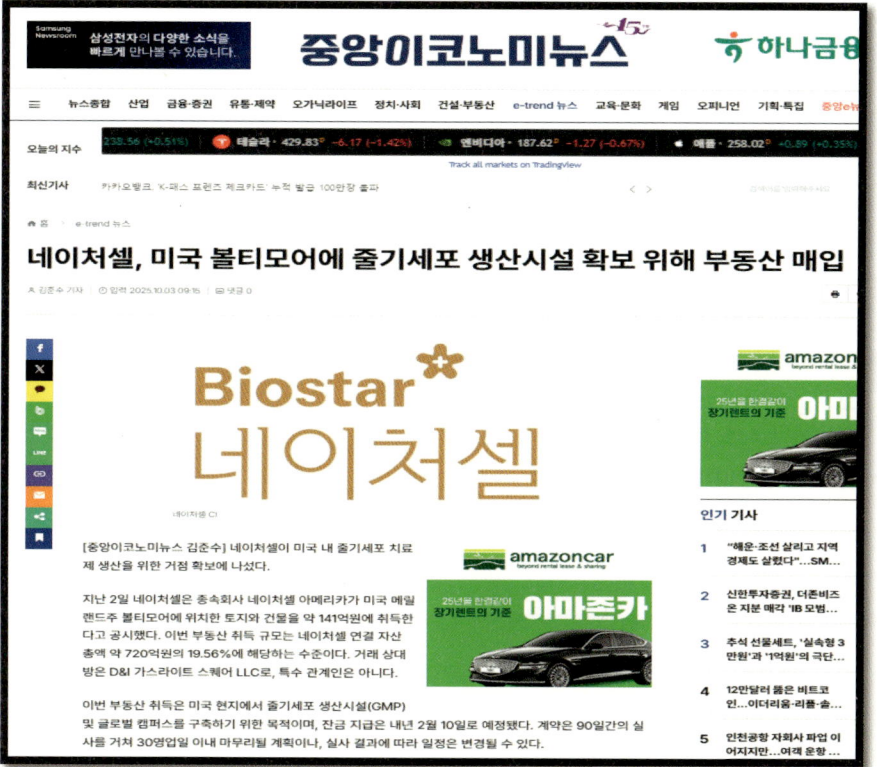

다음은 2025.10.01 일자 중앙이코노미뉴스 보도기사 인용문입니다:

"네이처셀이 미국 내 줄기세포 치료제 생산을 위한 거점 확보에 나섰다.

지난 2일 네이처셀은 종속회사 네이처셀 아메리카가 미국 메릴랜드주 볼티모어에 위치한 토지와 건물을 약 141억원에 취득한다고 공시했다. 이번 부동산 취득 규모는 네이처셀 연결 자산 총액 약 720억원의 19.56%에 해당하는 수준이다.

이번 부동산 취득은 미국 현지에서 줄기세포 생산시설(GMP) 및 글로벌 캠퍼스를 구축하기 위한 목적이며, 잔금 지급은 내년 2월 10일로 예정됐다. 핵심 목적은 퇴행성 관절염 줄기세포 치료제 '조인트 스템'의 미국 내 상용화에 대비한 생산시설 구축이다. 조인트 스템은 최근 미국에서 혁신적 치료제 및 RMAT(Regenerative Medicine Advanced Therapy)로 지정돼 현지 시장 진입이 가시화되고 있다."

출처: 중앙이코노미뉴스(https://www.joongangenews.com)

다음은 2025.10.02 일자 서울경제 보도된 기업공시 내용입니다.

> 서울경제 기업공시 [10월 2일]
>
> ▲네이처셀(007390)=미국 종속회사 네이처셀아메리카, 미국 메릴랜드주 볼티모어 토지 및 건물 141억 원에 매입 ▲심텍홀딩스(036710)=신한자산운용, 보유 지분 5.31% 전량

"네이처셀(007390)=미국 종속회사 네이처셀아메리카, 미국 메릴랜드주 볼티모어 토지 및 건물 141억 원에 매입"

출처: https://www.sedaily.com/NewsView/2GZ0UIT0TJ

JoinStem 판매사 네이처셀은 미국 메릴랜드주 볼티모어에 '바이오스타 스템셀 캠퍼스(BIOSTAR Stemcell Campus)'를 설립하기로 하고, 👉

4천억 원(약 3억 달러)을 투입하는 계획을 밝혔습니다.

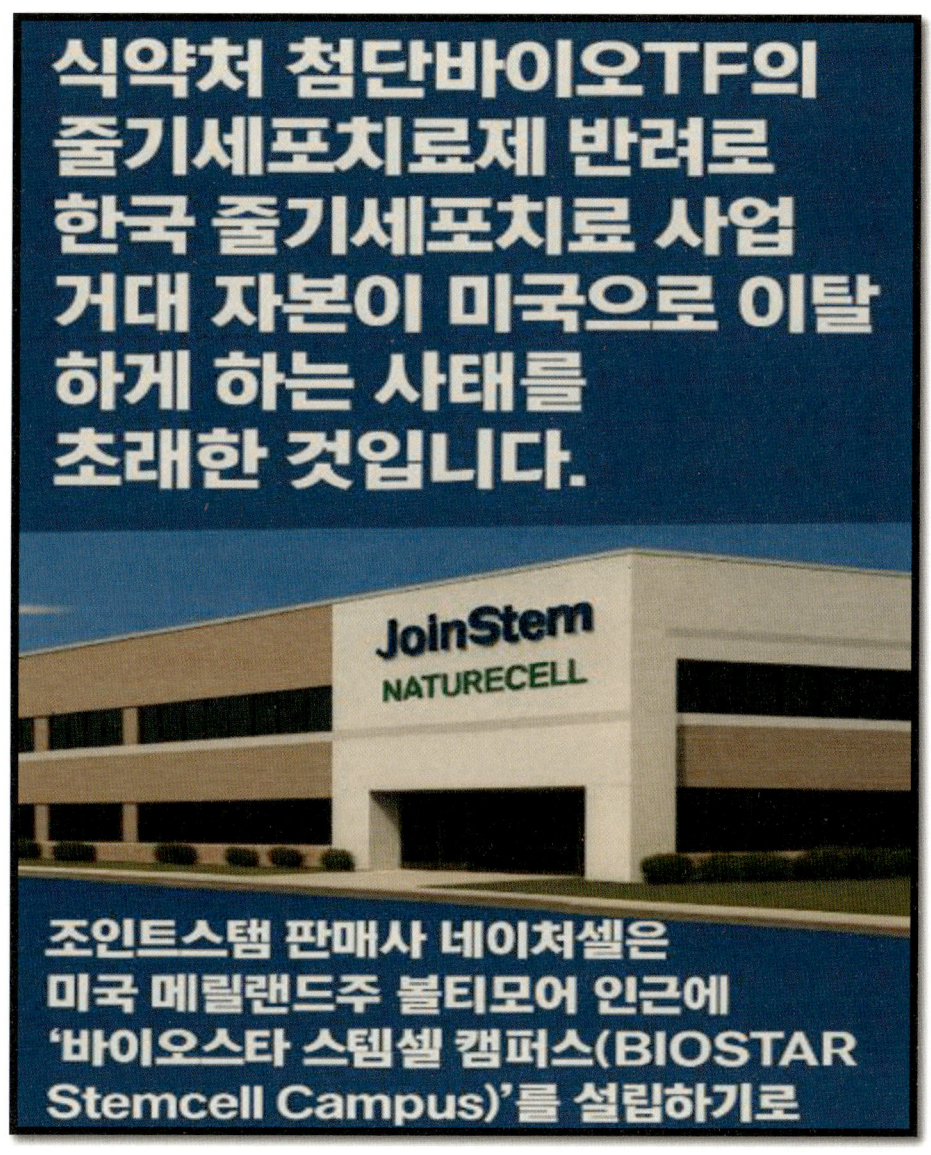

이 캠퍼스는 네이처셀 줄기세포 치료제의 연구·생산·상용화를 아우르는 핵심 인프라로 활용될 예정입니다.

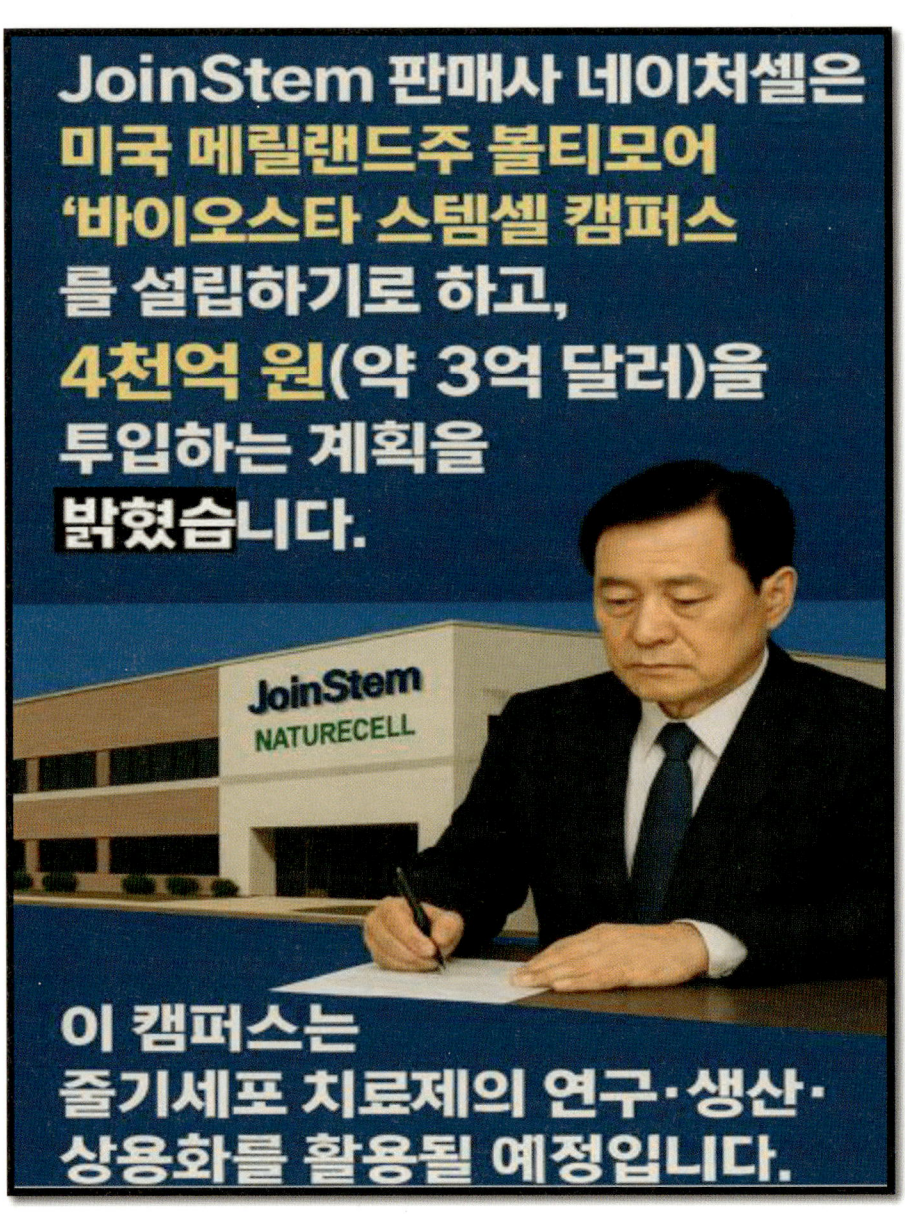

라정찬 네이처셀 회장은 "FDA 의 3 대 승인을 모두 받은 만큼, 미국에서 직접 생산하는 체계를 갖추고 글로벌 수요에 대응할 것"이라고 밝혔습니다

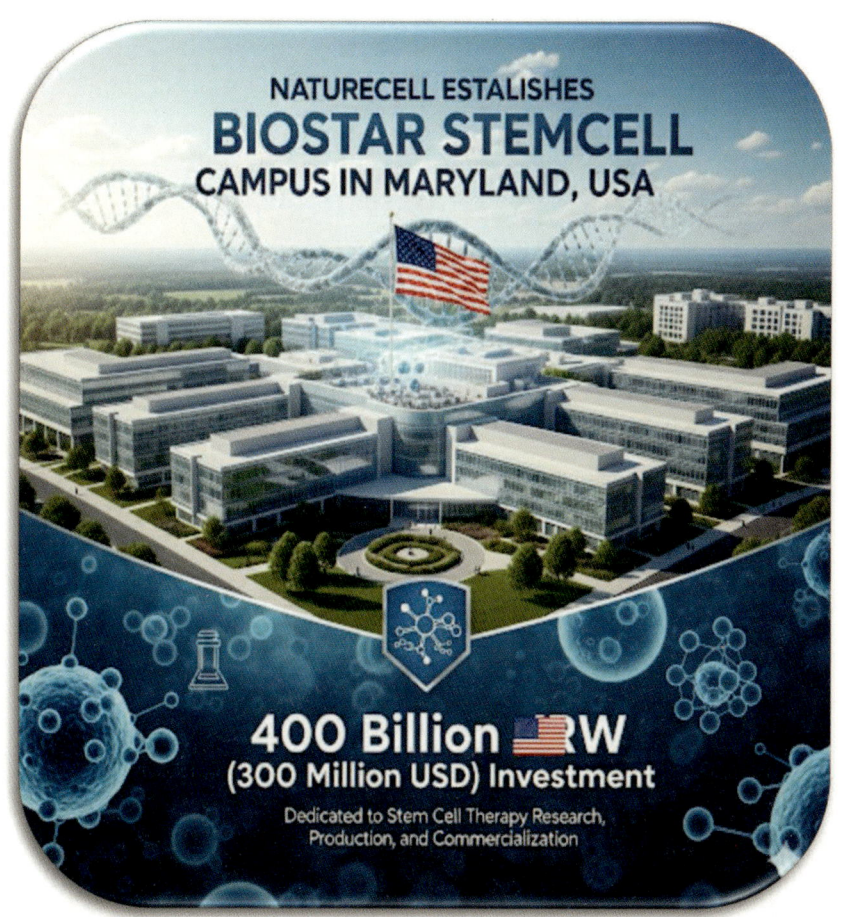

대한민국 자본 수천억원이 투입되어 세계최초로 FDA 가 인정한 3 상성공한 한국 줄기세포치료제를 3 번이나 반려시켜, 결국은 기업이 미국으로 쫓겨나, 미국 메릴랜드에 4 천억 투자하여 대규모 줄기세포치료제 생산시설을 한국이 아닌 미국에 건설시키는 것이 식약처가 그토록 추구하던 바이오강국 코리아와 규제혁신의 결과물입니까?

대한민국 자본 수천억원이 투입되어 세계최초로 FDA가 인정한 3상성공 한국 줄기세포치료제를 3번이나 반려시켜, 결국은 기업이 미국으로 쫓겨나 미국 메릴랜드에 4천억 투자하여 대규모 줄기세포치료제 생산시설을 건설시키는 것이

NATURECELL
Stemcell Campus

식약처가 그토록 추구하던 바이오강국 코리아의 결과물입니까?

| 2 | 식약처가 사전 승인했던 허가기준은 충족했으니 다른 허가기준으로 바꾼다. |

식약처장이 승인했고, 국무총리령으로 보장되는, 3상임상계획 주허가기준을 대담하게 바꿔치기하는 조작으로 정황이 보여집니다.

반려 조작 정황 (가).

약사법 제34조에 의거, 식약처장이 승인했고, 약사법 제34조에 따라, 국무총리령으로 보장된 임상 주평가, 허가 기준임에도
임상결과가 식약처장이 승인했던 기준 O 를 명확히 달성했기 때문에,

반려를 위해서는, 중앙약심위에서 전혀 다른 허위 기준 X 로 바꿔치기한다.
<대한민국 공익公益 제보>

본문에서 언급되는 모든 비판적 내용은 일반에 공개된 약심위 회의록과 관련 법규 김도를 바탕으로, 줄기세포치료제를 포함한 신약 심사 제도, 절차의 총체적 개선을 위함이며, 어떠한 경우에도 특정 기관이나 개인의 명예를 훼손, 모욕할 의도가 아님을 명확히 밝힙니다. 다중 법률 위반이 제기되는 반려처분에 대해, 신청사측 ㈜알바이오는 식약처를 대상으로 행정소송을 2025.09. 11 일 법원에 접수하였다고 밝혔으며, 본문에 담긴 저자 개인의 평가는 법적으로 법률기관에서 확정되는 사실 또는 향후 진행될 행정소송의 법률기관의 확정판결/판단을 대체하지 않습니다.

약사법 제34조 제1항에 의거, 식품의약품안전처장이 직권 승인했고

항목	기준
허가 기준	✓ 3상임상 주평가: 통계 검정 유의성 만족
변경된 기준	⚠ 군간차이 MCID

제34조 제7항, 국무총리령으로 보장되는 <3상임상 주평가: 통계 검정 유의성 만족>을 뒤바꿔치기하여 <군간차이 MCID>로 반려 결정

법령을 무시한 기준 변경은 명백한 위법입니다

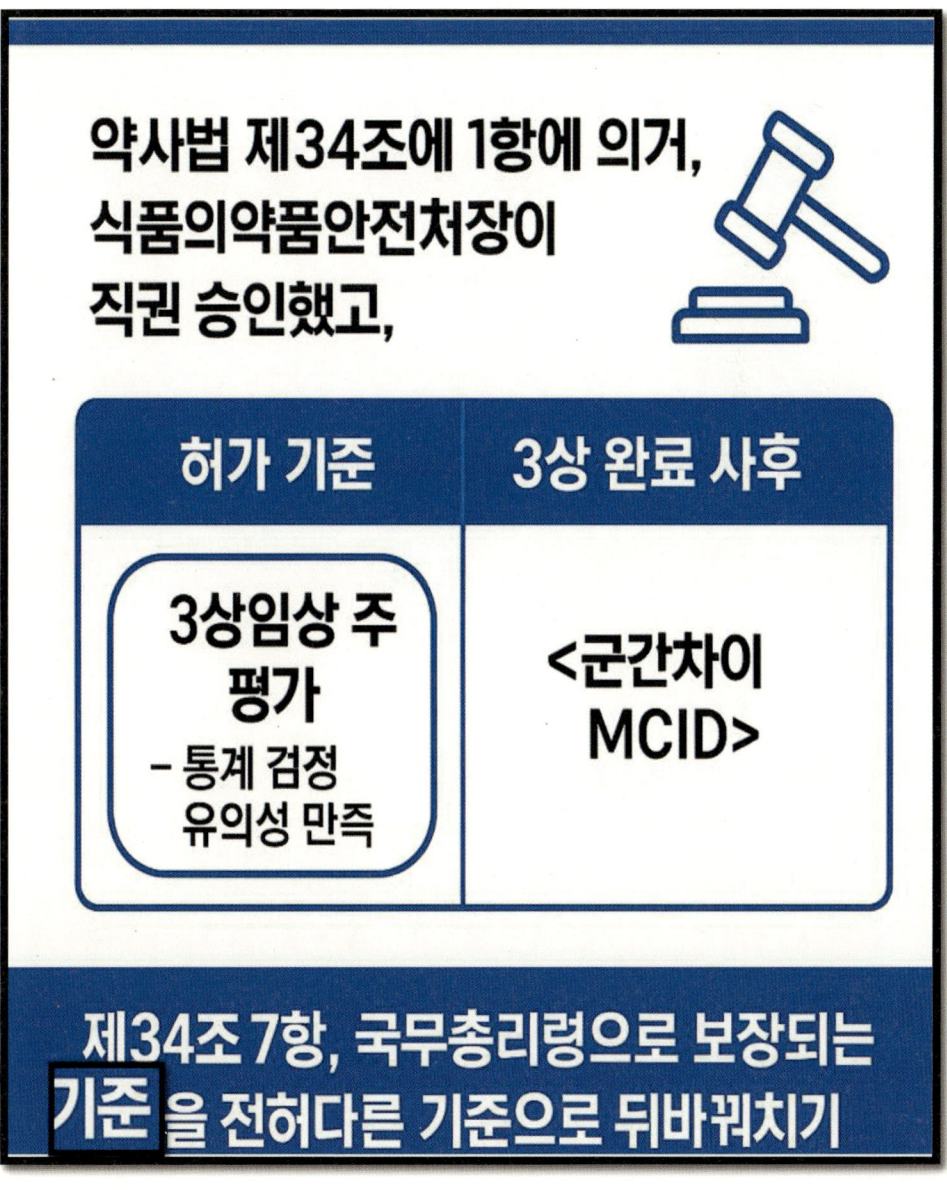

<대한민국 신약 심사-우리 국민 공익公益 위해 제보합니다>

이재명 대통령님, 김민석 국무총리님

〈첨단바이오의약품 품목허가·심사규정〉 제19조 위반

행정절차법 제4조·제21조

약사법상 심사 기준 위반

국가공무원법 성실·공정의무 위반에 해당되는

위법 사건입니다

조인트스템 반려의 약사법 제 34 조를 위반하는 사태가 중앙약심에서 벌어진 정황, 대통령님, 총리님, 보건복지위 의원님 보고합니다.

구분	법령/규정	원래 규정 내용	식약처 행위	위법 정황
사전 승인	약사법 제 34 조 1 항	식약처장은 임상시험 계획을 **사전 공식 승인**해야 함	식약처장이 JointStem 3 상 임상시험 계획을 정식 승인	- 절차적으로 합법적 승인 - 이 단계에서는 위법 없음
주평가 기준	약사법 제 34 조 7 항, 국무총리령	임상시험 계획에 명시된 *주평가 기준 (Primary Endpoint)*을 변경 없이 심사해야 함	사전 승인된 기준: "3 상 주평가 기준 = 시험군 6 개월 데이터가 위약군 대비 통계 검정 유의성 만족 여부"	- 초기 심사 기준 합법적으로 보장 - 이 단계까지는 위법 없음
사후 변경	약사법 제 34 조 7 항 위반	승인된 주평가 기준은 임의 변경 불가. 변경 시 반드시 재승인 필요	3 상 사전, 식약처장이 직권 승인한 임상 주평가기준을 무시하고, 3 상완료 후 *<군간차이 MCID>*라는 전혀 다른 기준을 적용	- **명백한 위법**: 승인 없는 기준 변경 - **신뢰보호 원칙 위반**: 신청사는 승인된 기준을 신뢰하고 임상 수행했으나 사후적으로 기준 변경됨 - **사전 승인 제도의 근간 훼손**: 행정청 스스로 승인 절차의 권위를 부정

구분	법령/규정	원래 규정 내용	식약처 행위	위법 정황
결과 판정	약사법 제34조 체계 + 행정절차법 제4조(신의성실·신뢰보호) + 제21조(사전통지)	- 사전 승인된 기준으로 허가 여부 판정해야 함 - 불리한 처분 시 당사자에게 사전 통지·의견청취 기회 부여해야 함	- 사전 승인 기준(통계 검정 유의성) 대신 MCID로 판정 - 사전 통지·청문·의견 제출 절차 없이 일방적으로 반려	- **재량권 일탈·남용**: 합리적 근거 없는 기준으로 결론 유도 - **행정절차법 제4조 위반**: 신의성실·신뢰보호 원칙 침해 - **행정절차법 제21조 위반**: 사전 통지·의견 제출권 보장 의무 불이행 - 최종적으로 **약사법 + 행정절차법 전면 위반**, 행정처분의 적법성 상실

규제과학이 아닌 규제농단?

식약처가 임상계획 승인했고, 사전 합의했던 주평가 기준은

3상 임상결과 달성했기 때문에 바꿔치기한다

<대한민국 신약 심사-우리 국민 공익公益 위해 제보합니다>

막대한 재원과 노력이 투여되는 3상 확증 임상시험에서는 **신청사와 식약처가 임상시험 개시 사전事前에 식약처의 임상시험계획 심사 승인을 받습니다.** 👉신약의 허가기준: 룰(Rule)로써 사용될 제일 중요한 기준인 1차 유효성 평가기준 (Primary endpoint 라고 합니다)을 신청사와 식약처가 합의하여 결정하게 됩니다.

따라서 식약처가 3상 개시 이전에 사전事前에 신청사와 합의하고 👉 약사법 제 34 조 1 항에 의거하여 식품의약품안전처장이 승인하였고, 약사법 제 34 조 7 항에 의거, 임상계획서의 제일 중요한 1차 유효성 평가기준에 따라, 신약 허가 기준으로 심사되어야 합니다.

대한민국 약사법藥事法은 약사법 제 34 조 1 항에 식품의약품안전처장이 직권으로 임상시험계획을 승인하고 7 항에 임상시험기준을 국무총리령으로 정한다라고 규정하고 있습니다. 약사법에 따라 식약처장이 승인했고 국무총리령으로 보장되는 임상시험 주평가 기준에 따라 임상 완료된 신약 품목허가 심사기준이 유지되어야 합니다.

> **약사법**
>
> [시행 2025. 4. 8.] [법률 제17208호, 2020. 4. 7., 일부개정]
>
> 제34조(임상시험의 계획 승인 등) ① 의약품등으로 임상시험을 하려는 자는 그에 관한 계획서를 작성하여 식품의약품안전처장의 승인을 받아야 하며, 승인받은 사항을 변경하려는 경우에도 총리령으로 정하는 바에 따라 변경승인을 받아야 한다. 다만, 임상시험 계획서 중 총리령으로 정하는 사항을 변경하려는 경우에는 식품의약품안전처장에게 보고하여야 한다. <개정 2013. 3. 23., 2015. 1. 28., 2017. 10. 24.>

제34조(임상시험의 계획 승인 등) ① 의약품등으로 **임상시험**을 하려는 자는 그에 관한 **계획서를** 작성하여 **식품의약품안전처장의 승인을 받아야** 하며, 승인받은 사항을 변경하려는 경우에도 총리령으로 정하는 바에 따라 변경승인을 받아야 한다. 다만, 임상시험 계획서 중 총리령으로 정하는 사항을 변경하려는 경우에는 식품의약품안전처장에게 보고하여야 한다.

⑦ 제1항에 따른 **임상시험의 계획 승인 및 계획에 포함될 사항**, 제3항제2호에 따른 **임상시험의 실시기준** 등에 관하여 필요한 사항은 총리령으로 정한다.

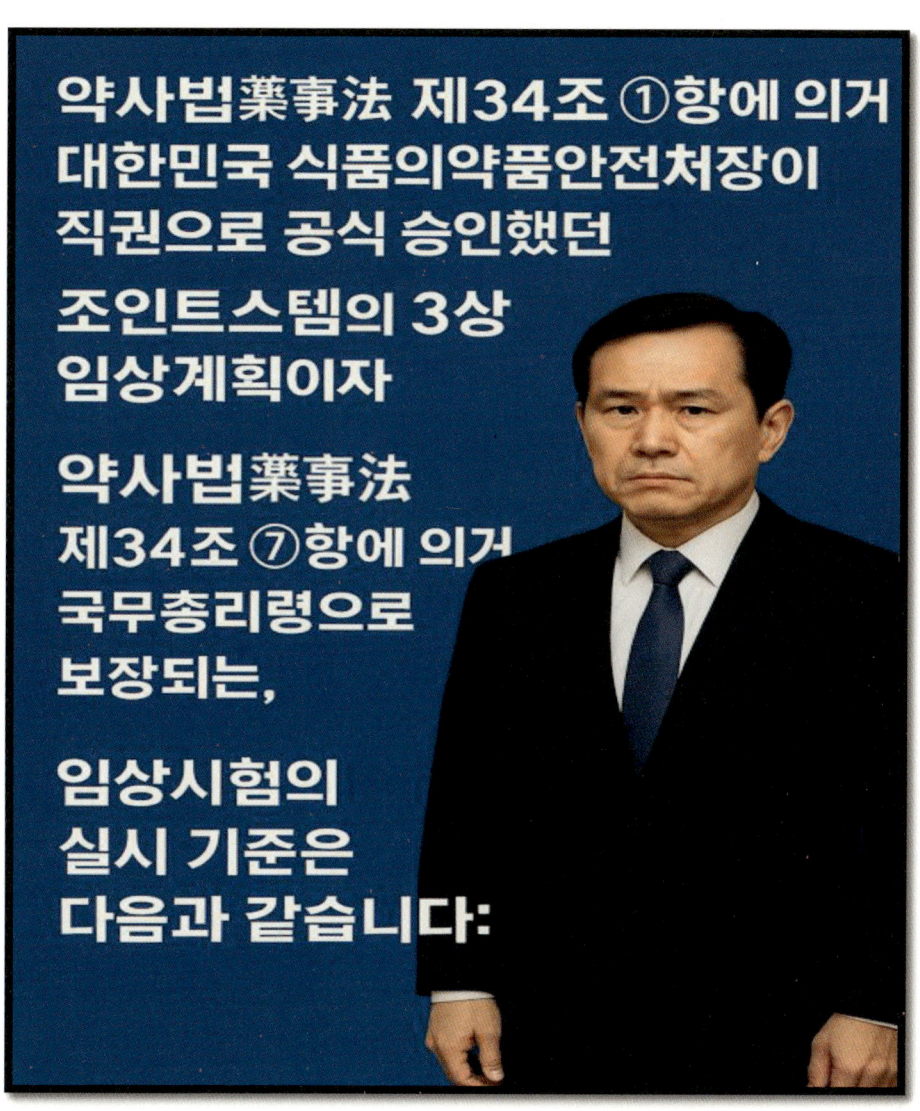

약사법藥事法 제 34 조 ①항에 의거 대한민국 식품의약품안전처장이 직권으로 공식 승인했던 조인트스템의 3 상 임상계획이자,
약사법藥事法 제 34 조 ⑦항에 의거 국무총리령으로 보장되는,
임상시험의 실시 기준은 다음과 같습니다:

> Biostar
>
> ### 3. 핵심 자료에 대한 글로벌 허가 심사 충족
>
> 임상3상 결과, 효과가 <u>통계적으로 입증되었고</u> 안전성도 입증되어 <u>허가 요건이 충족됨</u>
>
> 3.1. 본 임상시험은 식약처와의 사전 협의를 통해 설계된 임상시험계획과 통계분석계획에 따라 수행되었으며 (참고 1 참조), 그 결과 제시된 적응증에 대해 통계적으로 유의한 효능이 입증되었고, 안전성 또한 확인되었음 (표 1 참조)

신청사가 약사법 제 34 조에 따라, 식품의약품안전처장의 공식 승인받은 조인트스템 3 상 임상시험계획 BSR-CTph3-JS1/Version 2.2

약사법 제 34 조 1 항에 따라 식약처장이 사전事前 공식 승인했던 조인트스템 임상시험 계획서 (임상 프로토콜 BSR-CTph3-JS1/Version 2.2: 56 면, 62 면)에 따르면, **약사법 제 34 조 7 항에 따라 국무총리령으로 보장되는 JointStem 의 1 차 유효성 주평가기준**은 다음과 같습니다:

"본 과제는 두 *Co-Primary endpoints* 모두 유의수준 5% 하 통계 검정에서 유의성을 만족하여야 시험약의 효능을 입증한 것으로 하며, 하나의 *primary endpoint* 라도 통계적 유의성 확인에 실패할 경우 효능 입증에 실패한 것으로 한다."

참고 1: 조인트스템 제3상 (BSR-CTph3-JS1) 임상시험계획   Biostar

사전 합의되고 승인받은 **계획서에 언급된 입증 방법**
: 가설 및 통계분석 방법

11.3.4.1. 1차 평가변수

본 과제는 두 co-primary endpoints 모두 유의수준 5%(단측 2.5%) 하 통계 검정에서 유의성을 만족하여야 시험약의 효능을 입증한 것으로 하며, 하나의 primary endpoint 라도 통계적 유의성 확인에 실패할 경우 효능 입증에 실패한 것으로 한다.

WOMAC total

$H_0 : \mu_{1,T} - \mu_{1,C} \geq 0$ vs. $H_1 : \mu_{1,T} - \mu_{1,C} < 0$

$\mu_{1,T}$: 시험군(조인트스템 투여군)의 Baseline 대비 24주 후의 WOMAC 총 점수의 변화량
$\mu_{1,C}$: 대조군(Saline 투여군)의 Baseline 대비 24주 후의 WOMAC 총 점수의 변화량

VAS

$H_0 : \mu_{2,T} - \mu_{2,C} \geq 0$ vs. $H_1 : \mu_{2,T} - \mu_{2,C} < 0$

$\mu_{2,T}$: 시험군(조인트스템 투여군)의 Baseline 대비 24주 후의 VAS 총 점수의 변화량
$\mu_{2,C}$: 대조군(Saline 투여군)의 Baseline 대비 24주 후의 VAS 총 점수의 변화량

※ 자료 출처: 조인트스템 임상시험계획서 (BSR-CTph3-JS1 / Version 2.2 ; 56면, 62면)

신청사가 약사법 제 34 조에 따라, 식품의약품안전처장의 공식 승인받은 조인트스템 3 상 임상시험계획 BSR-CTph3-JS1/Version 2.2, 약사법 제 34 조에 따라 국무총리령으로 보장되는 조인트스템 임상시험 주평가 기준

결국 약사법 제34조에 따라 식약처장이 직권 승인한 조인트스템 임상 주평가 기준은, 통계 검정의 유의성은 만족하는지 여부였습니다.

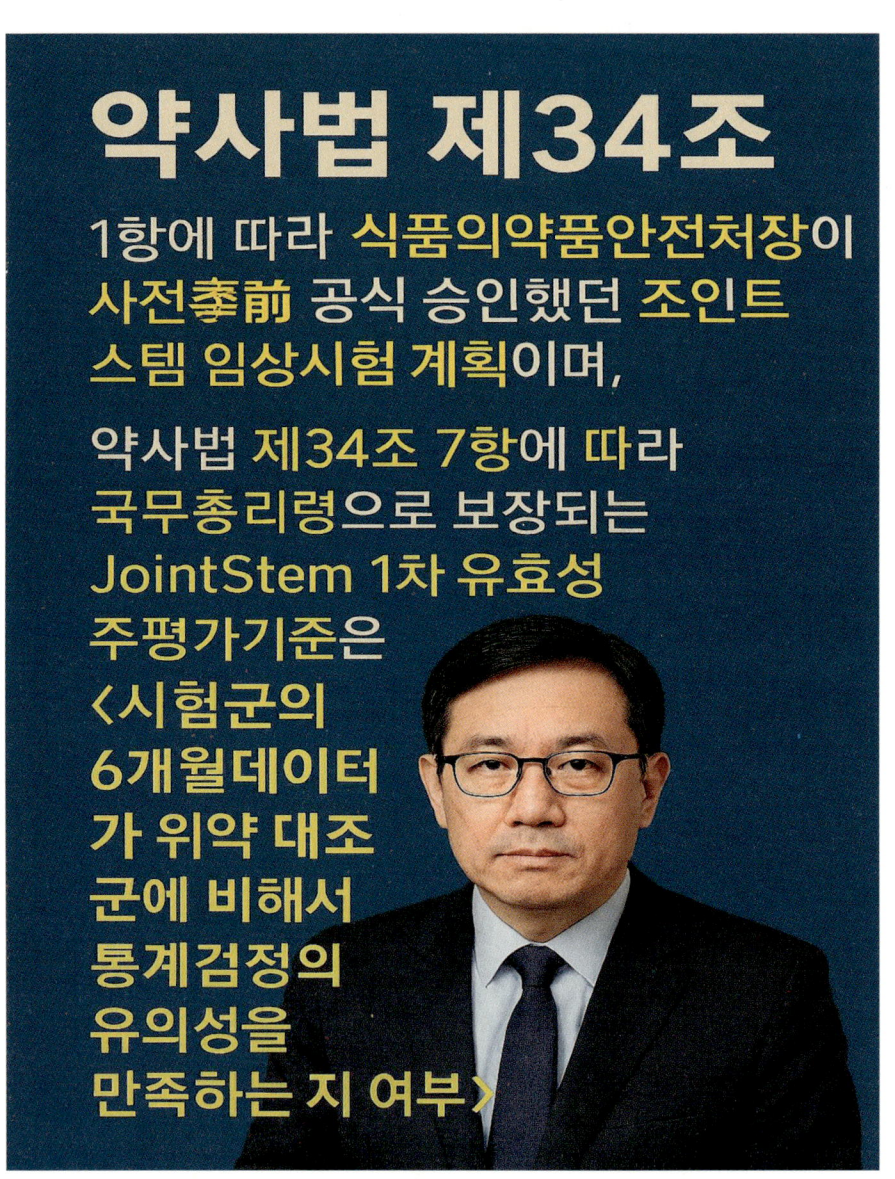

식약처가 신청사와
사전에 합의했고 승인한

JointStem의
1차 유효성
주평가기준은
시험군의 6개월 데이터가
위약 대조군에 비해서
통계적으로 유의미한
차이를 입증하느냐
여부였습니다

<대한민국 신약 심사-우리 국민 공익公益 위해 제보합니다>

> 식약처가 사전事前
> IND공식 승인했던
> 조인트스템 임상시험 계획서
> (임상프로토콜
> BSR-CTph3-JS1/Version 2.2)
>
> 1차 주평가 기준: 본 과제는
> 두 Co-Primary endpoints 모두
> 유의수준 5% 하 통계 검정에서
> 유의성을 만족하여야 시험약의
> 효능을 입증한 것으로 한다

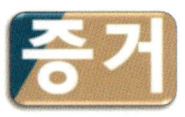

식약처가 JointStem 3 상 임상시험의 제일 중요한 평가 기준으로 사전事前에 합의했고 식약처가 임상계획심사에서 공식 승인한 기준(Rule)이었습니다.

식약처가 신청사와 합의했고 승인했던 1 차 유효성 지표에서 P 밸류가 0.05 보다 매우 낮게 나와서, 조인트스템 시험군의 결과지표가 위약 대조군의 지표보다 관절기능 (WOMAC)과 통증개선(VAS)의 두개 지표 모두에서 통계적 유의미성 충족하는 3 상결과가 확보되었습니다: 👉

결과적으로 식약처가 사전事前에 승인, 합의했던

주평가기준 O: 통계적 유의성 Primary endpoint 달성하는 조인트스템 3 상임상 성공 결과가 도출되었습니다.

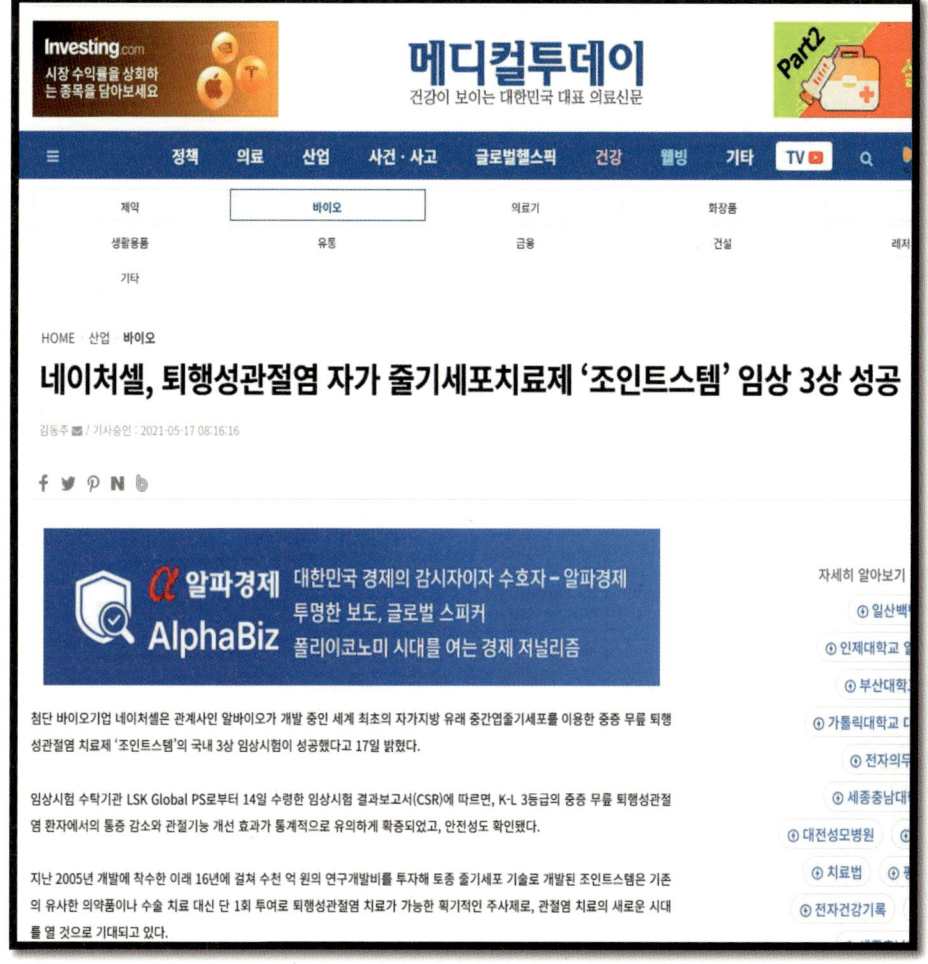

메디컬투데이 2021-05-17 일자 보도: 네이처셀 조인트스템 임상 3 상 성공

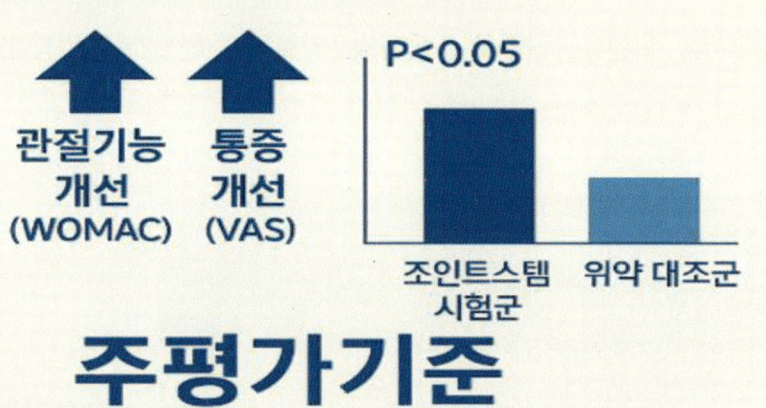

식약처가 신청사와 합의했고 승인했던 1차 유효성 지표, 주평가기준 O: 통계적 유의성에서 조인트스템 성공 달성한 결과가 도출되었습니다.

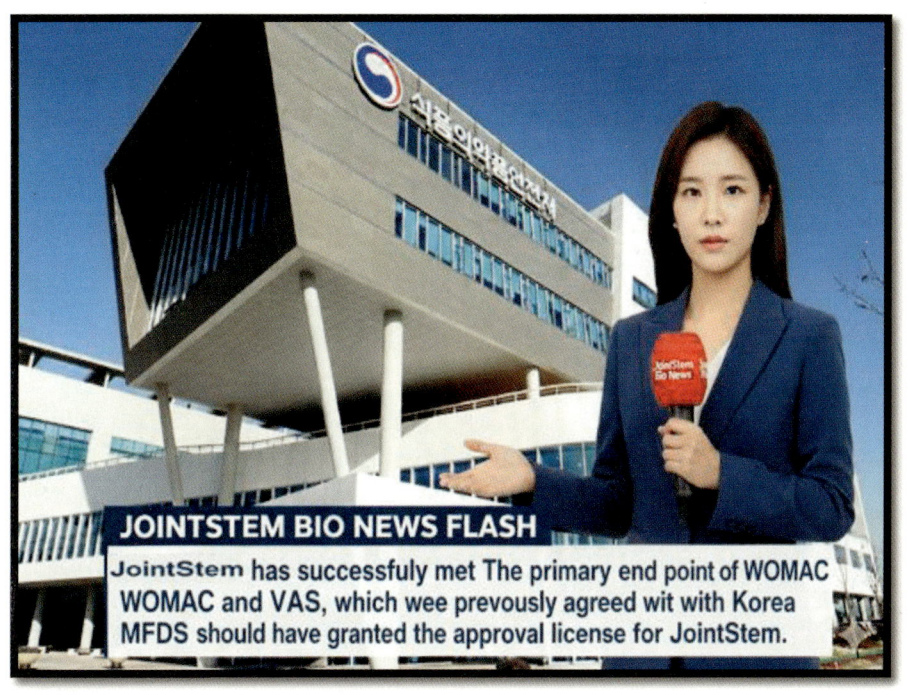

대통령님, 총리님, 보건복지위 의원님

식품의약품안전처고시 제 2024 - 59 호, 첨단바이오의약품의 품목허가·심사 규정 👉

제 19 조 "**통계적 유의성에 따라 임상 유의성을 인정한다**"는 식약처 자체 고시에 따라 JointStem 에 대한 품목허가가 법적으로는 내려져야만 하는 3 상 결과가 도출된 것입니다.

> **식품의약품안전처고시 제 2024-59 호**
> **첨단바이오의약품의 품목허가·심사 규정**
> 제19조「통계적 유의성에 따라 임상 유의성을 인정한다」는 식약처 자체 고시에 따라 JointStem에 대한 품목허가가 법적으로는 내려져야만 하는 3상 결과가 도출된 것입니다

식약처가 사전事前에 승인, 합의했던 1차 유효성 주평가 Primary endpoint, 허가 기준 O 를 달성하는 3상임상 성공을 자국 줄기세포치료제 조인트스템이 이루어내자,

식약처 첨단바이오의약품 TF 약심위 심의를 맡은 중앙약심에서 택해진 선택지는 과연 무었이었을까요?

조인트스템 3상 성공 결과를 뒤집기 위해

심사 마지막 단계인 약심회의에서 허가를 위한 주평가기준을 <군간 차이 크기 MCID>로 신청사와 논의 없이 바꿔치기하였습니다

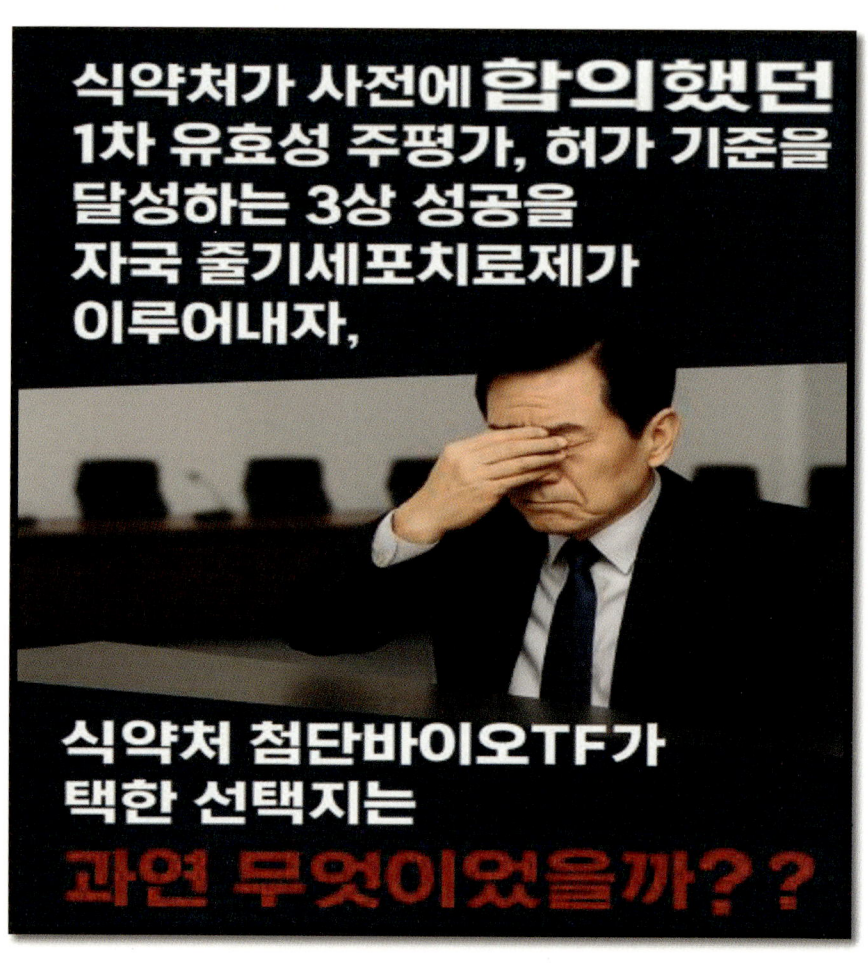

결론적으로 식약처 첨단바이오의약품의 품목허가·심사 규정 법률 규정을 준수하여 품목허가를 내리는 것 대신에, **식약처 자체 고시, 첨단바이오의약품 허가심사 규정 제19조를 위반하면서까지 반려 처분을**

내리기 위해서, 중앙약심위를 통해 묘수: 허위기준 X 를 급조, 반려에 그대로 적용한 것으로 보입니다.

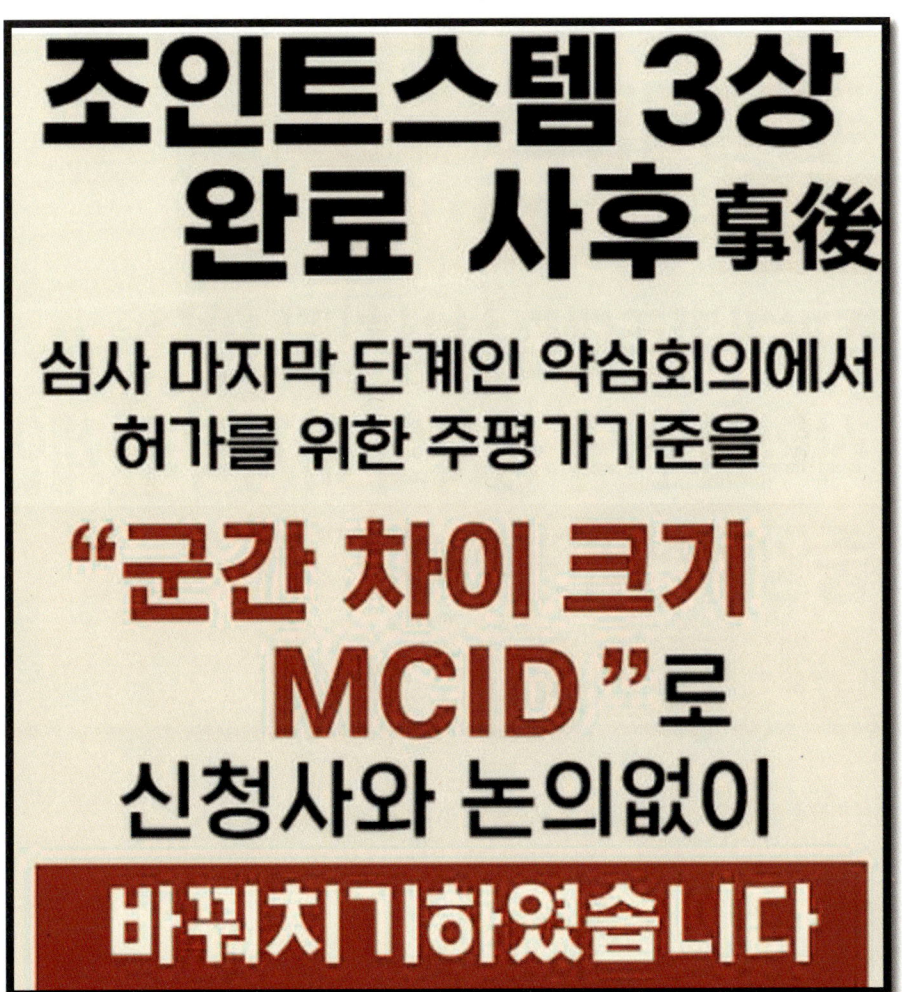

<대한민국 신약 심사-우리 국민 공익公益 위해 제보합니다>

> 따라서, 식품의약품안전처장이 직권으로 사전 공식 승인 했으며, 국무총리령으로 보장되는 조인트스템 임상시험 주평가기준대로 심사하지 않고, 식약처 신약 심사의 마지막 단계인 중앙약심위에 전혀 다른 허가기준으로

식품의약품안전처장이 직권으로 사전事前 공식 승인했으며,
국무총리령으로 보장되는 조인트스템 임상시험 계획 주평가 기준대로
심사하지 않았습니다. 식약처 신약 심사의 마지막 단계인 중앙약심위에
전혀 다른 허가기준 X 로 뒤바꿔치기 한 것은, 식약처장이 승인하였고

국무총리령으로 규정되는 임상시험 기준을 훼손한 것입니다. 약사법 제 34 조 1 항 및 7 항의 명백한 위반 정황입니다.

> **뒤바꿔치기 한 것은, 식약처장이 승인하였고 국무총리령으로 규정되는 임상시험 기준을 훼손한 것으로 약사법 제34조 1항 및 7항의 명백한 위반입니다.**

약사법 제 34 조 1 항에 따라 식품의약품안전처장이 사전事前 공식 승인했던 조인트스템 임상시험의 주평가기준 O 는 <시험군의

6개월데이터가 위약 대조군에 비해서 통계검정의 유의성을 만족하는 지 여부>였습니다.

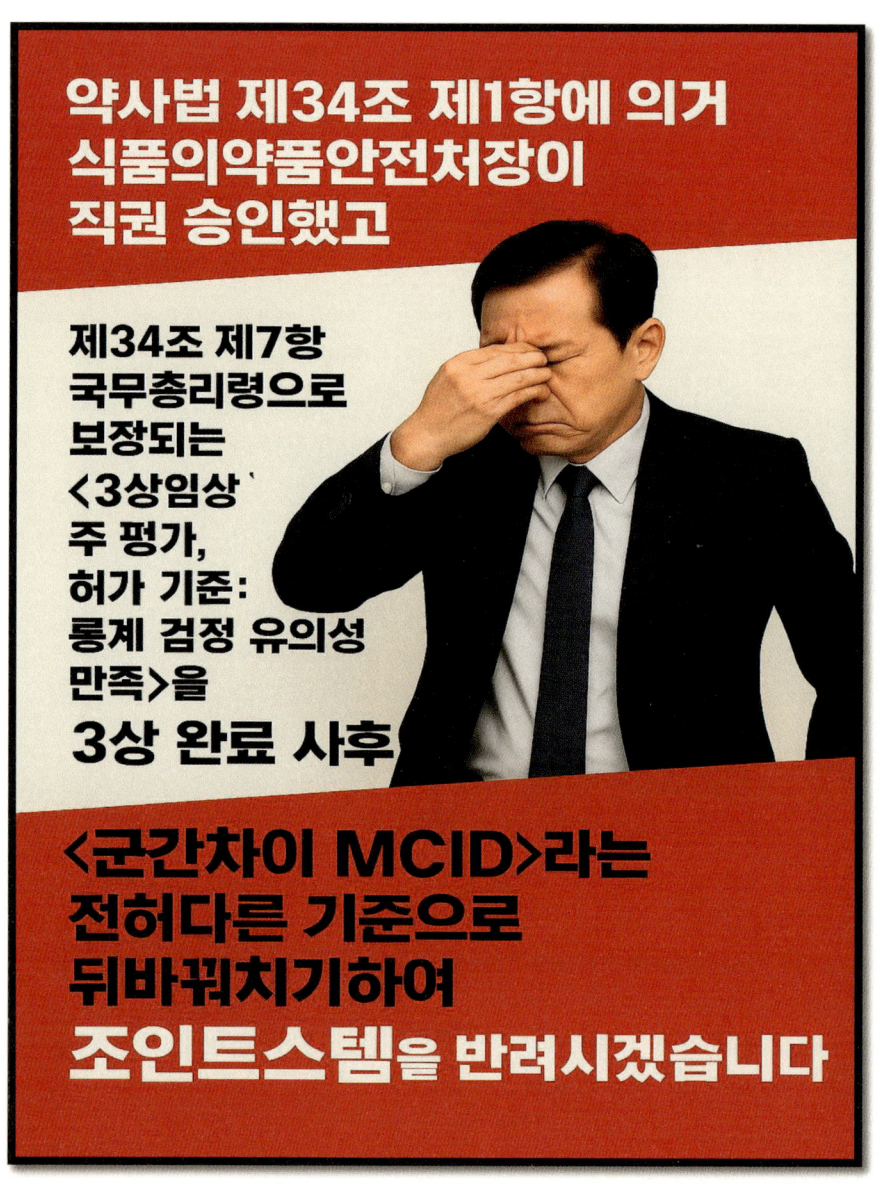

약사법

제34조(임상시험의 계획 승인 등)

① 의약품등으로 임상시험을 하려는 자는 그에 관한 계획서를 작성하여 식품의약품안전처장의 **승인**을 받아야 하며, 승인받은 사항을 변경하려는 경우에도 총리령으로 정하는 바에 따라 변경**승인**을 받아야 한다. 다만, 임상시험 계획서 중 총리령으로 정하는 사항을 변경하려는 경우에는 식품의약품안전처장에게 보고하여야 한다

<대한민국 약사법 제 34 조 1 항
신약 심사 약사법 34 조 1 항 위반-
공익公益 제보합니다.>

> **약사법 제34조**
>
> 제1항에 따른 임상시험의 계획 승인 및 계획에 포함될 사항, 제3항제2호에 따른 임상시험의 실시 기준 등에 관하여 필요한 사항은
>
> **총리령으로 정한다**

<대한민국 약사법 제 34 조 7 항
신약 심사 약사법 34 조 7 항 위반-
공익公益 제보합니다.>

약사법 제 34 조에 1 항에 의거, 식약처장이 직권 승인했고, 제 34 조 7 항, 국무총리령으로 보장되는 <3 상임상 주主 평가, 허가 기준 O: 통계 검정 유의성 만족>을 심사기준으로 사용하지 않았습니다.

👉 수백억원의 임상자금이 투여되어 신약 허가 결정에 따라 의료업계와 바이오업계에 막대한 재무적 영향이 초래되고, 환자들에게도 중차대한 치료제의 도입여부가 결정되는 신약허가에서 심사 fraud 를 식약처 첨단바이오의약품 TF 팀/중앙약심이 대한민국 전국민과 바이오 업계를 대상으로 2023 년 한 번도 아니고, 2025 년에 다시 한번 더 수행한 정황입니다.

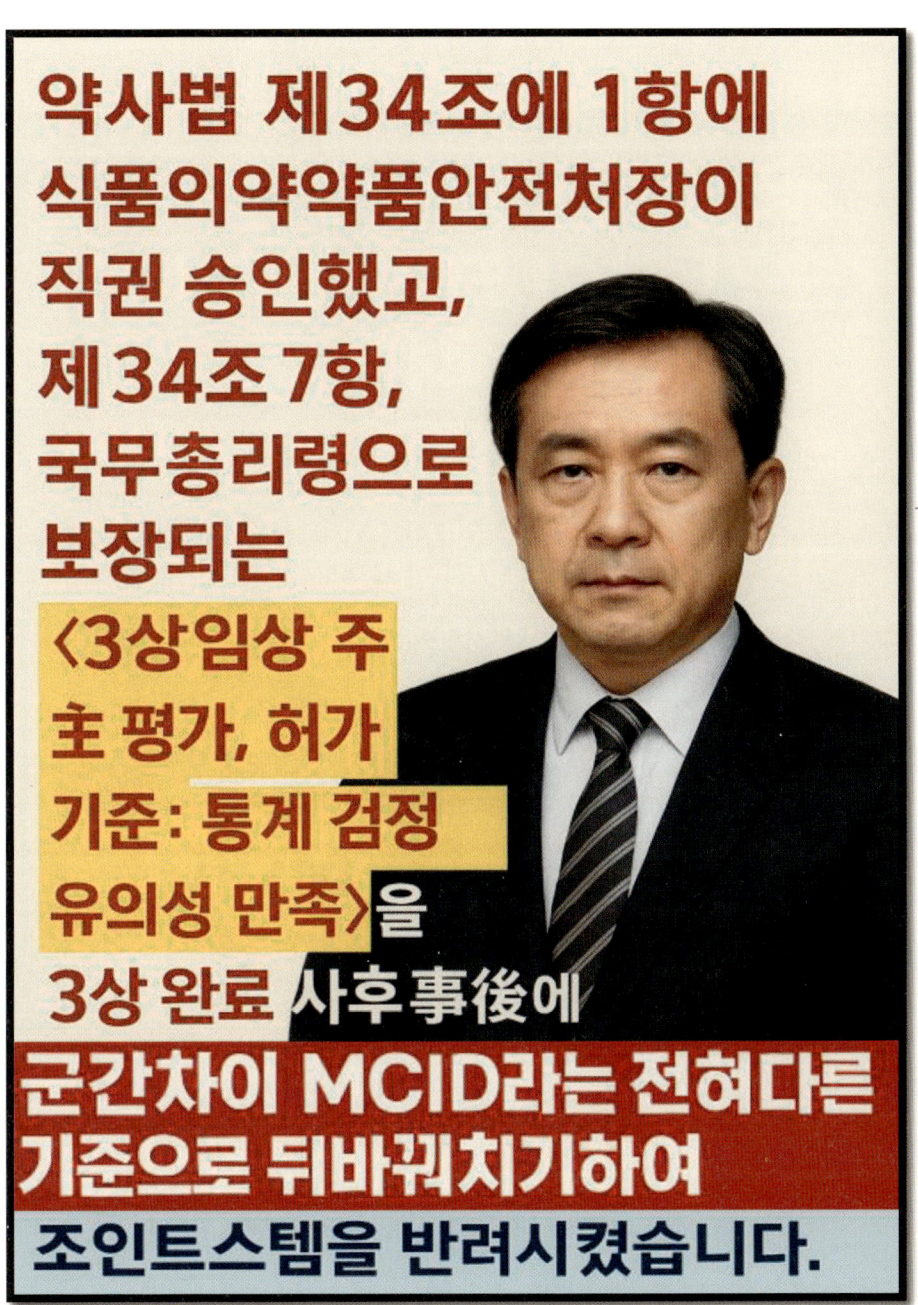

<대한민국 신약 심사-우리 국민 공익公益 위해 제보합니다>

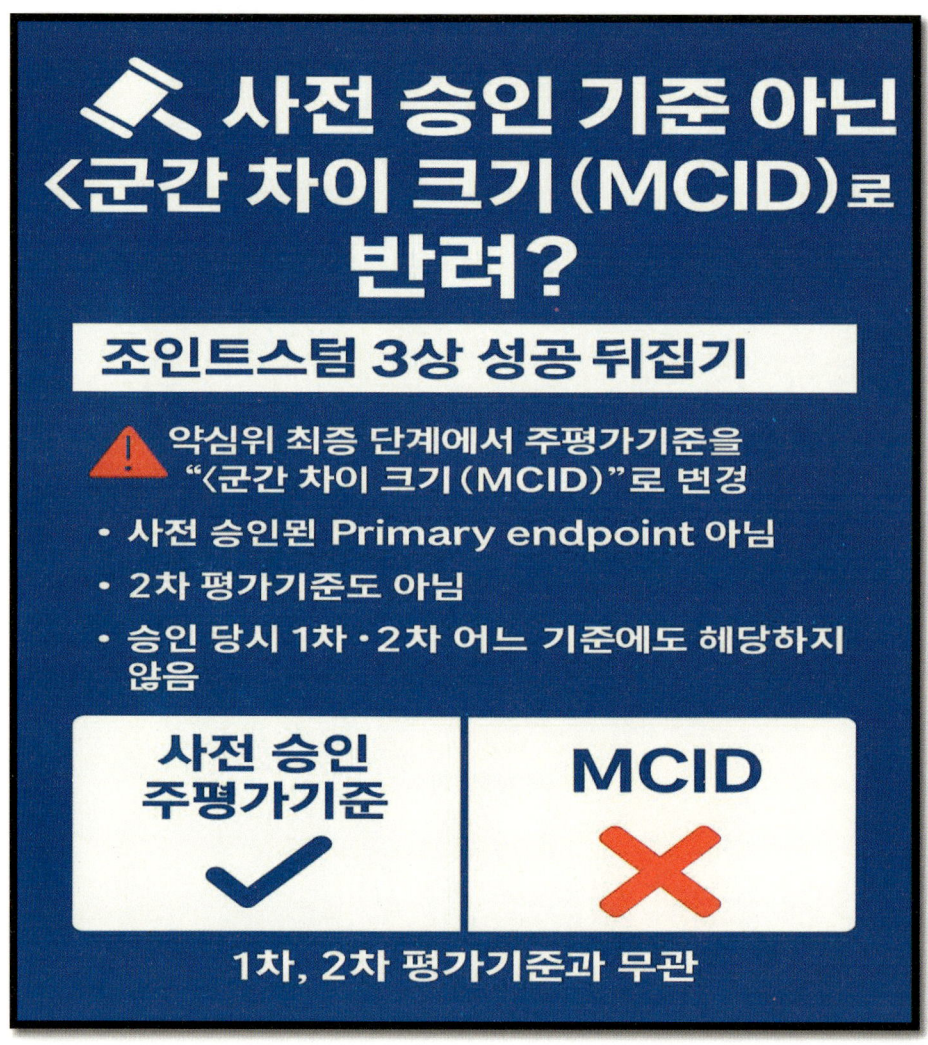

신약 심사 가장 마지막 관문, 중앙약심위에서 👉FDA 가 신약심사에 사용금지했고, 식약처 심사법규에도 없는,

바로 그 MCID 군간 효과 크기 X 를 등장시켜 주요
主要 평가기준으로 사후事後에 뒤바꿔치기 했던 정황이
드러나고 있습니다.

수백억원의 재원을 투여해 3 상진행을 위해 식약처와 사전事前에
합의했던 1 차유효성 평가기준으로 신약허가 심사가 진행될 것을 기대했던
신청사들 대상으로, 그리고 대한민국 환자들과, 대한민국 전국민을
앞에두고, 심사 fraud 가 드러나고 있는 정황이 확인됩니다.

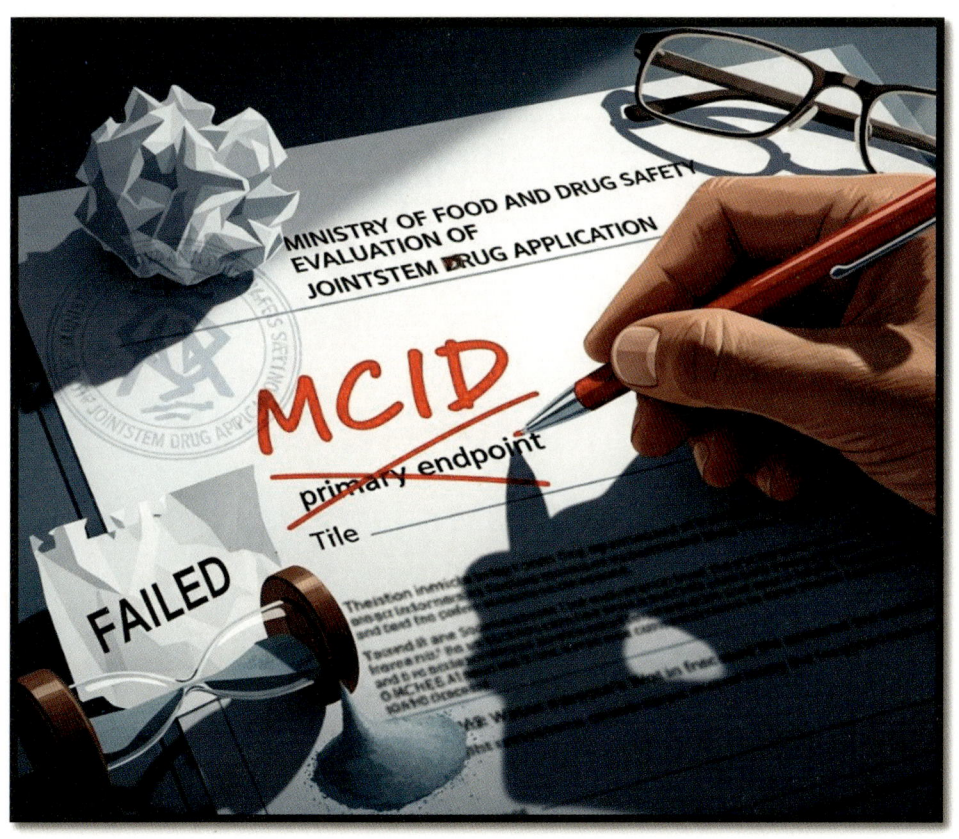

약사법 제34조에 의거

식품의약품안전처장이 직권 승인했고 제34조 ⑦항, 국무총리령으로 보장되는 <3상임상 주요 평가, 허가 기준: **통계 검정 유의성 만족**>을 3상 완료 사후事後에 <군간차이 MCID>라는 전혀다른 기준으로 뒤바꿔치기하여 조인트스템을 반려시켰습니다.

👉 식약처가 「첨단바이오의약품 품목허가·심사 규정」 제 19 조 제 4 호가 정한 임상적 유의성 인정 및 통계분석계획 준수 의무를 위반한 정황입니다. 우리 국민의 공익公益을 위해, 이를 제보합니다.

첨단바이오의약품의 품목허가·심사 규정

식품의약품안전처고시 제2024-59호,

제19조(임상시험 자료 심사기준) 식품의약품안전처장은 첨단바이오의약품의 안전성·유효성이 확보될 수 있도록 품목별로 제출된 임상시험 자료를 다음 각 호에서 정한 심사기준에 따라 심사한다.

1. 평가: 제출된 임상시험성적에 관한 자료의 검토 결과 해당 적응증 등에 대하여 임상적 유의성이 있는 경우 이를 인정한다. 치료적확증 임상시험의 경우 특별히 인정되는 경우가 아니면 **사전 설정된 통계분석계획에 따라 유의성을 입증하여야** 한다.

✅ 식약처 첨단바이오의약품 품목허가·심사 규정」 제 19 조 제 4 호 위반 정황

- 식약처는 「첨단바이오의약품 품목허가·심사 규정」 제 19 조 제 4 호가 정한 **임상적 유의성 인정 의무** 및 **사전 설정된 통계분석계획 준수 의무**를 위반한 정황이 보여지고 있습니다.
- 이는 단순한 재량이 아니라, **고시 위반** → **행정법 위반** → **약사법 및 행정절차법 위반**까지 이어지는 중대한 위법 행위 정황입니다.

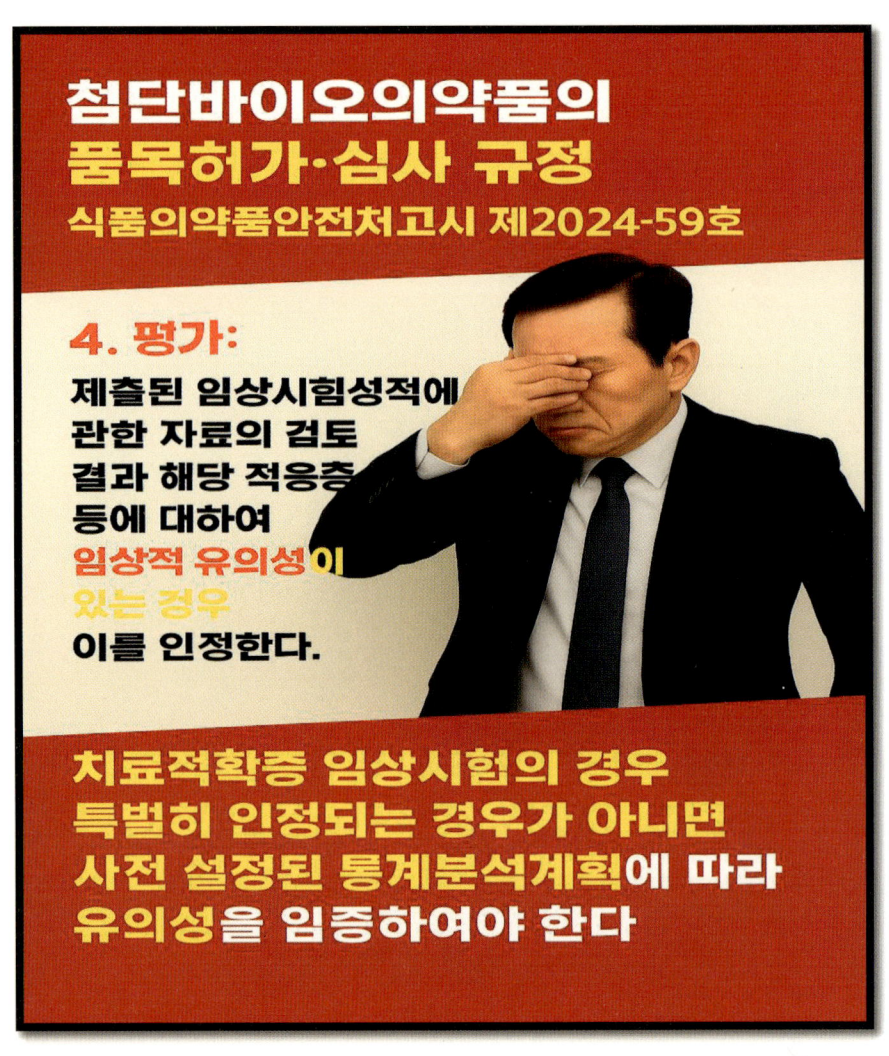

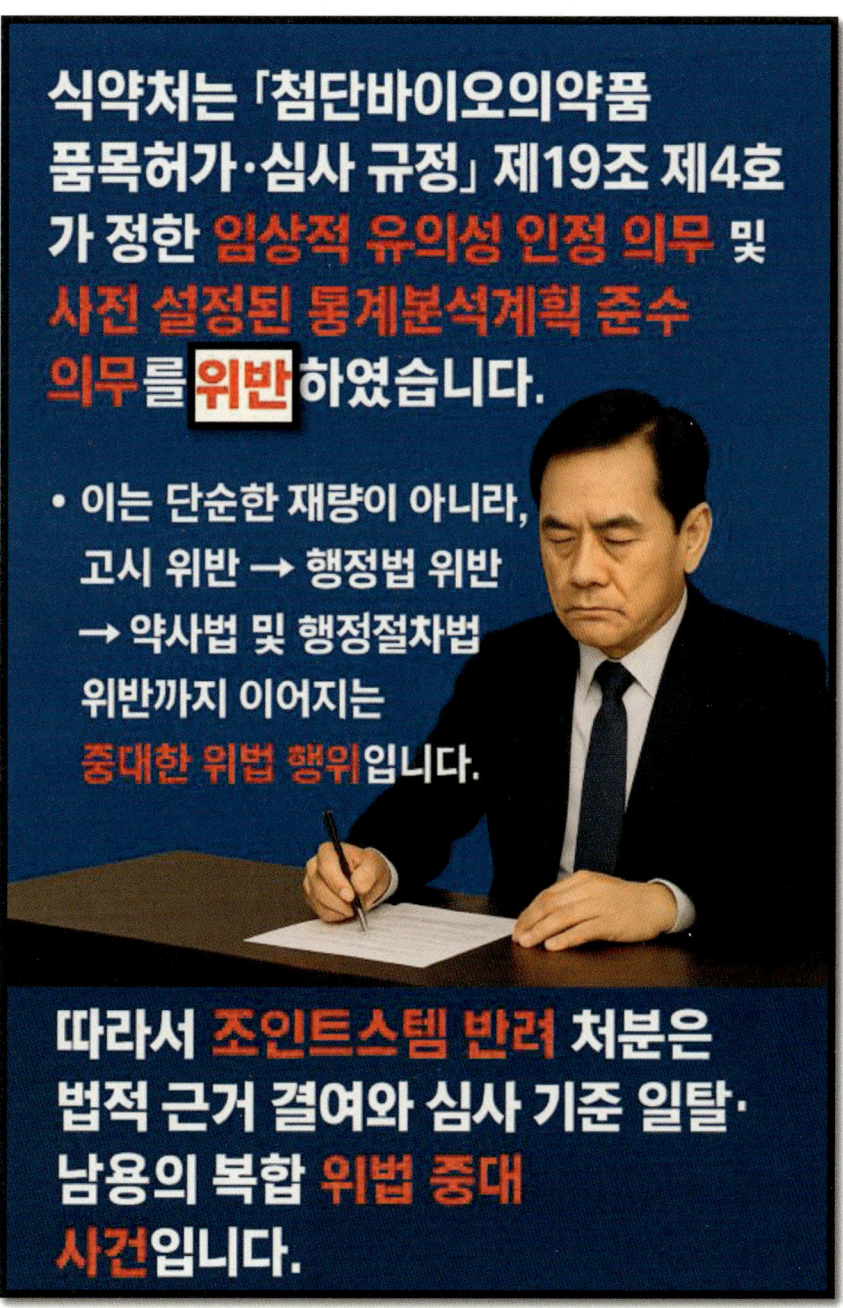

- 따라서 조인트스템 반려 처분은 **법적 근거 결여**와 **심사 기준 일탈·남용**의 복합 위법으로 판단 소지가 있는 중대 사건입니다.

첨단바이오의약품 허가심사규정 제19조 위반 실태
대통령님, 총리님, 보건복지위 의원님 제보합니다.

구분	법령/규정	원래 심사규정 내용	식약처 심사행위	위법 정황 상세 실태 제보
심사 원칙	제19조 본문	식약처장은 첨단바이오의약품 임상시험 자료를 **안전성·유효성 확보 기준**에 따라 심사해야 함	- JointStem 3상 시험 결과를, 사전 승인된 기준(주평가: **통계적 유의성**)에 따라 심사하지 않음 - 이미 반려 결론을 정해둔 채, 결과를 공정하게 평가하지 않음	- **심사 원칙 위반**: 안전성·유효성 확보를 위한 과학적 검토 대신, 행정적 결론 유도 - 결과적으로 법령상 "안전성·유효성 확보 심사"라는 본질적 목적을 훼손
임상적 유의성 인정	제19조 제4호 1문	"제출된 임상시험성적 검토 결과, 해당 적응증 등에 대해 **임상적 유의성이 있는 경우 이를 인정**한다."	- 일부 약심위원이 "임상적 유의성 있다"는 의견 제시 - 그러나 식약처는 이를 무시하고 "이미 유의성 부족 결론이 확정되었다"는 논리만 반복	- **임상적 유의성 왜곡**: 위원회의 객관적·전문적 판단을 무시 - "있다"는 의견이 존재했음에도, 행정청이 일방적으로 배제 → **자문위원회 중립성 침해** - 임상적 유의성이 있음에도 불구,

구분	법령/규정	원래 심사규정 내용	식약처 심사행위	위법 정황 상세 실태 제보
				인정하지 않은 것은 명백한 **고시 위반**
통계분석계획 준수	제19조 제4호 2문	"치료적 확증 임상시험은 특별히 인정되는 경우를 제외하고 **사전 설정된 통계분석계획**에 따라 유의성을 입증해야 한다."	- 사전 승인된 계획: **시험군 6개월 데이터 vs 위약군**의 통계 검정 유의성 여부 - 그러나 심사 단계에서 **군간차이 MCID**라는 근거 없는 기준으로 변경 - 신청사에 사전 통지·합의 절차 없이 일방적으로 기준 변경	- **사전 설정된 계획 불이행**: 공식 승인된 분석계획을 따르지 않음 - **사후적 기준 변경**: 행정청이 자의적으로 주평가기준을 뒤바꿈 - **신뢰보호 원칙 위반**: 신청사가 신뢰한 승인된 기준을 뒤엎음 - **명백한 위법**: 제19조 4호의 핵심 취지를 정면으로 위반

👉 약사법 제34조 1항과 7항을 위반한 것은 동시에 국가공무원법 제56조와 제57조를 모두 위반한 것입니다.

국가공무원법 제 56 조 (성실 의무)

모든 공무원은 **법령을 준수하며 성실히 직무를 수행하여야 한다**.

국가공무원법 제 57 조 (복종의 의무)

공무원은 **직무를 수행할 때 소속 상관의 직무상 명령에 복종하여야 한다**.

국가공무원법 제56조·제57조, 신약 심사 위법 실태 정황을 대통령님, 총리님, 보건복지위 의원님 제보합니다.

구분	법 조문 요지	원래 준수해야 할 법규	식약처 심사 행위	위법 실태
제56조 (성실의무)	모든 공무원은 법령을 준수하며 성실히 직무를 수행하여야 함	- 약사법 제34조 1항: 식약처장이 사전 직권 승인한 임상시험 계획(3상 시험의 주평가기준 포함) - 약사법 제34조 7항: 국무총리령으로 정해진 **사전 설정된 통계분석계획**(6개월 시험군 vs 위약군 통계적 유의성 여부)	- 승인된 *주평가기준(통계 유의성)*을 심사 시 적용하지 않음 - **사후적으로 군간차이** MCID라는 근거 없는 허위 기준을 들이대어 심사 흐름을 변경 - 신청사의 신뢰를 저버리고 행정의 일관성과 성실성을 상실	- **법령 불준수**: 승인된 임상계획과 국무총리령 준수 의무를 위반 - **직무 불성실**: 법에 따른 심사 원칙(사전 승인 기준 준수)을 방기 → 명백한 **성실의무 위반**
제57조 (복종의무)	공무원은 직무상 상관의 명령에 복종해야 하나, 이는 합법적 명령에 한정	- 합법적 복종 대상: 법령에 부합하는 지시(=사전 승인된 임상계획과 국무총리령 기준에 따른 심사) - 위법한 명령: 승인 기준을 무시하고 새로운	- 상관 또는 TF 지시에 따라, 승인된 주평가기준을 무시하고 MCID라는 새로운 기준으로 반려 - 법령에 근거 없는	-**복종의무 남용**: 법령 위반 지시를 따름으로써 직무상 정당성을 상실 - **공익 침해**:

구분	법 조문 요지	원래 준수해야 할 법규	식약처 심사 행위	위법 실태
		기준(MCID)을 강요하는 지시	명령임에도 그대로 복종	임상시험 수행자와 환자들의 신뢰를 배반 - 복종의무는

👉 조인트스템 반려 과정은 행정절차법 제 4 조 1 항 및 2 항 위반에 모두 해당되는 정황이 확인되고 있는 바, 이를 제보합니다.

행정절차법 제 4 조 (신의성실 및 신뢰보호)

- *제 1 항*: 행정청은 *직무를 수행할 때 신의에 따라 성실히 하여야 한다.*
- *제 2 항*: 행정청은 법령등의 해석 또는 행정청의 관행이 일반적으로 국민들에게 받아들여졌을 때에는 공익 또는 제 3 자의 정당한 이익을 현저히 해칠 우려가 있는 경우를 제외하고는 *새로운 해석 또는 관행에 따라 소급하여 불리하게 처리하여서는 아니 된다.*

식약처는 **행정절차법 제 4 조 제 1 항·제 2 항을 정면으로 위반**하는 소지들이 보여지고 있습니다.

1. **신의성실 원칙 위반**: 스스로 승인한 임상계획을 부정하고 허위 기준 도입,
2. **신뢰보호 원칙 위반**: 신청사의 신뢰를 배신하고 소급 불리처분,
3. **예외 사유 불해당**: 공익·제3자 보호와 무관 → 예외 적용 불가.

> 식약처는 행정절차법 제4조 제1항·제2항을 정면으로 위반했습니다.
>
> • 구체적으로,
>   1. **신의성실 원칙 위반**: 스스로 승인 **통계분석계획** 부정하고 허위 기준 도입
>   2. **신뢰보호 원칙 위반**: 신청사의 신뢰를 배신하고 소급 불리처분
>   3. **예외 사유 불해당**: 공익·제3자 보호와 무관 → 예외 적옹 불가
>
> 따라서 본 건은 행정청의 자기모순·신뢰 배반·위법한 소급처분 **복합 위법** 중대한 위법 사건입니다.

- **식약처는** 사전 승인된 주평가 기준을 **신뢰하고 임상을 수행한 신청사**에게, **사후적으로 전혀 다른 기준(MCID)을 적용하여 불리하게 반려처분**을 내린 정황들이 확인됩니다.
- 이는 행정절차법 제 4 조 제 1 항(신의성실 위반) + 제 2 항(신뢰보호 원칙 위반)에 해당됩니다.
- 따라서 본 건은 **행정청의 자기모순·신뢰 배반·위법한 소급처분**이 결합된 정황이 보여지고 있는 중대한 위법 사건 정황이 확인됩니다.

행정절차법 제 4 조, 신약 심사 위법 실태 정황을 대통령님, 총리님, 보건복지위 의원님 보고합니다.

구분	법 조문	원칙	식약처 심사행위	위법 정황 상세 실태 제보
신의 성실 원칙	제 4 조 제 1 항 "행정청은 직무를 수행할 때 신의에 따라 성실히 하여야 한다."	- 행정청은 스스로 정한 승인 기준과 절차를 일관되게 지켜야 함 - 국민이 제출한 임상자료를 공정·성실하게 검토할 의무	- 식약처가 *사전 승인한 임상시험 계획(3 상 주평가 기준: 통계 검정 유의성 만족)*을 최종 심사에서 무시 - 심사 과정에서 승인받지 않은 *전혀 다른 기준(MCID)*을 들이대어 반려	- **자기 모순적 행위**: 스스로 승인한 기준을 부정 - **성실의무 위반**: 행정청의 신뢰성과 일관성을 훼손 - 절차적 정의를 저버린 위법 행정
신뢰 보호 원칙	제 4 조 제 2 항 "행정청의 기존 해석·관행이 국민들에게	- 국민은 행정청이 사전 승인한 기준을 신뢰하고	- 신청사는 식약처의 공식 사전승인 주평가 기준(통계 검정	- **신뢰보호 원칙 위반**: 신청사의 정당한 신뢰를 배신 - **소급 불리처분**: 이미

구분	법 조문	원칙	식약처 심사행위	위법 정황 상세 실태 제보
	받아들여졌을 때, 새로운 해석으로 소급 불리처분 금지"	임상을 수행 - 행정청은 이를 존중해야 함	유의성)을 신뢰하고 3상 임상 수행 - 그러나 식약처는 임상 종료 후 허위 기준(MCID)을 새로 들이대어 반려	끝난 임상시험에 새로운 기준 적용 → 위법 확정
공익 및 제3자 예외	제4조 제2항 단서 "공익 또는 제3자의 정당한 이익을 현저히 해칠 우려가 있는 경우 예외"	- 긴급 상황, 국민 안전 위협, 제3자의 중대한 피해가 있을 경우에만 예외 인정 가능	- 본 사안은 공익상 긴급성 없음 - 제3자의 권익 침해 사례 없음 - 단순히 식약처가 **기존 반려 결론을 유지**하기 위해 새로운 기준을 강요	- **예외 사유 불충족**: 긴급성·공익성·제3자 피해와 무관 - 예외 적용 불가 → **위법성 확정**

👉약사법(제34조), 형법 (제123조) 직권남용, 형법 (제314조) 업무방행, 공무원법 징계사유 (제78조), 행정절차법 (제4조, 제21조),

식약처 고시, 첨단바이오의약품 품목허가 심사규정 제 19 조 모두 위반하는 정황, 대한민국 다수의 법률이 대범하게 동시에 위반된 중대重大 위법사건 정황입니다.

직권남용	「형법」 제 123 조 (직권남용 권리행사방해)	식약처가 중앙약심위 심의과정에서 우월적 지위를 이용하여, 2023 년 유의성 부족결론을 약심위원들에게 주입하였음. 이는 약심위원들이 독립적인 판단을 포기하고, 2023 년 이용된 특정 기준 X: 군간 효과크기 따르도록 유도: 신청자인 ㈜알바이오의 정당한 심사 받을 권리 행사를 방해
업무방해	「형법」 제 314 조 (업무방해)	식약처가 공무원의 지위를 이용해 중앙약심위원들의 독립적이고 공정한 심의 기능을 실질적으로 방해하고, 심사 과정의 **공정성·자율성**을 훼손.

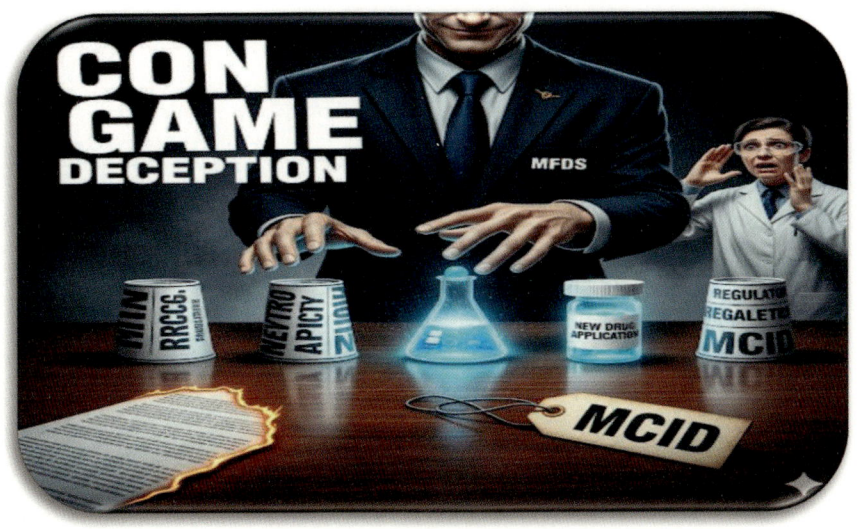

"임상유의성 부족해서 반려했다, 우리 잘못없다"
한 줄 변명 언론에 내놓으면, 많은 위법 행위에도 법망 다 피해가게 내버려두는, 그렇게 허술한 대한민국 정부인가요?

대통령님, 총리님, 보건복지위 의원님 대한민국 식약처 규제과학 추구하는 곳 맞습니까? 반려조작의 법률 무더기 위반 정황을 정확히 파악하시고 계시는지요?

2023& 2025 약심회의에서 "<군간 차이 크기 MCID>"로 신청사와 논의없이 주평가기준을 바꿔치기해서, 반려 발언들을 유도한 뒤, 약심 반려 의결한 정황이 확인되고 있습니다.

👉식약처가 3상 임상 계획승인에서 자체 승인했던 주평가 허가기준을 마지막 약심위 심사에서 바꿔치기 함으로써, 대한민국 바이오 신약 승인심사를 전혀 예측 불가능한 심사로 변질시키고 있는 정황이 확인되고 있습니다.

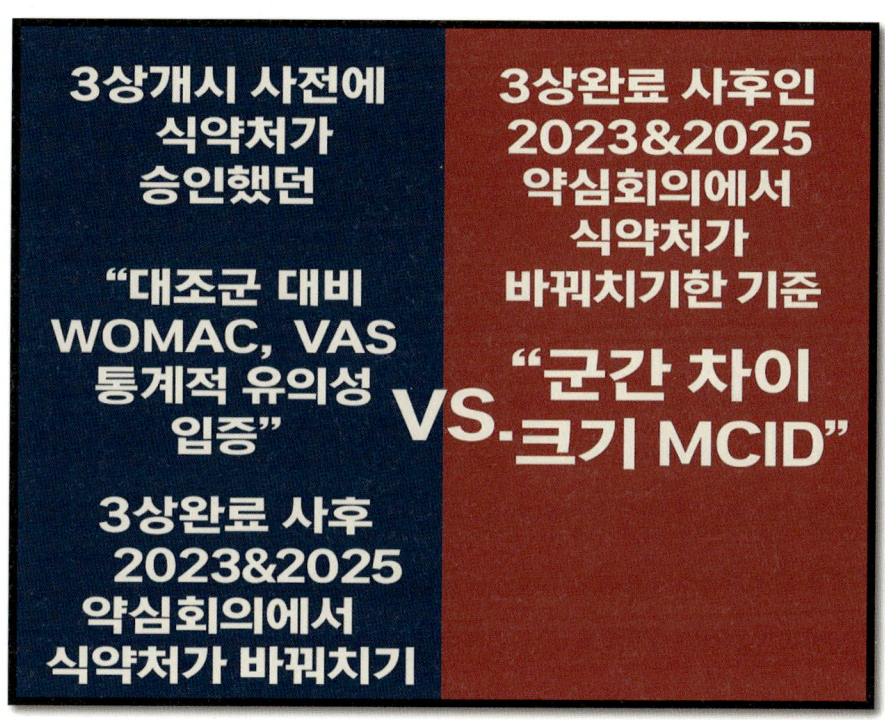

<대한민국 신약 심사-우리 국민 공익公益 위해 제보합니다>

<3상임상 주主 평가 기준>을 3상 완료 사후事後, 2023& 2025 약심회의에서 "군간 차이 크기 MCID"로 바꿔치기하여 👉**대한민국 바이오 신약 승인심사를 전혀 예측 불가능한 심사로 변질**시키고 있습니다.

👉신청사와 식약처가 임상개시 사전 합의했던 제일 중요한 룰(Rule)인 1차 유효성 평가 기준의 통계적 유의성이 허가심사 기준으로 사용되어야만 합니다.

임상시험 다 끝난, 사후事後에 👆약심회의에서 전혀 다른 기준인, "환자 수 설정에 사용된 효과차이 MCID"로 심사의 룰(Rule)을 뒤바꿔치기하였습니다. 이러한 허가 기준을 마지막에 바꿔치기해버리는 것에 대해서는👆Moving the Goal Post 라는 정해진 룰이 있는 시합에서 사후事後에 골대를 옮긴다라는 표현이 있습니다.

결국 JointStem 3 상 임상시험에서 신청사와 식약처가 사전事前합의했고 승인한, 원래 골대 기준으로 3 상 결과가 들어맞게 되었습니다. 골인을 인정하지 않기 위해서, 골대를 옮겨서 허가기준을 바꿔치기 해버리는 것입니다. Moving the Goalpost 는 있을 수 없으며, 신약 허가심사에서 있을 수 없는 불법적인 눈속임 행위를 대국민을 상대로 하여 2023 년에 이어서 2025 년에 반복되고 있습니다.

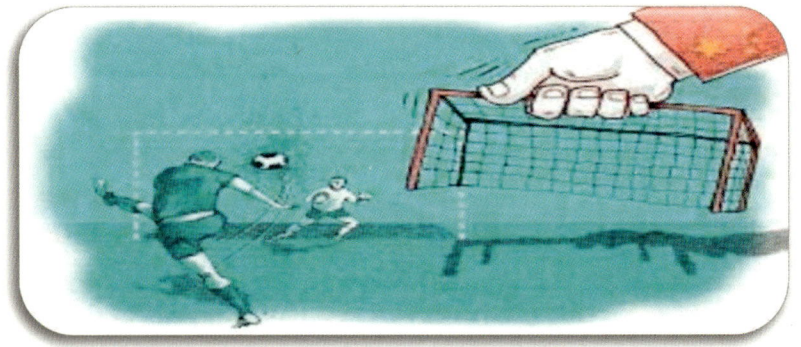

2025년 fraud 심사 쇼로 드러나고 있는 약심위 개입, 약심위 업무방해 정황입니다. JointStem 3상 임상에서 신청사와 식약처가 사전事前합의했고 승인한, 원래 골대 기준으로 3상 결과가 들어맞게 되어서 신약 허가를 내주어야 하자, 사후事後에 골대를 옮겨서 허가기준을 바꿔치기 해버리는 것입니다. 대국민 fraud 반려 쇼의 실체에 대한 매우 철저한 진상 조사가 필요해 보입니다.

<대한민국 신약 심사-우리 국민 공익公益 위해 제보합니다>

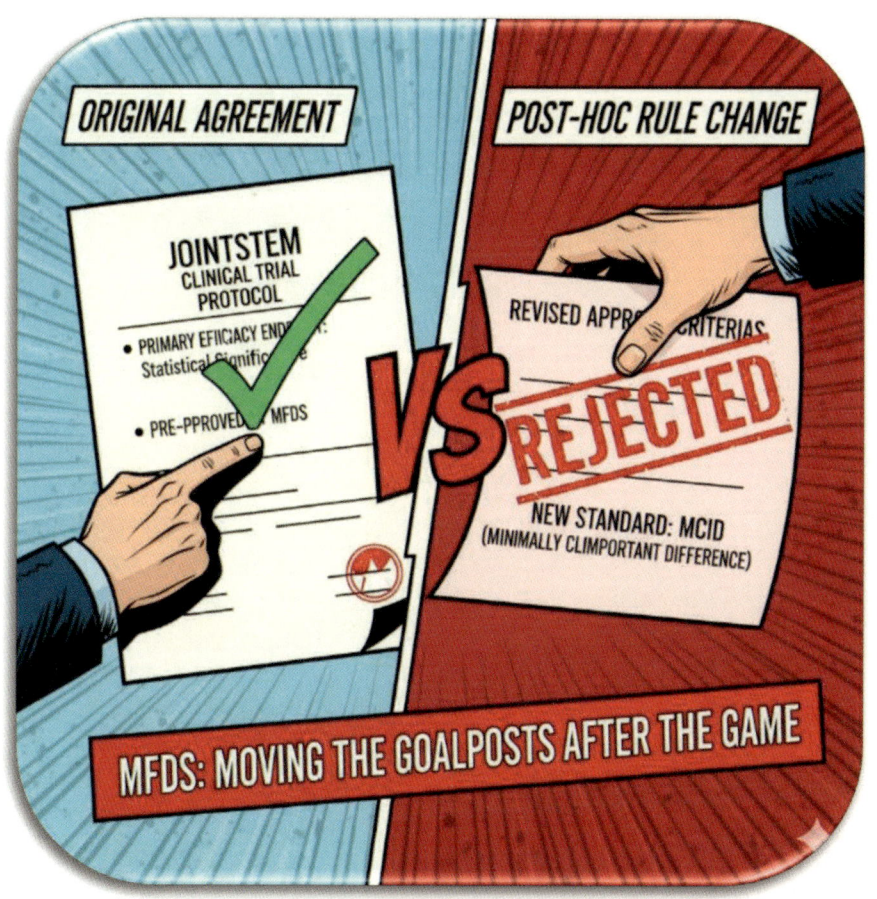

3 약사법에 의거, 식약처장이 승인한 3상계획대로 진행 이후 3상 성공

03. 오직 반려를 위해, 대한민국 법률 복합 위반을 해서라도

반려 조작 정황 (나)

본 3장에 서술된 내용은, 조인트스템의 중앙약심위 회의록을 앞뒤 전체 문맥을 감안하여 전체적인 심사 흐름과 전개와 내용을 면밀히 살펴보면, 심사 과정/협의를 거쳤을 가능성을 두고 정황상 가정假定한 내용입니다.

공익 목적의 법규 위반이 제기되는 신약 심사 절차 개선의 주목적: 본문에서 언급되는 모든 비판적 내용은 줄기세포치료제를 포함한 신약 심사 제도, 절차의 총체적 개선을 위함이며, 어떠한 경우에도 특정 기관이나 개인의 명예를 훼손, 모욕할 의도가 아님을 명확히 밝힙니다. 품목허가 반려처분이 부당하다는 사유로, 신청사측 ㈜알바이오는 식약처를 대상으로 행정소송을 2025.09. 11일 법원에 접수하였다고 밝혔습니다. 본문에 기술된 해석은 회의록, 발표 자료, 언론 보도 등 일반에 공개되었고, 따라서 객관적으로 확인 가능한 자료를 바탕으로 저자의 학술적·공익적 판단에 따른 심사 정황으로 심사 협의를 추론, 이러한 논리가 있었을 것이 의심이 되는 법규 위반 정황을 바탕으로 저자의 학술적 분석 및 공익적 가정假定한 내용입니다. 특히 본문 섹션 3의 법규 위반 정황으로 의심되는 부분에 대한 서술은 실제 심사 관련자의 발언이나 내부 기록을 재현한 것이 아니라, 저자가 법령 조항(약사법 제 34 조, 첨단바이오의약품 품목허가 심사규정 제 19 조 등)의 문언을 기준으로 가정적으로 구성한 논리적 시나리오임을 밝힙니다. 따라서 본 저서의 모든 내용은 신청사측이 식약처와 현재 진행 중인 행정소송 등 법적 분쟁에서의 사실인정이나 법원의 확정판결을 대체하지 않으며, 법률기관의 최종 판단에 따라 달라질 수 있습니다.

약사법 34조 의거, 식약처장이 직권 승인했던 계획과 식품의약품안전처고시 제 2024-59 호: 첨단바이오의약품 품목허가 심사규정 제 19 조가 요구하는, 사전 설계된 통계분석계획에 따라 임상적 유의성 달성에 성공한 조인트스템 3상 임상결과:

약사법 제 34 조와 첨단바이오의약품 품목허가 심사규정 제 19 조를 따른다면, 품목허가 반드시 발부해야 된다.

그래도 반려를 제작하려면?

약사법 제 34 조와 첨단바이오의약품 품목허가 심사규정 제 19 조를 위반하면 된다. 약심위원, 여야 국회의원 누가 공을 들여 규정 찾아가며 위반 사실 파악해내겠는가.

<약사법 제34조에 의거, 식품의약품안전처장 직권으로 승인한 조인트스템 3상임상결과가 34조 7항의 국무총리령으로 보장된 임상 주主 평가 기준을 충족, 통계적 유의성 검정 명확하게 달성 성공했다>:

따라서, 식품의약품안전처 첨단바이오의약품 품목허가심사규정과 약사법과 모든 법규에 따라, 조인트스템 품목허가 발부를 승인해야 한다.

왜?
식약처장이 승인했던 사전 설정된 통계분석계획에 따라 임상유의성이 입증되었기 때문.

첨단바이오의약품의 품목허가·심사
규정
[시행 2024. 10. 7.] [식품의약품안전처고시 제2024-59호,

제19조(임상시험 자료 심사기준)

4. 평가 : 제출된 임상시험성적에 관한 자료의 검토 결과 해당 **적응증 등에 대하여 임상적 유의성이 있는 경우 이를 인정한다.** 치료적확증 임상시험의 경우 특별히 인정되는 경우가 아니면 **사전 설정된 통계분석계획에 따라 유의성을 입증하여야 한다.**

식약처가 반드시 지켜야 할 상기 식약처 자체 고시, 첨단바이오의약품 품목허가 심사 규정, 법규를

"따른다면,"

사전 설정된 통계분석계획에 따라 유의성이 명확히 입증된 조인트스템의 품목허가를 반드시 승인 발부해야 한다.

그러나 승인 내주고 싶지 않다, 반려를 시키고 싶은데, 이를 어찌한다??

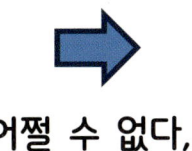

어쩔 수 없다,

식약처 자체 고시, 품목허가 심사 규정에는 사전 설정된 통계분석계획에 따라 유의성이 입증되면, 이를 인정한다라고 명기되어 있으니,

식약처 자체 규정대로 심사 안했다는 언론 비판이나, 관련 법률에 의거한 민사, 형사 고소고발을 피해가기 위해서는,

"임상유의성이 부족했다"라는
약심위 발언만 만들어 내면 될 것이다.

그런데,
일단 2022.09.02 조인트스템 약심위에서,
"임상유의성 있는 것으로 인정한다"고 결론 내버렸는데,
또 이를 어찌한다??

중앙약사심의위원회 회의록

(1) 일   시 : 2022.09.02.(금) 16:00
(2) 장   소 : 글로탑 비즈니스센터
(3) 상정안건 및 심의결과

상정안건	심의결과
임상시험결과의 임상적 유의성	- 승인된 임상시험계획에 따라 수행한 임상시험 결과, 증상 개선에 대한 임상적 유의성은 있다고 볼 수 있으나 추가 자료 필요
품목허가의 타당성	- 줄기세포치료제임을 고려할 때, 제품의 작용기전 등 추가 자료 필요

조인트스템 2022.09.02 중앙약심위 심의 결과:
임상시험결과의 임상적 유의성 심의 결과: "승인된 임상시험계획에 따라 수행한 임상시험 결과,"

"증상개선에 대한 임상적 유의성은 있다"

식약처 자체 고시 <첨단바이오의약품의 품목허가·심사 제 19 조 임상시험자료 심사기준>에는 식약처 심사평가 규정이 어떻게 명기되어 있나?

"제출된 임상시험성적에 관한 <u>자료의 검토 결과 해당 적용증 등에 대하여 임상적 유의성이 있는 경우 이를 인정한다.</u>"

그런데 2022.09.02 일 조인트스템 임상결과 평가한 중앙약심위가 뭐라고 결론내렸다고?

조인트스템 2022.09.02 중앙약심위 심의 결과:

임상시험결과의 임상적 유의성 심의 결과:

"승인된 임상시험계획에 따라 수행한 임상시험 결과, 증상개선에 대한 임상적 유의성은 있다"

큰 일이다!

조인트스템 임상유의성 있다고 약심위에서 심의결론을 이미 내버렸으니,

식약처 자체 고시, 법규에 따르면 약심위가 최종 심사과정이니,

신약 품목허가를 내주어야만 하는 상황인데,

또 이를 어찌한다??

그래도 조인트스템 승인하기 싫다!

반려를 위한 또다른 묘책은?

어쩔 수 없다!

2022.09.22 약심위로 심사 종결 지으면, 심사 법규를 따른다면, 조인트스템 품목허가 승인 내주어야만 하니,

반려를 제작해내기 위해서는,

첫째, 2022.09.22 는 1 차 약심위라고 하고,

그리고,

둘째, 2023 년에 2 차 약심위를 다시 연다,

그리고,

셋째, 1 차 약심위에서 "임사유의성이 있다"고 내린 결론은 2 차 약심위에서 "임상유의성이 없다"로,

일단 제일 중요한 결론부터 뒤집기 엎도록 하자.

이대로 진행시켜.

그런데, 2023 년 2 차 약심위에서

2022년 약심위 심의 결론 "임상 유의성 있다"를

"임상 유의성 없는 것"으로

바꿔치기 위해서 어떻게 하지?

일단, 약심위 심의결론을

2022.09.22 심의 결론:
"임상유의성은 있다"

에서

2023.02.28 심의 결론:
"임상 유의성 부족하다"라고

뒤바꿔치기 한다.

중앙약사심의위원회 회의록

(1) 일 시 : 2022.09.02.(금) 16:00
(2) 장 소 : 글로탑 비즈니스센터
(3) 상정안건 및 심의결과

상정안건	심의결과
임상시험결과의 임상적 유의성	- 승인된 임상시험계획에 따라 수행한 임상시험 결과, 증상 개선에 대한 임상적 유의성은 있다고 볼 수 있으나 추가 자료 필요
품목허가의 타당성	- 줄기세포치료제임을 고려할 때, 제품의 작용 기전 등 추가 자료 필요

2022.09.02 심의결과:
조인트스템 "임상유의성은 있다."

중앙약사심의위원회 회의록

(1) 일 시 : 2023.02.28.(화) 18:00
(2) 장 소 : 서울비즈센터 2호점(서울역)
(3) 상정안건 및 심의결과

상정안건	심의결과
품목허가의 타당성	- 임상적 유의성이 부족하여 타당하지 않음

2023.02.28 심의결과:
조인트스템 "임상유의성이 부족하다."

오케이, 일단 조인트스템 약심위 심의 결론 뒤바꿔치기 간단히 성공.

왜 "임상 유의성 있는 것"을
"임상 유의성 없는 것"으로

조인트스템 심의결론이 어떻게 뒤바꿔치기 될 수 있느냐라고

언론이 강하게 비판하고 들어오면 어찌한다?

약심위 회의를 이끈 것으로 보이는 약심위 위원:
그렇다면 조금 우습긴 하지만,

일단 2차 약심위에서는 서두부터,

"임상 유의성 없다"라고
약심위원들에게 발언내라고 시켜서,

2차 약심위 회의록에
임상 유의성 부족하다라는 발언들이
처음부터 가급적 많이 기록되게 약심위원들을 유도한다.

아니, 2차 약심위원들이 임상유의성에 대한 전문가 의견들을
개진한 후 그것을 마지막에 결론부에서 종합해서 결론을
도출하는 게 약심위 진행의 원칙이고 관례인데,

처음부터 임상유의성 없다라고 그렇게 말하라고 시키자고?

약사법에 따라 중앙약심위의 전문성과 독립성이 보장되어야
하는 게 법인데, 너무 막나가는 거 아닙니까,

그렇게까지 드러날정도로 선先방향 지시를 내려
임상유의성 부족한 발언을 시켜도
법적으로 정말 괜찮을까?

어쩔 수 없다.

그러길래, 2022.09.02 약심위에서 처음부터 임상유의성 없다라고 발언하라고
약심위원들에게 선先방향 지시를 안내렸기 때문에,

2022.09.02 약심위에서
"임상유의성 있다"는
심의결론
나오는 사단이 나서 2022.09.02 약심위때 반려를 못 내렸던 거 아니었나.

언제 식약처 품목허가 반려 처분에 대한 형사 고발되면,
검찰에서 식약처 기소한 적 있었나,
다 불기소 처분으로 끝났지,

어짜피 신약 심사 과정은 사안이 복잡해서, 시민단체가
불법심사라고 검찰 고발해도,
검찰이나 사법부도 모두 다루기 부담스러워 한다.
그리고 대중이 보건복지위 여야 국회의원들이나 대통령실이나
감사원에 불법 심사였다고 아무리 민원 많이 넣어도,

조인트스템 반려 처분이 되거나, 허가가 나오거나,
여야 모두 이에대해 정치적 이해관계가 없기 때문에
결국 정치적으로 득 얻을게 없어서, 자기 밥그릇과 상관없다.

들여다볼수록 신약 심사는 사안이 복잡해서,
여야 의원들 머리만 아프고, 결국 모두 별 신경안쓴다.

걱정하지마.
그리고 시민단체가 검찰에 고소하더라도, 식약처 반려 처리
관련, 한번도 검찰이 식약처 기소처리 한 적이 없다.

시민단체의 검찰 고발 만에 하나라도 들어오면,
"임상 유의성 있다"고 기록된
2022.09.02 심의결론은 큰 문제가 될 것이니,
2023 약심위에서는 "임상 유의성 부족하다"로
심의결론을 뒤바꿔치기한다.

2022.09.02 약심위처럼
약심위원들 통제안하고 선先방향 지시 안내리고
지난번처럼 내버려두었다가,
임상유의성 있다는 심의 결론
절대로 나오게 하지 말아라.

그걸 막기 위해서라도, 조금 우스워보이긴 하지만,
2023 약심위에서는
처음부터 약심위원들에게 "임상유의성 없다"는 발언을
하라고 시켜야만,

약심위원들이 선先방향 지시를 눈치채고,

조인트스템 임상유의성 없다 발언들을 내놓을 것이다.
불법 심사에 대해, 검찰 고발해도 처음에 조금 시끄럽다가
시간 지나면 잠잠해질 것이다. 지금까지 항상 그래왔지 않나.
걱정말고 이대로 진행시켜.

[붙임 : 참석자 발언]

식약처	11명 중 10명 출석, 의결수를 충족하였으므로 회의를 시작함
○○○	직무윤리 서약서 5번 사항 언급 식약처에 안건 설명 요청
식약처	연구자의 의견진술 신청이 있으며, 위원님들의 동의하에 의견 청취 가능함을 안내함 회의 내용은 비밀유지 준수 필요 안건 설명
○○○	1차 중앙약심 회의에서는, 증상개선에 대한 임상적 유의성은 있다고 볼 수 있으나 추가자료 제출이 필요하다고 하였음. 관련 분야의 전문가 회의에서는 다수의 전문가들이 줄기세포 치료제임을 고려했을 때, 임상적 유의성이 부족하다는 의견을 주셨음. 따라서 오늘 중앙약심 재심의에서는 이러한 1차 중앙약심 및 두 차례의 전문가 회의를 모두 종합한 최종적인 판단이 필요함. 먼저, 첫 번째 안건으로 통계적으로 유의성이 있음에도 임상적으로 유의미하지 않은 것에 대해 의견이 필요함

2023.02..28 약심위: 심의 의견 개진 거치기 전에, 제일 처음부터 모두 발언,

반려를 위한 약심위 이끈 위원의 황당무계 선先방향 지시:

"임상적으로 유의미하지 않은 것에 대해 발언이 필요하다."

그런데, 약사법 제 34 조에 의거, 식품의약품안전처장 직권으로 승인했던 조인트스템 3 상임상 사전계획대로 임상 문제없이 수행, 완료되었고,

그리고 34 조 7 항의 국무총리령으로 보장된 임상 주 평가 기준 명백히 충족했으며,

그리고 첨단바이오의약품 품목허가 심사규정 제 19 조의 사전 설정된 통계분석계획에 따라 유의성이 확연히 입증되는 결과도 나왔는데,

그럼에도 불구하고, 도대체 무엇을 근거로 바꿔놓아야,

임상유의성이 부족했다는 발언들을 많이 유도해낼 수 있을까?

어쩔 수 없다.

약사법 제 34 조에 의거, 식품의약품안전처장 직권으로
승인했던 조인트스템 3 상임상 사전계획이었고,

34 조 7 항의 국무총리령으로 보장된 임상 주主 평가
기준이지만,

누가 시간을 들여,
식품의약품안전처고시 제 2024-59 호 첨단바이오의약품
품목허가 심사규정 제 19 조를 찾아내며,

누가 공을 들여,
약사법 제 34 조를 읽어보겠는가,

식약처장 직권으로 승인했던 임상계획의 국무총리령으로
정해지는 임상 주평가 기준이지만,

임상유의성 부족하다는 결론을 만들기 위해서는,
임상 주평가기준, 그리고 허가 기준을

전혀 다른 기준으로
뒤바꿔치기 한다.

허가 기준을 뒤바꿔치기해야,

그래야만, 2022.09.02 약심위 심의결론: "임상유의성
있다"를 2023 약심위 심의결론: "임상유의성
부족하다"로

약심위 심의결론도 뒤바꿔치기 한게 문맥상
자연스러워진다.

그리고 뒤바꿔치기하는 허가기준은 누가들어도 FDA 라고
하면 다들 고개를 낮추니까,
FDA 용어처럼 그럴듯하게,

대한민국 신약심사에서는 한글을 사용해야 되긴 하지만,
반려를 만들어내야 되니,
영어단어 MCID를 넣어서 "군간차이 MCID"라는
그럴듯해보이는 허가기준으로
뒤바꿔치기 해.

식품의약품안전처고시 제 2024-59 호 첨단바이오의약품 품목허가 심사규정 제 19 조에는 "사전 설정된 통계분석계획에 따라 유의성을 입증하여야 한다"라고 법규에 규정되어 있는데, 조인트스템 3 상 임상결과가 법규 기준을 다 충족시켰는데,

심사 법규에도 없고,
약사법 34 조에 따라 식품의약품안전처장이 직권 승인한 조인트스템의 3 상 임상계획서의 식약처장이 승인한
1 차 주평가 기준도 **아니고**,
심지어 식약처장이 승인한 2 차 유효성 평가기준도 아닌,
식약처장이 승인한 임상계획서에
평가기준으로 아예 상관도 없고, 한글 기준도 아닌, 영어단어를 대한민국 신약심사에 이용해서,
"MCID"를 평가기준으로 뒤바꿔치기해서 임상유의성 부족결론 이끌어 내라구요??

2023.02.28 약심위원들도 몇시간 잠깐 심사 회의하러 들어오며,

누가 식품의약품안전처고시 제 2024-59 호 첨단바이오의약품 품목허가 심사규정 제 19 조를 일부러 찾아보고,

약심위원들 누가 공을 들여,
약사법 제 34 조를 일부러 읽어보고
약심회의에 들어오겠나.

그러니 그렇게 걱정할 필요는 없으나,

단, 임상 유의성 부족하다고
약심위원들 사고의 흐름을 압도적으로 끌고오기 위해서는,

그렇다면,

조인트스템 **신청사가** "군간차이를 MCID 임상유의성 기준으로 자체 설정한 기준인 것"으로 소개해라.

그러면 뒤바꿔치기한 "군간차이 MCID"가 자연히 신청사 기업 본인들이 스스로 설정한 임상유의성 기준이 되는 것이다.

그렇다면, 식품의약품안전처고시 제 2024-59 호 첨단바이오의약품 품목허가 심사규정 제 19 조와 약사법 제 34 조를 모르며 들어와서 심의하고 있는 약심위원들은, 첨단바이오의약품 품목허가 심사규정 제 19 조와 약사법 제 34 조에 의거,

법규에 따라 "통계적 유의성 충족 여부"를 허가기준으로 심사해야 된다는 것을 알고 있을 리 없고,

그리고,

"군간차이 MCID"를 신청사 **기업 본인들이 스스로 임상유의성 기준으로 설정한 주평가기준"인 것처럼** 소개하면,

기업 본인들이 설정한 기준에도 임상 결과가 못 미친 것처럼 되어서,

자연히 임상유의성 부족하다라는 생각으로 딸려들어 올 수 밖에 없고,

약심위원들은 결과적으로 조인트스템 임상유의성 부족 발언들을 쏟아 낼 것이다.

○○○	신청 제품의 경우도 임상시험에서의 예상 효과차이를 WOMAC 15점, VAS 20점으로 설정한 것이, 그러한 MCID를 넘기 위한 차이를 위해 설정한 것으로 보임. 그런데 실제 임상시험에서 나타난 효과차이가 예상했던 효과 차이에 미치지 못하였는데 이 정도의 차이가 정형외과 측면에서 어떤 의미를 가지는지 의견주기 바람
○○○	제품의 작용기전 측면을 고려하였을 때, 염증 사이토카인에 대한 억제 효과로 보면 덱사메타손의 효과가 더 클 것으로 판단되며, 그 밖에 윤활제 효과로 본다면 히알루론산의 치료 효과가 더 클 것으로 판단됨.
○○○	덱사메타손이나 히알루론산과 같은 기존 치료제에 비해서 차별성이 부족하다고 하는데, 그러면 임상적으로 환자들에게 줄기세포치료제로 어떤 효과를 기대할 수 있는 것인지
○○○	수술을 하는 입장에서 수술 전후에 VAS 한 칸이 줄었다는 것은 수술이 잘못된 것임. 4를 찍을 수도 있고 5를 찍을 수도 있고, 아주 주관적인 것임. 그 주관적인 것을 지표로 사용했는데도 불구하고 한 칸 줄었다, 이것은 수술을 안 한 것과 차이가 없는 것으로 생각됨
○○○	이 제품은 침습적인 절차를 포함하는 줄기세포치료제로서, 이 정도의 효과 차이로 환자에게 제공하는 것에 동의하기 어려울 것으로 판단됨
○○○	줄기세포치료제에 대한 위험 대비 이익을 고려했을 때 환자에게 투여가 타당한가에 대한 의견을 주셨고, 줄기세포로서 가져야 할 효과에는 못 미치기 때문에 임상가로서 봤을 때 환자들에게 권하기 어렵다는 말씀을 주셨음
○○○	대조군은 생리식염수와 혈청이었고, 그에 비해 차이가 8점이었다는 것은 임상적으로 의미가 있다고 보기는 어려운 부분임.
○○○	비용 대비 이익을 생각하면 전혀 의미가 없겠지만, 위험 대비 이익을 생각할 때 특별한 부작용이 없다면 사용할 수 있도록 줄기세포 치료의 효과를 확실하게 검증을 하면 좋을 것이라고 생각됨
○○○	줄기세포를 연구하는 입장에서 아쉬운 점도 있는 것 같음. 그래서 연구를 좀 더 많이 해서 효과를 확실하게 증명할 수 있는 줄기세포치료제가 나올 수 있으면 좋겠다고 생각함
○○○	임상의 입장에서 줄기세포라고 하면 무릎 관절의 구조적인 개선이나 연골이 생기는 것을 생각하게 됨. 자료를 보면 업체는 구조적인 개선은 아니고 통증만 얘기하고 있음
○○○	첫 번째 안건에 대해 대부분 위원님들이 임상시험결과의 임상적 의미가 부족하다는 의견을 주셨음. 그럼 두 번째 안건으로, 업체에서 추가로 제출한 보완제출자료에 대한 적절성은 연골재생이나 기타 보완자료들은 이미 검토된 식약처 의견에 대해 동의하셨음. 그러나, 추가로 업체에서 임상시험계획 시 예상한 효

- 3 -

2023.02..28 회의의 의장역할을 하고 있는 것으로 보이는 약심위원이 "군간차이 MCID"가 신청사 기업 본인들이 스스로 임상유의성 기준"으로 설정한 것처럼 말하며, 약심위 유도하는 발언: 신청사가 신청제품의 경우도 임상시험에서의 예상 효과차이를 WOMAC 15점, VAS 20점으로 설정한 것이, 그러한 MCID를 넘기 위한 차이를 위해 설정한 임상유의성 기준으로 보임."

그리고 2차 약심회의에서
주평가기준, 허가기준을
"군간차이 MCID"가 신청사 기업 본인들이 스스로
임상유의성 기준으로 설정한 주평가기준"
뒤바꿔치기한 사실을

신청사가 알게되면
허위기준임이 탄로나고,
그러면 임상유의성 부족 결론을 위한 완전범죄
테트리스가 무너지니까

신청사는 어짜피 약심회의에 들어오지 못해서 참석
못하는 거고,

설령 신청사가 밖에서 대기하고 있다가
약심위원들의 질의사항에 답하는 기회를 달라고
신청사가 요청해도 거절하라.

	과차이(WOMAC 15점, VAS 20점)를 MCID 기준으로 하여 반응자 비율을 분석하였는데 그 부분에 대한 의견은 검토가 필요할 것으로 보임
○○○	임상시험계획 시 예상한 효과차이(WOMAC 15점, VAS 20점)를 MCID 기준으로 하여 반응자 비율을 분석했을 때 시험군에서 반응자 비율이 50% 미만으로 유효성이 고민되며, 제출된 문헌자료를 근거로 WOMAC 9점, VAS 14점으로 기준을 낮춰서 분석하였을 때 반응자 비율은 위약군도 50%를 넘어가기 때문에 기준을 높여야 할 것으로 생각됨
○○○	전문가 자문회의 결과를 봤을 때 WOMAC 15점과 VAS 20점 정도를 MCID로서 고려한다면 임상적 유의성이 부족한 것으로 의견을 주셨음. 다만 2차 전문가 회의에서는 군내 변화량 및 반응자 비율을 고려했을 때는 임상적으로 유의할 수 있다는 의견이 반은 있고, 반은 없었던 것으로 보임. 그러나, 업체에서 제출한 반응자 비율은 결과에 대한 사후분석이며, 검정력이 낮은 결과임. 따라서 참고자료로만 활용가능 함
○○○	위원님들께서 반응자 비율을 어떻게 해석해야 하는지 말씀주셨는데, 1차 가설에 상관없이 임의로 분석한 결과이기 때문에 우리가 이것을 품목허가에 타당한 임상적 유의성을 판단하는데 있어서는 참고자료로만 활용 가능하다라고 말씀을 주셨음.
○○○	그렇다면 두 번째 안건까지 끝났음. ==업체에서 의견진술을 신청하였는데, 의견진술 청취 동의 여부 확인==
○○○	==동의하지 않음==
○○○	최종적으로 임상적 유의성을 고려한 품목허가의 타당성에 대해 의결을 진행하고자 함 추가 의견에 대해 설명을 부탁드림
○○○	이 정도의 효과로는 무릎의 수술을 줄일 수가 없고 대조군과의 차이에 있어서도 위약과의 비교였기 때문에 그 전에 히알루론산에 비해서도 그다지 효과를 기대하기 어려울 것으로 판단되며, 이 정도 효과로는 임상으로서 환자에게 권하기 어렵다고 판단됨
○○○	해당 연구는 대조군과 시험군의 탈락률이 비슷한 점 등으로 보았을 때, 임상연구 수행은 비교적 잘 수행된 것으로 판단됨. 그런데, 그 결과를 보면, 품목허가를 위한 충분한 근거는 부족한 것으로 판단됨.
○○○	모든 의견 잘 들었음. 그렇다면 위원들의 거수로 결정이 필요함 재적인원 10명 중 반대 9명 찬성 1명으로 부결되었음 품목허가로 타당하지 않은 것으로 의결됨 찬성의 의견도 중요한 것이 미래 연구적 가치 측면에서는 긍정적으로 생각할 필요도 있음. 회의 결과를 정리하면, 1차 중앙약심 회의에서는 임상적 유의성이 있다고 볼 수 있으나, 다만 품목허가를 위해서는 추가자료가 필요하다고 하

2023.02..28 회의록 4 페이지: "신청사가 의견진술을 신청하였는데, 의견진술 청취 동의 여부 확인":

"동의하지 않음"

휴, 큰일 날 뻔 했다.

신청사 의견진술 했으면
"군간차이 MCID"가 신청사 기업 본인들이 스스로
임상유의성 기준으로 설정한 주평가기준"에 대해,
아닌 신청사가 설정한 것이 아닌 사실이 약심위원들에게
탄로날 뻔 했다.

자, 그러면 더 사단이 터지기 전에,
임상연구 수행은 잘 되었으나,
유의성 부족하다고 발언 마무리 하고,

이제 "품목허가 근거 부족한 것"으로 판단된다고
정리하고,
그 자리에서 손들라고 하고,
빨리 반려 의결로 끝내.

> | ○○○ | 해당 연구는 대조군과 시험군의 탈락률이 비슷한 점 등으로 보았을 때, 임상연구 수행은 비교적 잘 수행된 것으로 판단됨. 그런데, 그 결과를 보면, **품목허가를 위한 충분한 근거는 부족한 것으로 판단됨.** |
> | --- | --- |
> | ○○○ | **모든 의견 잘 들었음.** |
> | | **그렇다면 위원들의 거수로 결정이 필요함** |
> | | 재적인원 10명 중 반대 9명 찬성 1명으로 부결되었음 품목허가로 타당하지 않은 것으로 의결됨 |
> | | 찬성의 의견도 중요한 것이 미래 연구적 가치 측면에서는 긍정적으로 생각할 필요도 있음. |
> | | 회의 결과를 정리하면, 1차 중앙약심 회의에서는 임상적 유의성이 있다고 볼 수 있으나, 다만 품목허가를 위해서는 추가자료가 필요하다고 하 |

2023.02.28 회의록:
조인트스템 반려에 처음부터 끝까지,
쐐기를 놓는
회의 진행

약심회의 이끈 위원의 최후,最後 반려 쐐기를 박는 발언: *"품목허가를 위한 충분한 근거는 부족한 것으로 판단됨"*

그렇다면 품목허가를 위한 충분한 근거가 부족한 것에 대해 거수가 필요함: 손들어라.

9:1 로 품목허가 타당하지 않은 것으로 의결됨

2023.02.28 약심위 요약:

1. 반려를 위한 선先방향 위원장의 지시:
"**임상적으로 유의미하지 않은 것에 대해 발언이 필요하다.**"

2. 약사법 34조에 따라 식약처장이 직권 승인한 임상계획의 주평가기준을 조인트스템 신청사가 "군간차이를 MCID 임상유의성 기준으로 자체 설정한 기준인 것"으로 뒤바꿔치기

3. 신청사는 약심위 참석 못함, 신청사의 의견진술 요청도 거절, 허위 기준 신청사에게 탄로날 기회 차단 성공

4. 최후最後 반려 쐐기 박기: <임상 유의성 있다: 2022.09.02 심의결론>을 확실히 뒤집어 엎기 위해서 최후,最後에도 방향 명확히 지시:
"**품목허가를 위한 충분한 근거는 부족한 것으로 판단됨,**" 위원장 최후 발언하고, 바로 손들어라: 9:1 반려 성공

2023 약심위 vs 2025 약심

허위사실로 설정된 임상유의성 기준 이용한, 똑같은, 삼단三 반려 구조

(先) 방향지시 및 약심위 심사개입

(審査中) 심사중 허위사실 주입

(以後) 이후, 약심위원 반려투표로 유도하는 범행 수법

2023 조인트스템 반려의 위법 실태 정황 제보합니다.

단계	사실관계	식약처·약심위 행위	위법 실태 보고
① 반려 유도 지시	회의를 이끄는 위원장으로 보이는 약심위원이 회의 초반부터 "임상적으로 유의미하지 않은 것에 대해 발언이 필요하다"는 발언으로 심사 방향 선제시	심사 개시 전부터 **반려를 전제한 발언 유도**	- **위원회 중립성 침해**: 약사법 제34조의 "전문가 자문위원회 독립적 심사" 원칙 위반 - **사전결론 유도**: 심사 절차적 공정성 상실 - **행정절차법 제4조(성실성) 위반**: 공정·성실한 직무 수행 의무 위반
② 주평가기준 뒤바꿔치기	약사법 제34조 1항·7항 및 국무총리령에 따라 승인된 주평가기준은 "6개월 시험군 vs 위약군 통계 검정 유의성 여부"	이를 "신청사가 군간차이를 MCID로 자체 설정했다"는 허위 기준으로 교체	- **약사법 제34조 위반**: 승인된 임상계획·주평가기준 변경 금지 원칙 위반 - **허위 사실 날조**: 신청사가 제출하지 않은 기준을 허위로 적용 - **행정절차법 제4조(신뢰보호 원칙) 위반**: 신청사가 신뢰한 기준을 사후적으로 무력화 - **승인 제도의 근간 훼손**: 행정청 스스로 권한을 부정
③ 신청사 방어권 차단	신청사는 약심위 참석 불허, 의견진술 요청도 거절당함	허위 기준에 대해	- **행정절차법 제21조 위반**: 처분 전 사전통지,

단계	사실관계	식약처·약심위 행위	위법 실태 보고
		신청사가 반박·소명할 기회 원천 차단	의견제출권, 청문권 보장 의무 불이행 - **방어권 침해**: 행정절차의 적법성·공정성 붕괴 - **국민 기본권 침해**: 헌법상 적법절차 원칙 위반 - **위원회 심사 불공정성 확정**
④ 최후 반려 강요	기존 약심위(2022.09.02)에서는 "임상유의성 있다"는 결론이 있었음에도, 이를 뒤집고자 위원장이 최종 발언: "품목허가를 위한 충분한 근거 부족, 손들어라"	위원들이 독립적 판단 없이 9:1로 반려 의결	- **재량권 일탈·남용**: 과학적 근거 무시, 행정목적 달성을 위한 결론 강요 - **위원회 독립성 침해**: 위원들의 자유로운 심사·판단권 박탈 - **행정절차법 제4조 위반**: 신의성실·신뢰보호 원칙 침해, 행정청 자기모순 행위 - **국가공무원법 제56조 위반**: 성실히 직무 수행할 의무 저버림 - **국가공무원법 제57조 위반**: 합법적 근거 없는 지시를 복종하게 만든 위법적 강요

- 조인트스템은 3상 임상 개시 사전事前에 식약처가 합의했고 승인한, 1차 유효성 평가기준 (Primary endpoint): 시험군이 대조군에 대비해 통계적 유의미성을 달성했다는 **임상기준은 "그럴듯하게 꾸며진"** 속임수하에서 약심위 논의에서 뒤로 슬그머니 사라져 버렸습니다.

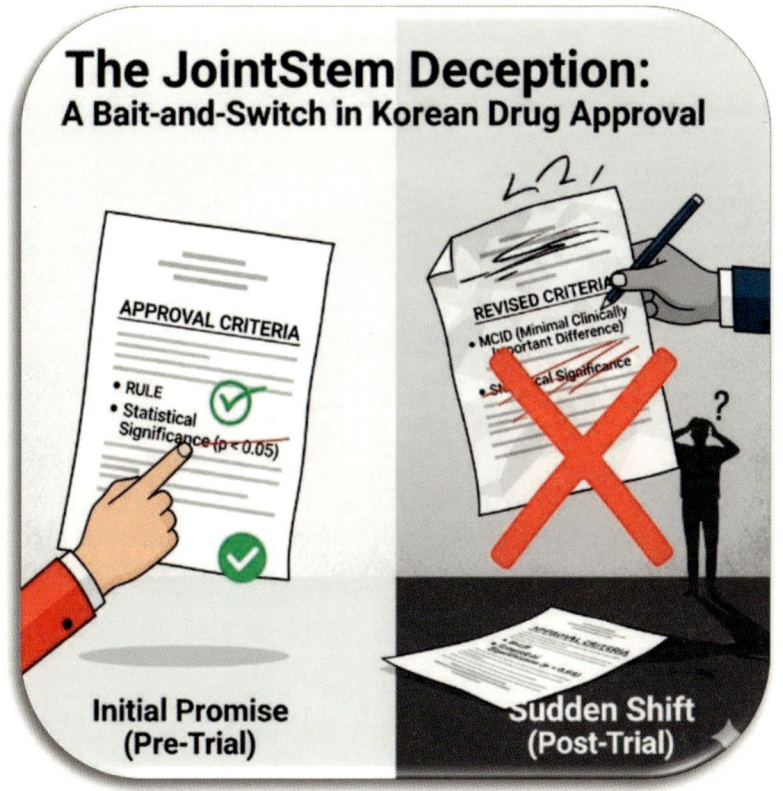

허가 기관으로써의 갑의 지위에서 **첨단바이오의약품 TF 는** 신약허가 결정권한이 있는 절대 **갑**甲, 그리고 **대한민국 언론과 국민들은** 21세기 신약심사 fraud show, 기준 뒤바꿔치기를 당해도, 👉 **분간못하는 "속을 을"**乙로 여기고 있는 것처럼 보이는 정황입니다.

👉**대한민국 국민들이 큰 나라**大韓**의 주인인 진정한 갑**甲**의 지위를 갖고** 있는데 말입니다.

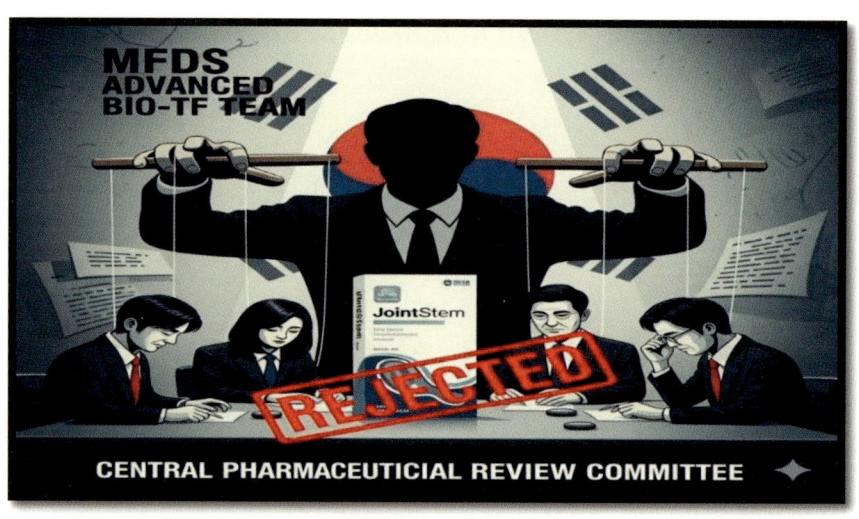

<대한민국 신약 심사-우리 국민 공익公益 위해 제보합니다>

👉 2023년 식약처 심사 fraud 에 대해서 **식약처 심사 담당자를** 263명의 신청사 주주들이 서울동부지검에

"**직권남용, 업무방해**"로 형사 고소고발한 하기 아시아경제 보도된 고소고발 사건이 있었습니다.

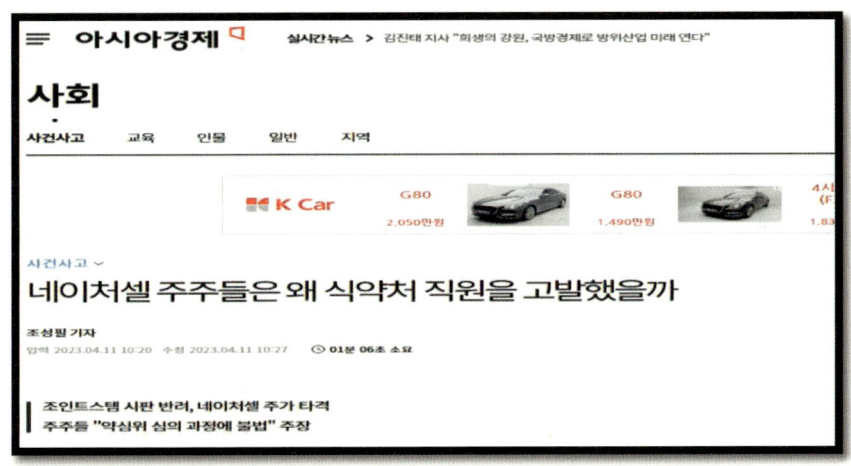

아마도 검찰이 해당 사안의 상기 서술한 문제점들을 임상시험의 전문성과 복잡한 주장들에 가려서 제대로 파악, 분별 못해서 불기소 처분되어 형사처벌을 피하게 되자, 제 추정입니다: 2023년 약심위에서 허가 룰 (Rule) 뒤바꿔치기 했던 fraud 심사 쇼를 2025년에 대국민 대상으로 다시 해도, 👉 "임상적 유의성이 부족해서 반려한 것이다"라는 말만 되풀이하면, 대한민국 언론들과 국민들, 그리고 검찰은 본 사건의 위법에 대한 핵심을 분별 못해서 2023년처럼 무리없이 지나가리라 예상했을 것 같습니다.

합의·승인된 임상 3상 주평가 기준을 사후에 변경하여 반려 사유로 삼은 행위에 대해서는 여러

대한민국 법령 위반으로 연결되는 중대 위법, 신약 심사 규제농단 사건입니다. 군간 차이 크기 MCID로 주평가 기준을 바꿔치기 한 것에 직접적으로 적용되는 아래에 관련 👉**대통령님, 총리님, 보건복지위 의원님** 보고합니다.

1. 첨단바이오의약품 품목허가·심사 규정 위반

- **식약처 고시 첨단바이오의약품 품목허가 심사규정 제 19 조(임상적 유의성 심사):**
  → 대조군 대비 WOMAC, VAS 등 통계적 유의성 입증을 기준으로 명시되어 있음.
    - 따라서, 👉<u>**식약처가 임상시험 개시 前(사전)에 이 기준으로 합의·승인했고, 식약처 IND 임상시험계획 승인으로 행정청 식약처 스스로 명문화된 심사 기준을 확정한 것**</u>.
    - 그럼에도 불구하고 👉<u>**3 상 완료 後(사후) 약사심의위원회 회의(2023 년, 2025 년)에서 이를** 👉***군간 차이 크기(MCID)*로 변경·적용**</u>한 것은 **고시된 심사 규정의 일방적 변경·일탈**에 해당.
    - 규정상 근거 없는 임의 변경은 **행정행위의 위법·취소 사유**에 해당 (행정절차법 및 대법원 판례 참조).

2. 행정절차법 위반

- 제 4 조(신뢰보호의 원칙):
  행정청, 식약처가 명시적으로 합의·승인한 심사 기준(WOMAC, VAS)을 기업이 신뢰하고 3상 진행 → 신뢰보호 대상.
  - 👉사후에 신청사에 불리하게 기준을 변경하는 것은 **신뢰보호 원칙 위반**.
- 제 21 조(이유제시 의무):
  - 반려 결정 시, 그 근거와 이유를 명확히 제시해야 하나, 사전에 합의한 기준과 다른 근거(MCID)를 제시했다면 **이유제시 하자의 위법**.
  - 👉대법원은 **절차적 하자만으로도 행정행위 취소 가능하다 대법원 전원일치** (예: 2007 두 15474 판례).

3. 약사법 위반

- 약사법 제 34 조:
  - 식품의약품안전처장이 임상시험 계획을 승인하며 임상시험 기준은 국무총리령에 따라 정해짐. 의약품 품목허가 심사 시, 객관적 기준과 절차에 따라야 함.

- 심사·의결 과정에서 임의로 기준을 변경하거나 👉 **사전에 식약처와 합의, 승인된 심사 주평가 기준을 무시하는 것**은 허가기준 위반 및 재량권 **일탈·남용**에 해당.

4. 국가공무원법 위반

- 제 56 조(성실 의무), 제 57 조(복종 의무), 제 59 조(친절·공정의 의무):
    - 공무원이 심사 과정에서 👉 공정하지 못하게 사전 합의 기준을 뒤엎고 새로운 기준, 군간 차이 크기 MCID 로 약심위원들을 유도, 반려 결정을 유도, **공정의무 및 성실의무 위반**.
- 제 78 조(징계사유):
    - 직무상의 의무 위반 및 👉 직권남용으로 공무원 징계 사유 해당.

5. 조인트스템 2025 반려 행정법적 위법 요약

1. **규정 위반**: 👉제19조에 따른 명문화된 심사 기준을 따르지 않고 MCID로 바꾼 것은 **첨단바이오의약품 심사규정 위반**.
2. **신뢰보호원칙 위반**: 기업은 WOMAC, VAS를 근거로 3상 수행 → 👉사후 변경은 신뢰보호 위반.
3. **이유제시 하자**: 반려 사유의 변경은 행정절차법상 이유제시 위반.
4. **재량권 일탈·남용**: 약사법상 의약품 허가 재량권을 벗어난 남용.
5. **공무원법 위반**: 성실·👉공정 의무 위반, 직권남용.

✅ 결론: <u>대통령님, 총리님, 보건복지위 의원님,</u>

👉<u>「첨단바이오의약품 품목허가·심사규정」제19조 위반, 행정절차법 제4조·제21조 위반, 약사법상 심사 기준 위반, 국가공무원법 성실·공정의무 위반</u>에 해당되는 위법 사건 소지가 보여지고 있습니다.

따라서 법률적으로 조인트스템 반려는 **위법·취소**되어야 합니다. 다중 법률 위반이 제기되는 반려처분에 대해, 신청사 알바이오측은 식약처를 대상으로 행정소송을 2025.09.11일 제기하였다고 밝혔습니다.

그럴듯해 보이는 FDA 영어단어 MCID를 회의록에 적어라.

04. 반려를 굳히기 위해,
용의주도하게 진행된

반려 조작 정황 (다).

<식약처가 사전 승인했던 3상임상 주主 평가
원래 기준 O: 통계적 유의성>:

3상 완료 사후事後에 뒤바꿔진, 2023& 2025 반려를
위해 이용된 임상유의성 부족, 허위 기준 X:

<그럴듯한 영어단어가 들어간 "MCID 군간
효과 크기"로 허가기준을 바꾼다>

본문에서 언급되는 모든 비판적 내용은 일반에 공개된 약심위 회의록과 관련 법규 검토를 바탕으로, 줄기세포치료제를 포함한 신약 심사 제도, 절차의 총체적 개선을 위함이며, 어떠한 경우에도 특정 기관이나 개인의 명예를 훼손, 모욕할 의도가 아님을 명확히 밝힙니다. 다중 법률 위반이 제기되는 반려처분에 대해, 신청사측 ㈜알바이오는 식약처를 대상으로 행정소송을 2025.09. 11 일 법원에 접수하였다고 밝혔으며, 본문에 담긴 저자 개인의 평가는 법적으로 법률기관에서 확정되는 사실 또는 향후 진행될 행정소송의 법률기관의 확정판결/판단을 대체하지 않습니다.

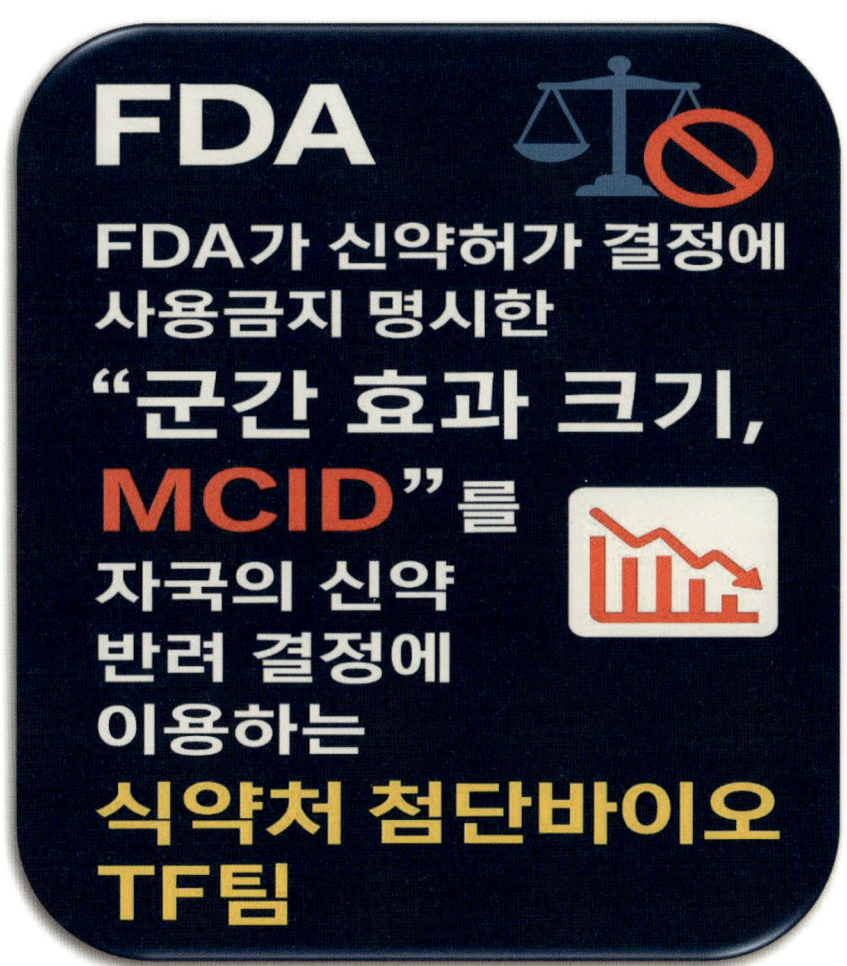

<대한민국 신약 심사-우리 국민 공익公益 위해 제보합니다>

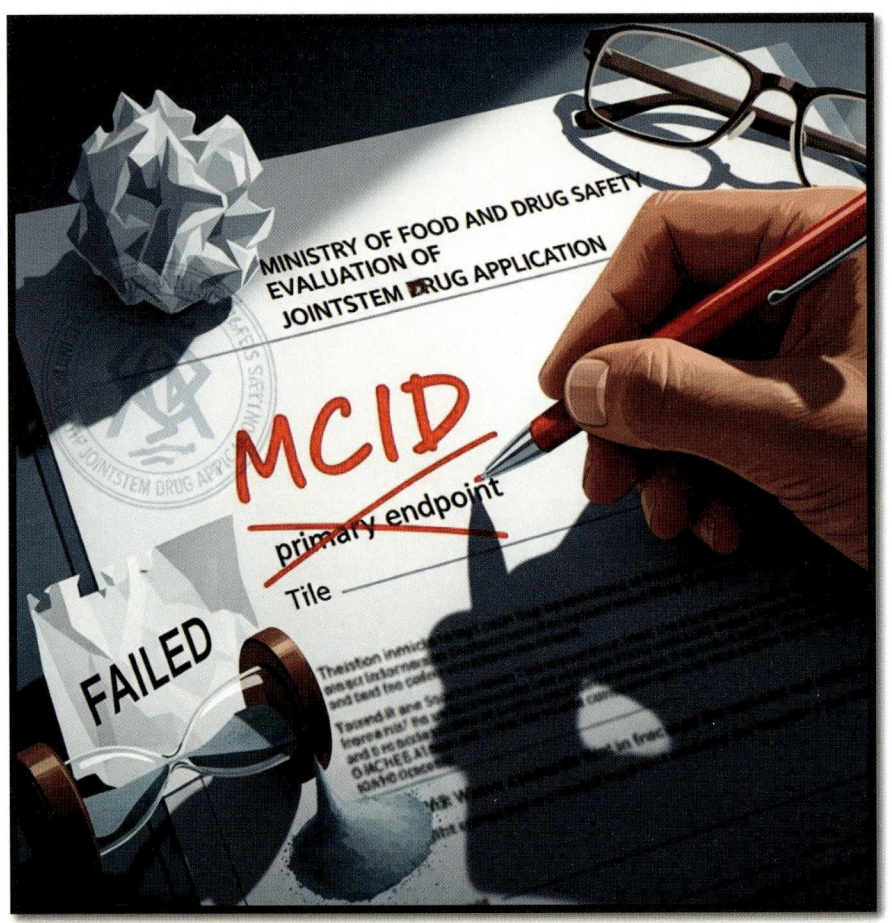

반려 조작: 그럴듯한 영어단어:
"MCID"를 약심회의때 이용하게 만들어,
조인트스템 반려시킨다.

대통령님; 국무총리님, 보건복지위 의원님 우리 국민의 공익公益을 위해 제보합니다.

1차 유효성 평가기준, 통계적 유의성을 👉 FDA가 신약심사 기준으로 사용하지 말라고 한, <군간 차이 크기 MCID>로 바꿔치기해서 자국 신약, JointStem 반려를 만들고 있습니다. 2023년과 2025년 반려 때 바꿔치기로 등장한 MCID가 약심위 논의를 어떻게 지배했는지 대통령실과 국무총리실에서 위법 사태 파악해서, 세부 위법 과정 보고받으셨는지요?

2023 약심위에서 바꿔치기된 허위기준 X: "*신청사가 설정한 MCID 군간 효과 크기*":

약심위원장: 👉임상유의성 있지 않은 것에 대해 발언해달라=>2023 약심위 3페이지의 짧은 회의내용 기록에 👉**허위기준 X: MCID, 총 7번이나 유의성 부족 기준으로 직접 인용, 이용되어**, 반려를 위한 핵심 논거로 약심위 반려 결정적 지배

2025년에 되풀이되는 위법 심사 약심위: 허위기준 X: "*군간 효과 크기, MCID는 임상적 유의성 판단 기준으로 신청사가 재설정한 기준*"
2025 약심위 4페이지의 회의록에 허위기준 X: "*군간 효과 크기, MCID*"
총 10번이나 약심위원들, 식약처 발언하여 2025 반려 역시 지배.

임상 유의성을 뒤집은 근거로써, 👉FDA 에서 사용금지한, 시험군, 대조군간 임상적 유의미성 차이율 (MCID)을 적용하는 중대 잘못을 범한 대한민국 중앙약심위 재심의 회의록" 이라고 2023.05. 24 일자 기사에 보도되었습니다.

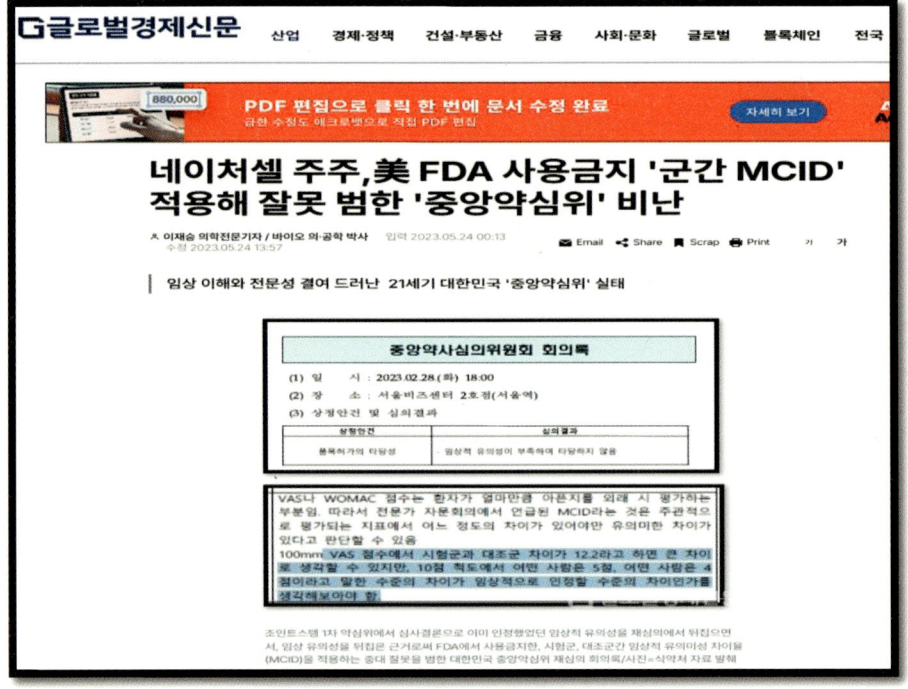

2023.05.24 일자 글로벌경제 기사는 2023 년 JointStem 반려가 환자 수 설정을 위한 군간 효과 크기를 MCID 로 적용하여 반려시킨 2023 년 반려결정의 근거가 잘못되었다고 보도하였습니다:

<출처:글로벌경제신문(https://www.getnews.co.kr) >

2023.05.24 일자 글로벌경제 기사는

👉 중앙약심위가 조인트스템 반려에 이르게 한 군간 차이율 (MCID), FDA 는 의약품 심사기준에 사용금지 할 것을 명시하고 있다,'보도했습니다.

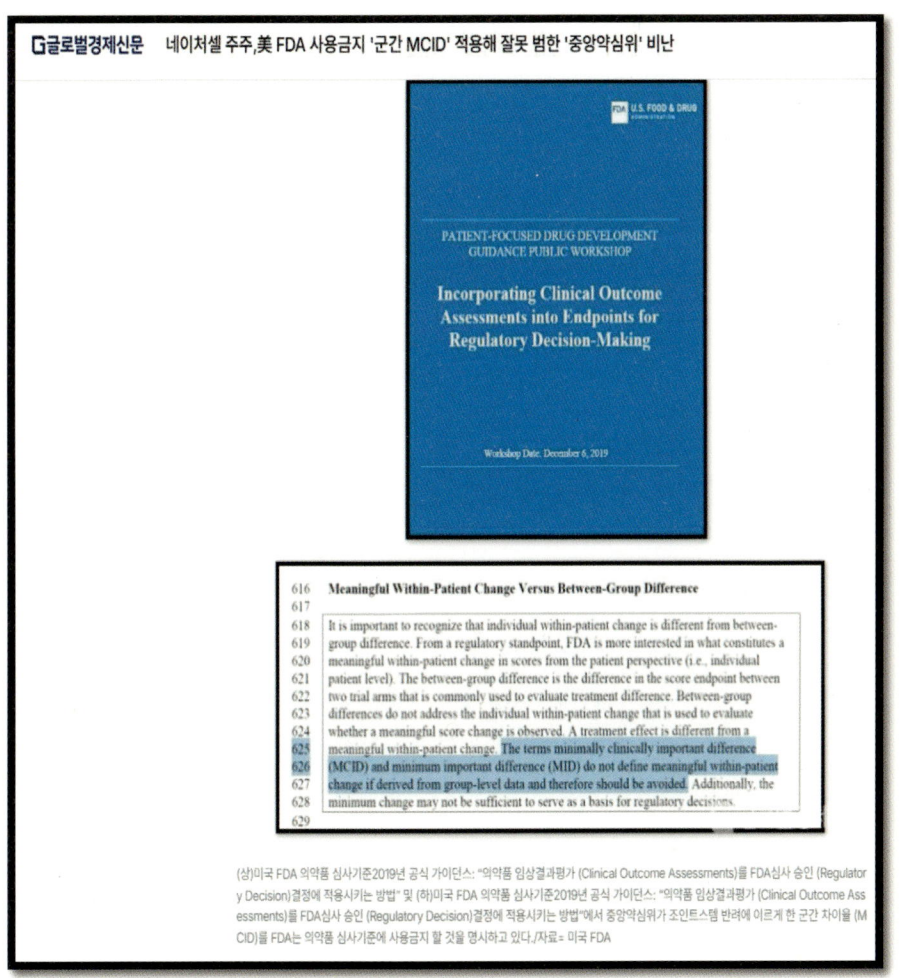

2023년 5월 **대한민국 신약 심사의 부정을 보고하기 위해**, 식약처장의 상위기관인 국무총리실 앞에 생업을 멈추고 나온 대한민국 국민들입니다. **신청사와 식약처가 합의했던 주평가 허가기준을 군간 차이 크기, MCID로 바꿔치기해서, 반려를 내린 식약처에 항의**하였습니다.

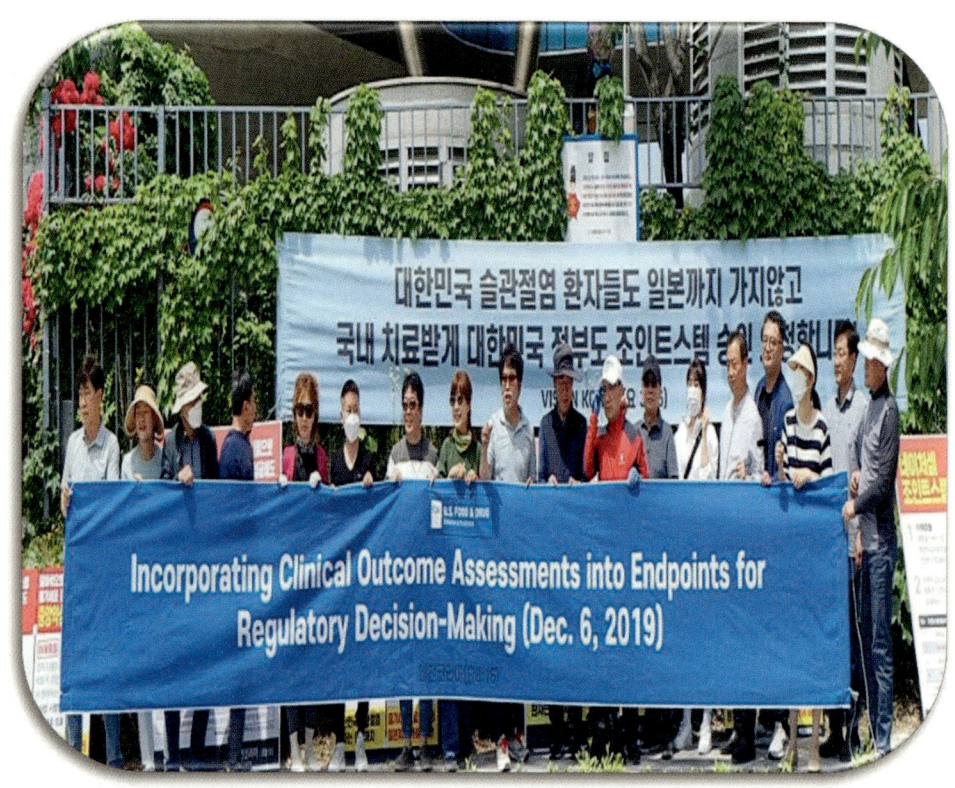

첨단바이오의약품 TF에, **허위기준 X: MCID 군간차이를 신약심사에 사용금지한 FDA 가이던스를** 한번만 읽어달라고 항의하였습니다.

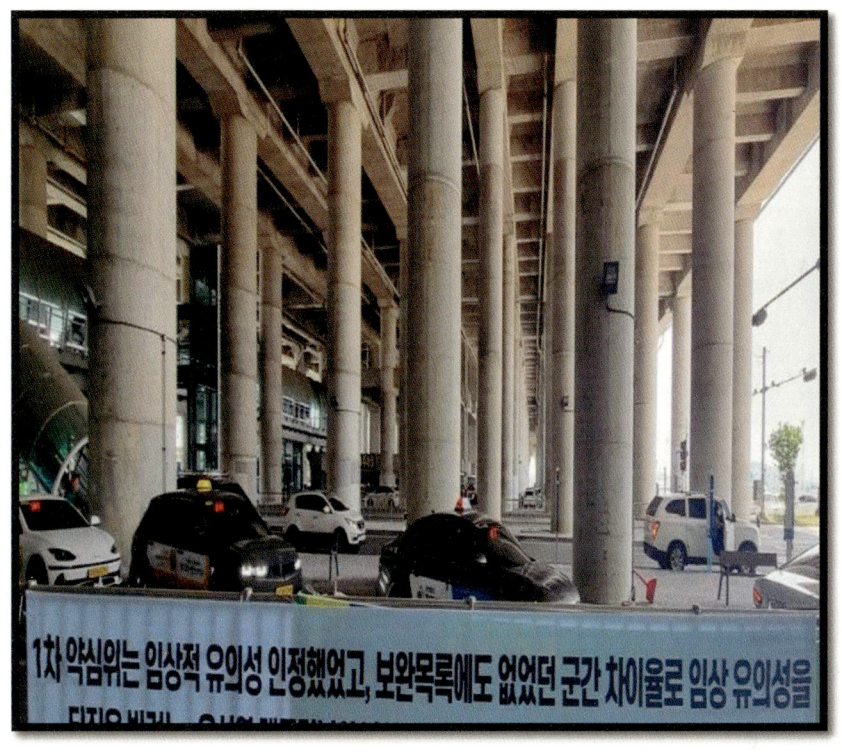

무너진 대한민국 신약심사, 👉 식약처가 위치한 오송시의 KTX 역에 **식약처가 임상** 3 상 사전 합의했던 주평가 기준을, 신청사와 협의없이 3 상 이후에 허위기준 X: 군간 차이 크기, MCID 기준으로 이용해 반려를 내린 것을 지적하는 현수막이 걸렸습니다.

FDA 가 3 상 성공결과를 인정한 자국 줄기세포치료제 JointStem 을 2023 년, 2025 년 두번이나 반려시키기 위해 사용한 "MCID, 군간 차이 크기"라는 기준은, 영어 단어를 사용하며 FDA 공식 심사기준인 것처럼 그럴듯하게 보이려는 의도가 엿보입니다. 따라서, MCID 표현이 원래 유래되었던 미국의 FDA MCID 에 대한 공식입장은 무엇인지 확인해 볼 필요가 있습니다.

美FDA는 하나의 기계적 수치에 불과한 군간 차이를 MCID로 설정해 허가기준으로 이용하지 말고, 환자치료에 필요한 질환의 1차 지표 평가에 집중하여 신약 허가 결정을 내릴 것을 FDA가이던스에 명기하고 있습니다

<대한민국 신약 심사-우리 국민 공익公益 위해 제보합니다>

FDA 공식 입장: "*군간 차이 2018 FDA 가이드라인 군간 차이 크기(between-group mean difference)는 시험군, 대조군 간 평균 점수 변화의 차이를 의미하며, 군간 차이 크기는 환자군 내에서의 임상적으로 의미있는 변화 차이를 설명하지 못한다.*"

JointStem 의 2023 년 반려와 2025 년 반려의 임상유의성 부족의 결정적 기준으로 사용된, 군간 차이 크기를 MCID 로 사용해서는 안된다고 FDA 가이드라인에 명기되어 있습니다.

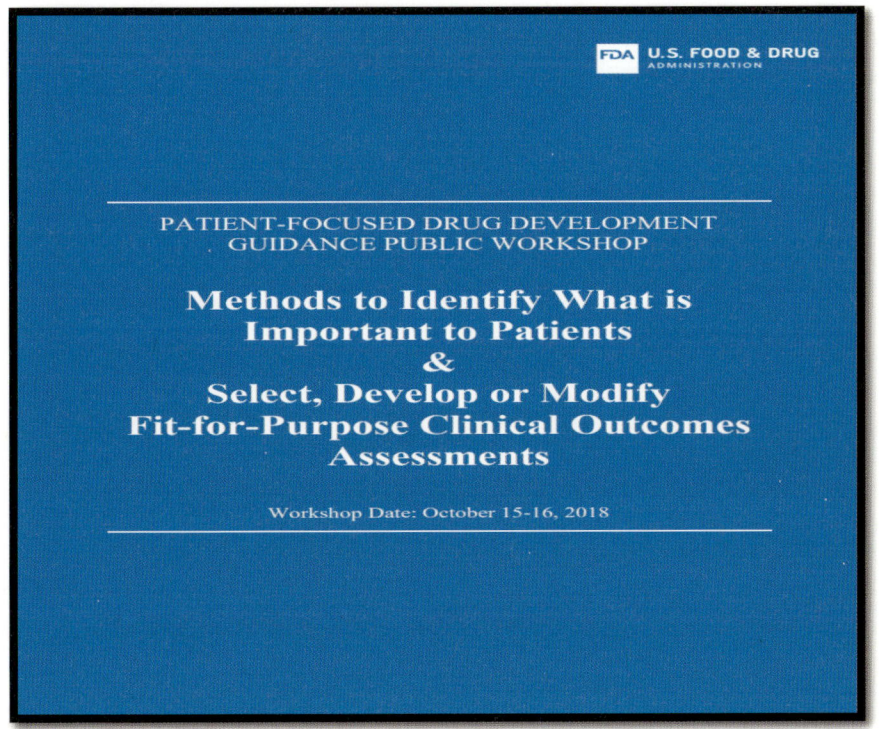

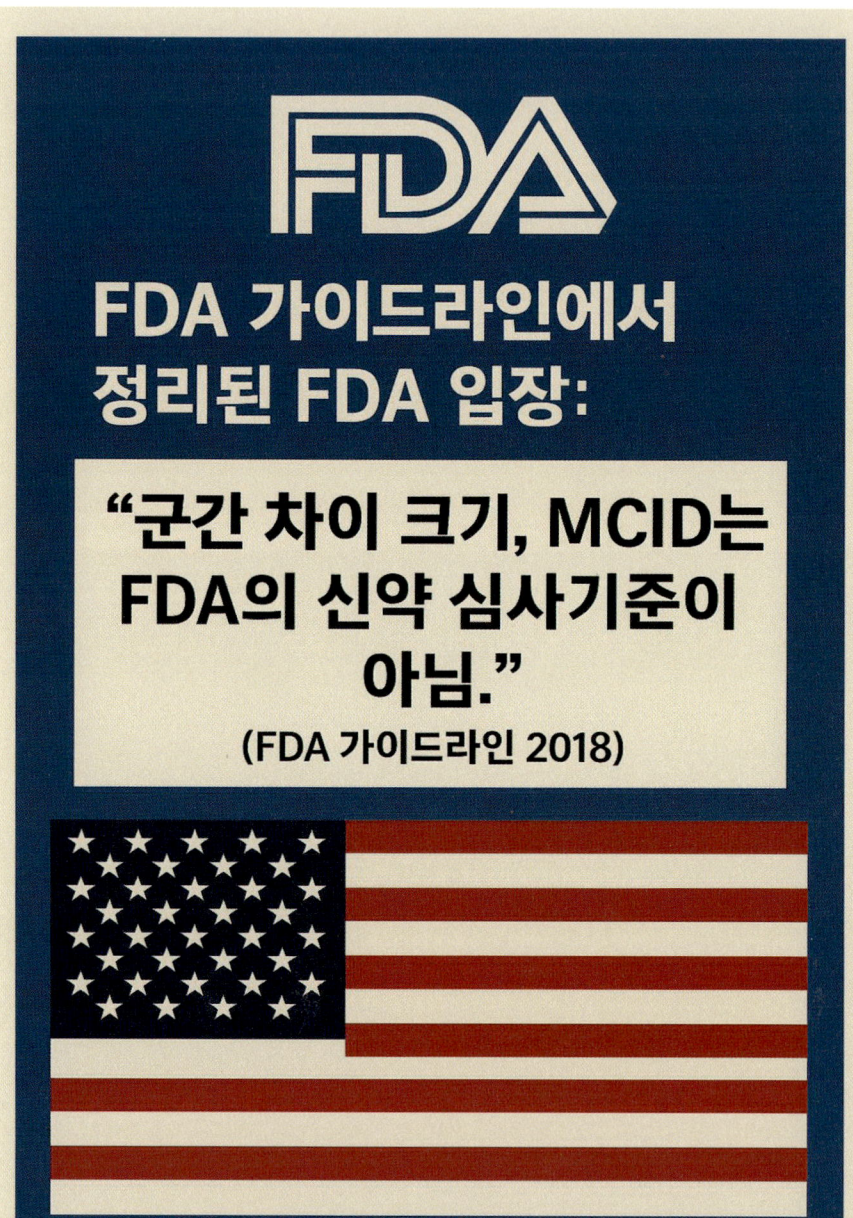

FDA의 2018년도 환자 중심 가이드라인: "환자에게 중요한 사항을 식별하는 방법: **(환자 치료) 목적에 적합한 임상 결과 평가**선택" 하는 👉 <u>FDA 가이드라인은 식약처/약심위가 사용한 허위기준 X: MCID, 군간 차이 크기를 신약 허가결정에 사용하지 말 것을 아래 명확히 밝히고 있습니다.</u>

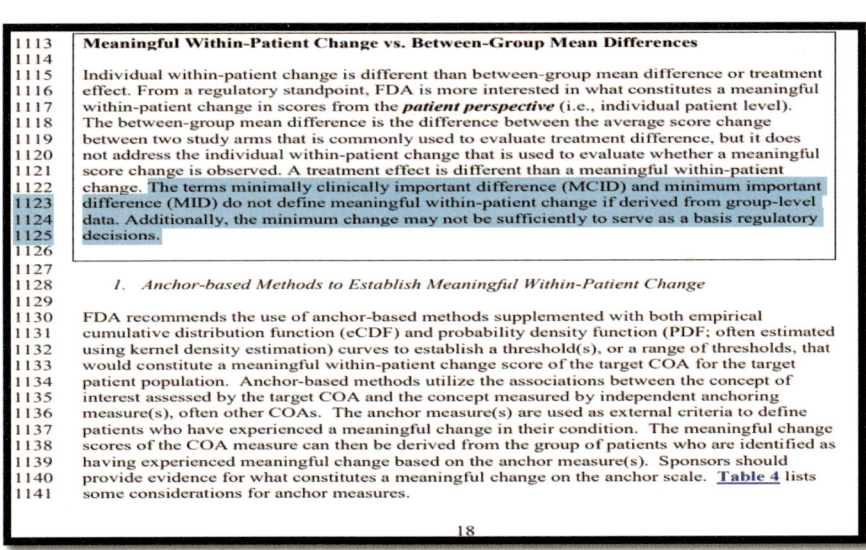

FDA 2018 환자 중심의 신약 심사 가이드라인: 그리고 FDA는 왜 허위기준 X: MCID 군간 차이를 신약 허가결정에 사용하지 말아야 하는지를 분명히 이유를 제공합니다.

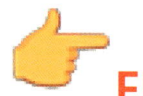 **FDA 입장:** "최소 임상적으로 중요한 차이(**MCID**, *minimally clinically important difference*)"라는 용어는 그룹, 군간 차이 크기에서 도출된 경우, 환자그룹 내 의미 있는 변화를 정의하지 못한다. 또한, 그 최소 변화는 규제 결정, 신약 허가결정의 근거로 삼기에는 적절/충분하지 않다."

> **FDA 2018 가이드라인**
>
> **MCID**
> (minimally clinically important difference)
>
> 라는 용어는 군간 그룹 차이 크기 데이터에서 도출된 경우, 환자군의 의미 있는 변화를 정의하지 못한다. 또한, 그 군간 차이 크기를 MCID로 신약 허가결정의 기준으로 삼기에는 적절하지 않다.

그러나 식약처는 첨단바이오의약품 심사규정에도 없고, **특별히**
FDA 는 허가결정에 사용하지 말라고 명시한, 바로 그 허위기준: 군간 차이 MCID 를 두번이나 이용해서 자국의 3 상성공한 줄기세포치료제를 반려시킨
정황입니다. 대한민국 국민들이 FDA MCID 사용금지 내용을 그대로 식약처에 적어준 현수막입니다. MCID, 군간차이크기를 FDA 와 반대방식으로 신약허가 결정에 적용시킨 식약처 첨단바이오 TF 에 MCID 사용금지의 FDA 허가기준을 알리고 있습니다.

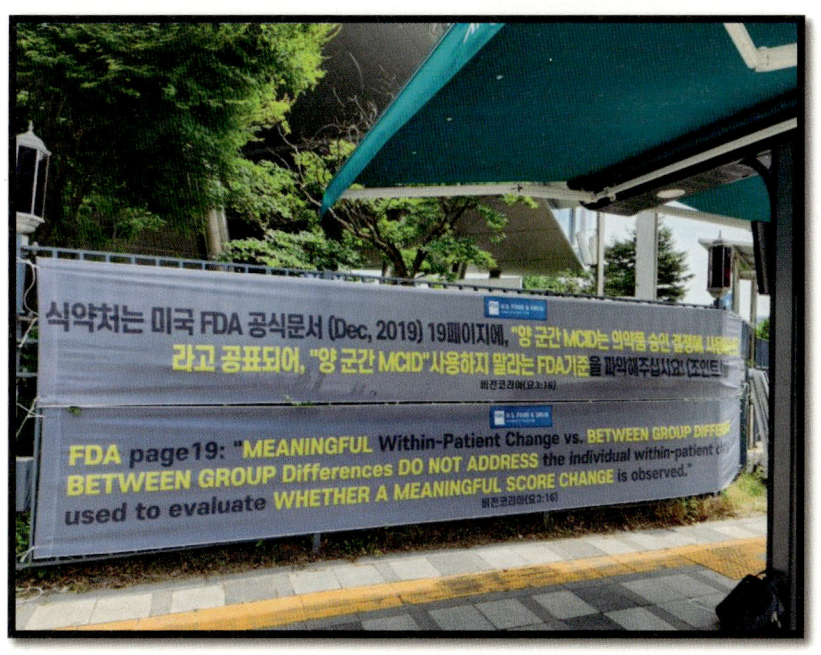

2023 년 5 월, 오송 식약처 길가에 **FDA 가 신약심사 기준으로 사용하지 말라고 한, 군간 차이 크기를 MCID 로**

이용해, 반려를 2023년 내린 것으로 보이는 식약처,

국민들이 FDA의 MCID 사용금지 내용 식약처에 알리고 있는 현수막입니다.

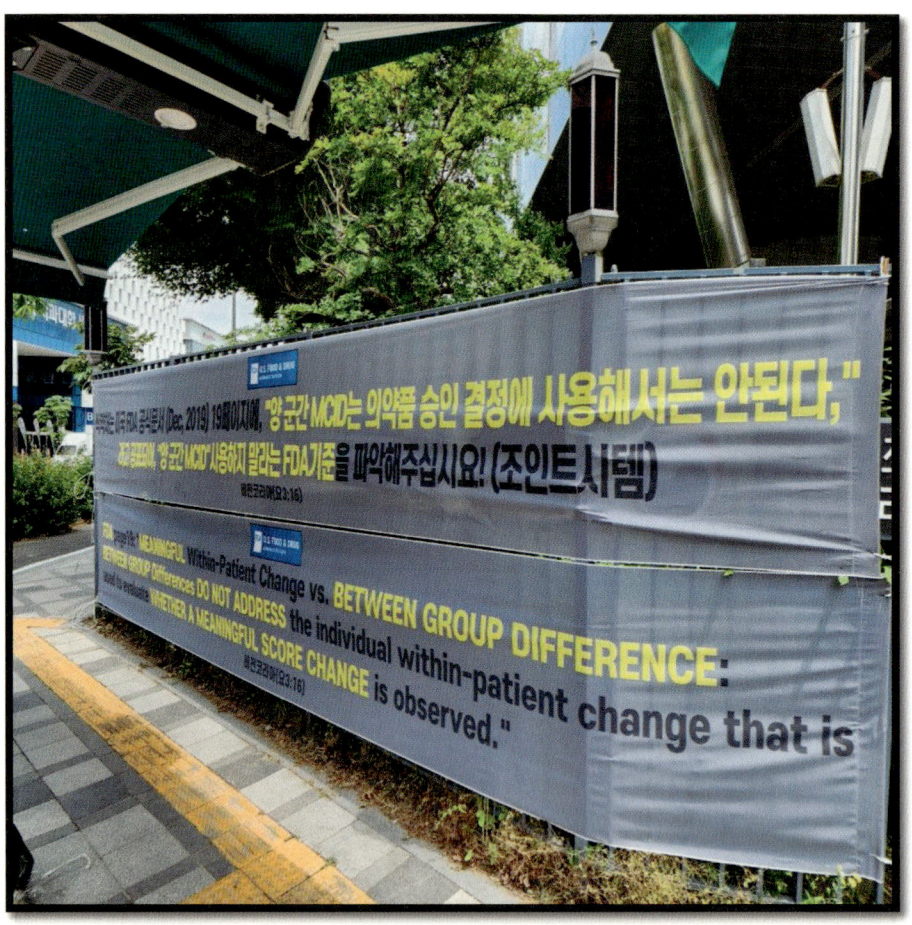

2023년 5월, 오송 식약처: **FDA**가 신약심사 기준으로 사용하지 말라고 한, 허위기준 X: 군간 차이 크기를 **MCID**로 이용해, 반려를 내린 식약처:

FDA 가 환자 수 설정에 사용되는 군간 효과크기를 허가기준으로 사용하지 말라고 하였습니다. 이 글을 읽으시는 일반 독자분들께서도 "환자 수 설정에 사용되는 군간 효과크기 MCID"라는 말만 들어도 하나의 기계적 숫자에 불과한 군간 차이크기가, 도대체 퇴행성 관절염 환자의 치료의 효과와 무슨 관계가 있느냐라는 질문을 하실 겁니다. 맞습니다.

바로 정확하게 이 이유 때문에, FDA 는 환자 수 설정에 사용되는 군간 효과크기 MCID 는 환자의 치료 결과와 직접적으로 연관성이 정립되지 않았기 때문에, 허위기준 X: **MCID 를 신약 허가기준에 사용하지 말라고 명기한다고 FDA 가이던스에 직접 기재하고 있습니다**.

👉 **FDA 는 기계적 수치에 불과한 군간 차이를 허가기준으로 잡을 게 아니라**, 신약이 투여된 환자군에서 일어나는 치료 효과의 전체적인 반응률 평가, 1 차 유효성 지표의 개선율, 인공 관절 수술건 수의 감소등, 환자치료에 의미있는 1 차 개선 지표 평가에 집중하여 신약 허가 결정을 내릴 것을 명기하고 있습니다.

실제로 FDA 는 신약심사를 환자 치료 결과 지표에 집중하여 FDA 심사와 FDA Drug Panel Review 가 진행됩니다. 그리고 **식약처 첨단바이오의약품 TF 도** FDA 가 군간크기를 신약허가 결정에 사용하지 말라고 했고, 왜 사용하지 말 것 까지도 FDA 가이드라인에 분명히 적었기 때문에 **모르지는 않았을 겁니다.**

👉 식약처 첨단바이오의약품 TF 는 FDA 가 2018 년 공표한 가이드라인을 모를 리 없는데, FDA 가 신약심사에 사용하지 말라고 한 허위기준 X: 군간

차이크기를 허가 기준으로 심사 가장 마지막 단계인
중앙약심위에서 사용하게 해서 반려에
이용했던 **특별한 이유**가
있었던 것일까요?

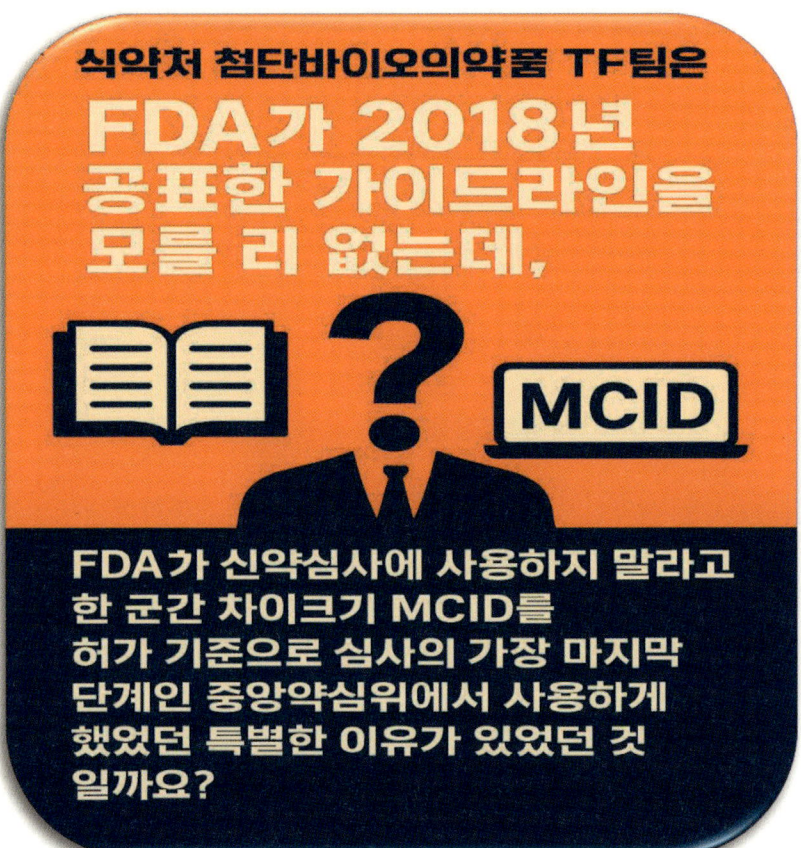

대한민국 신약 심사에서

MCID

라는 영어 단어를 약심위 회의에서 등장시켜 대한민국 식약처 약심회에 영어 단어가 그대로 기록되게 만들었을까요?

<대한민국 신약 심사-우리 국민 공익公益 위해 제보합니다>

- 영어 단어의 사용이 필요치 않은 대한민국 신약 심사에서 자랑스러운 한글을 내버려두고 국가기관이라는 식품의약품안전처에서 MCID 라는 영어 단어를 약심위 회의에서 등장시켜 그대로 기록되게 만들었을까요? MCID 에 대한 "임상적 유의미성 차이"라는 한글이 있는데도 말입니다.

- 한글이 있음에도, 그럴듯한 조금 유식해보이는 영어 단어를 대한민국 약심위에 등장시킨 것은, 약심위 심사에서 **사전事前**에 *식약처가 승인했고 신청사와 합의한 기준을* **사후事後**에 *바꿔치기하며 MCID 라는 영어단어가 들어간 제대로된 기준처럼 보이게 하려는* 의도로 보입니다.

- 👉사후事後에 바꿔치기 한 허위기준 X 에 "군간 효과 크기-MCID" 영어단어를 넣어서, 무엇인가 대단한 심사기준인 것처럼 보이게 하려는 대국민 신약 심사 fraud 쇼입니다.

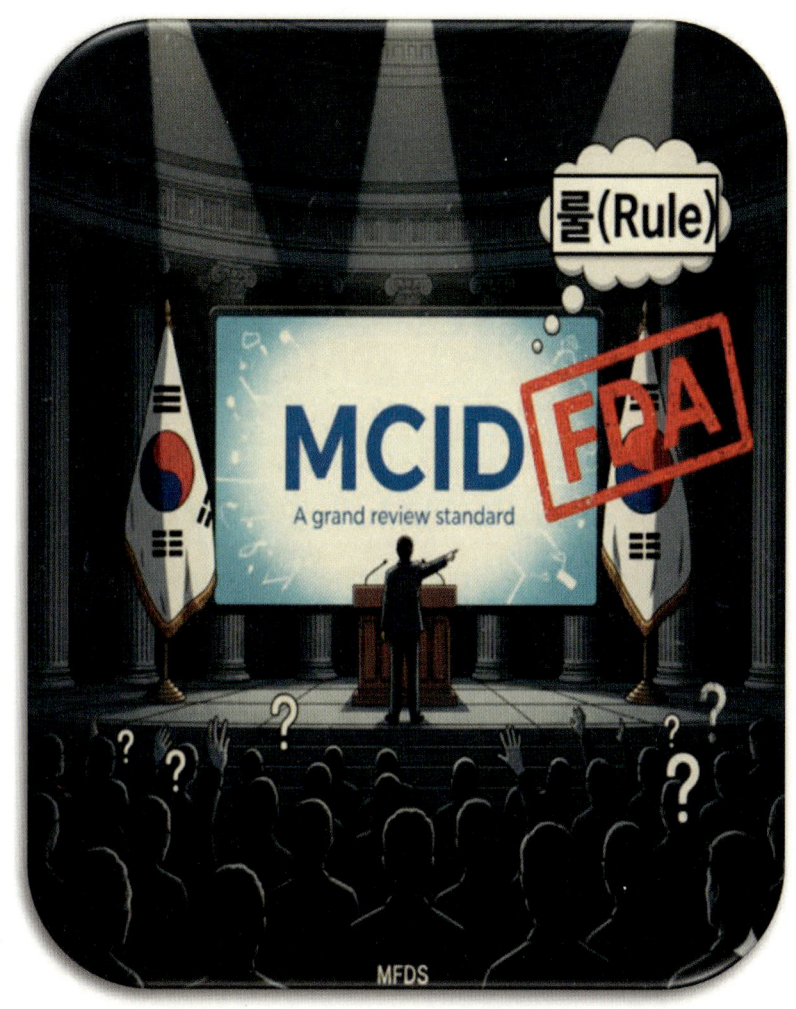

- 그런데, 정작 👉 FDA 가 신약 심사에 사용금지한 군간 차이 크기를 MCID 허위기준 X 로 적용하여, 청개구리처럼 사용했습니다.
- 이런 황당한 대국민 심사 fraud 가 21 세기 OECD 국가에서 벌여질 수 있다는게 가당키나 한 사건입니까?

정작 FDA가 MCID를 적용하지 말라고 했고, 신약 심사에 사용금지한 군간 차이 크기를 MCID를, **신약 심사에 사용금지한 군간 차이 크기를 MCID를, 청개구리처럼 거꾸로 신약허가 기준으로 사용했고,** 그것마저도 사전事前 식약처가 합의, 승인했던 1차 primary endpoint에서 3상 완료 事後에 등장시킨 MCID로 바꿔치기 해버림으로써 JointStem 반려를 시킬 수 있었으니,

- FDA 가 사용하는 영어 단어를 계속 사용하며 FDA 와 비슷해 보이려는 신약 심사 fraud 쇼를 했습니다.

이런 황당한 대국민 심사 사기극이 21세기 대한민국에서 벌어질 수 있는게 가당하기나 한 사건입니까?

<대한민국 신약 심사-우리 국민 공익公益 위해 제보합니다>

5 뒤바꿔치기한 기준은, 신청사가 효과 크기, 군간 차이를 임상 유의성 기준으로 신청사가 직접 설정한 것으로.

05. 반려를 굳히기 위한
멈출 줄 모르는
반려 조작 정황 (라)

3상 완료 사후事後에 주평가 기준을 MCID로 뒤바꾸기

+

그리고

허위 사실 슬그머니 덧붙여져 추가:

"신청사가 <MCID 군간 효과 크기>를
임상유의성 판단기준으로 직접 설정하였다"

반려에 용이하게 준비된 중앙약심위
Main Menu 세팅 끝, 조인트스템 Good bye.

본문에서 언급되는 모든 비판적 내용은 일반에 공개된 약심위 회의록과 관련 법규 검토를 바탕으로, 줄기세포치료제를 포함한 신약 심사 제도, 절차의 총체적 개선을 위함이며, 어떠한 경우에도 특정 기관이나 개인의 명예를 훼손, 모욕할 의도가 아님을 명확히 밝힙니다. 다중 법률 위반이 제기되는 반려처분에 대해, 신청사측 ㈜알바이오는 식약처를 대상으로 행정소송을 2025.09. 11 일 법원에 접수하였다고 밝혔으며, 본문에 담긴 저자 개인의 평가는 법적으로 법률기관에서 확정되는 사실 또는 향후 진행될 행정소송의 법률기관의 확정판결/판단을 대체하지 않습니다.

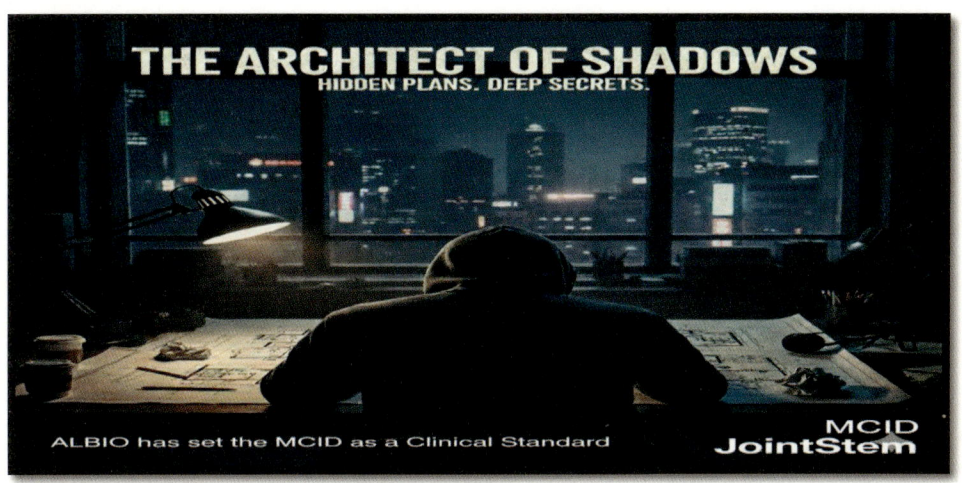

반려 조작:

MCID를 신청사가 임상유의성 판단기준으로 자체 설정한 것처럼 허위기준 X를 약심위원들이 믿고 발언할 때, 식약처는 침묵 유지: 신청사가 직접 설정한 기준에도 못 미친 것으로 약심위원들이 판단하여 반려 유도되는 동안 침묵한다.

<대한민국 신약 심사-우리 국민 공익公益 위해 제보합니다>

2023 조인트스템 약심위 - 허위 기준 심사 팩트체크

대한민국 첨단바이오 심사, 과연 공정했는가?

팩트체크 타임라인

2023.02.17
신청사가 설정한 MCID 기준 없음
— 신청사의 식약처 제출 보고서

2023.2.28
신청사가 MCID를 유의성 기준으로 설정했다고 허위 기준 주입
— 심사기준 조작

2023.2.28
신청사 자체 기준에도 미달 => 임상유의성 부족 결론, 반려의결
— 반려 도출 성공

신청사의 사실 무시 + 허위기준 주입 → 제작된 반려

위범성 분석

신청사 보고서 사실
↓ (무시)
약심위 허위 기준 주입
↓ (왜곡)
반려 기준으로 사용

→ 허위 기준으로 임상유의성 부족 결론

- **행정절차법 위반**
  제4조(성실·공정의무)
  제21조(청문·심사의 적정성)

- **약사법 위반**
  법적 근거 없는 허위 기준에 의한 심사

- **국가공무원법 위반**
  제56조 성실의무
  제57조 공정의무

- **재량권 남용**
  객관적 사실 증거에 반대해 허위기준 유도해 반려

허위 기준으로 임상유의성 부족 결론 내린 반려는 무효 법적, 절차적 위법이 명백하다.

👉대통령님, 총리님, 보건복지위 의원님, 이 수상한 조인트스템 반려를 조금 더 깊숙이 들여다보면, 금방 더욱 심각한 범죄 행위로 보여지는 정황이 드러나는 것이 파악됩니다.

➡️

2023 년 반려에서는 심지어 군간 차이 크기가 FDA 가 신약심사에 사용금지한 기준임에도 사용한 것 뿐만 아니라,

그 군간 차이 크기를 "*신청사가 직접 MCID 를 임상 유의성기준으로 설정한 것*"이라는 허위 **기준으로 발전시켜,** JointStem 의 약심위 반려 처리시킨 사실이 보여집니다.

대통령님, 총리님, 보건복지위 의원님, 3 상 완료 사후事後에 주평가 기준을 신청사와 합의, 논의없이 군간효과 크기: MCID 로 뒤바꿔치기 한 행위 자체는 (1) 절차상 행정절차법 제 4 조(신뢰보호의 원칙) 중대 위반 정황입니다.

<대한민국 신약 심사-우리 국민 공익公益 위해 제보합니다>

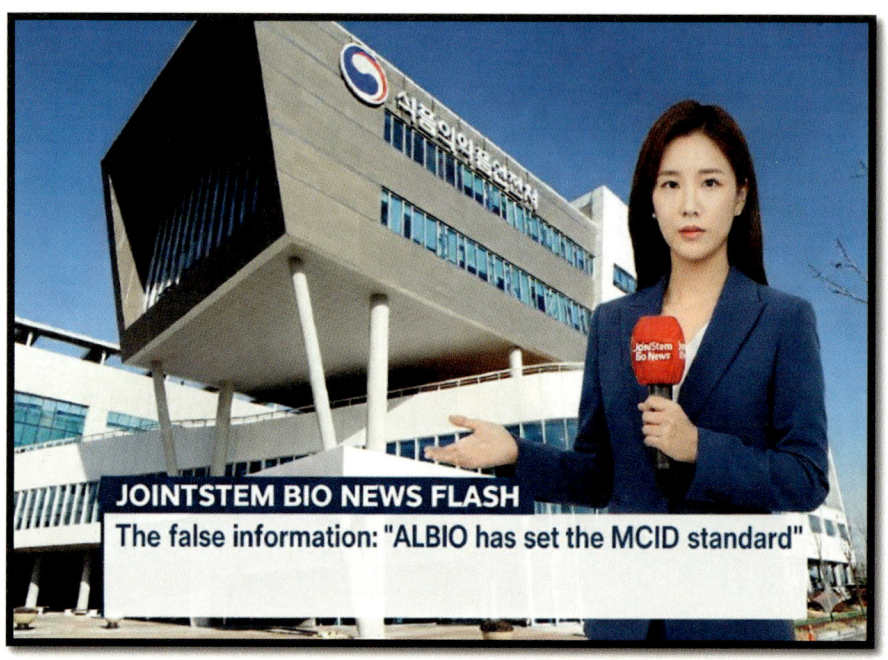

(2) 그 바꿔치기한 MCID 군간 효과 크기는 FDA가 신약심사 결정에서 사용금지한 기준인 사실은 파악하셨는지요?
(3) 또한 MCID/군간 효과 크기를 임상유의성 판단기준으로 신청사가 자체 설정하였다는 허위기준이 슬그머니 추가되었습니다.

"신청사가 유의성 기준으로 자체설정한 MCID를 충족 못한 것을 이유로 임상유의성 부족하다"라는 허위기준 X를 근거로 잘못된 판정들이 약심위에서 일어났습니다. 허위기준 X 때문에 2023년, 2025년 약심위 반려 의결된 사실을 대통령실, 국무총리실에서 사실대로 보고 받으셨습니까?

신청사가 설정한 유의성 기준이 아니다

2023.02.28 약심회의 이전에 알바이오가 식약처에 제출한 보고서에는

"Knee OA에서 MCID는 고정된 기준은 없으며"

라고 분명히 기록되어 있습니다.

신청사가 분명히 명시하여 식약처 제출한 2023.02.17 보고서를 무시하고, 신청사가 자체적으로 군간효과 크기를 유의성 기준으로 설정했다는 허위 기준 X 내용이 임상유의성 부족 결론을 위해 2023 약심위 및 2025 약심위에서 사용되었습니다.

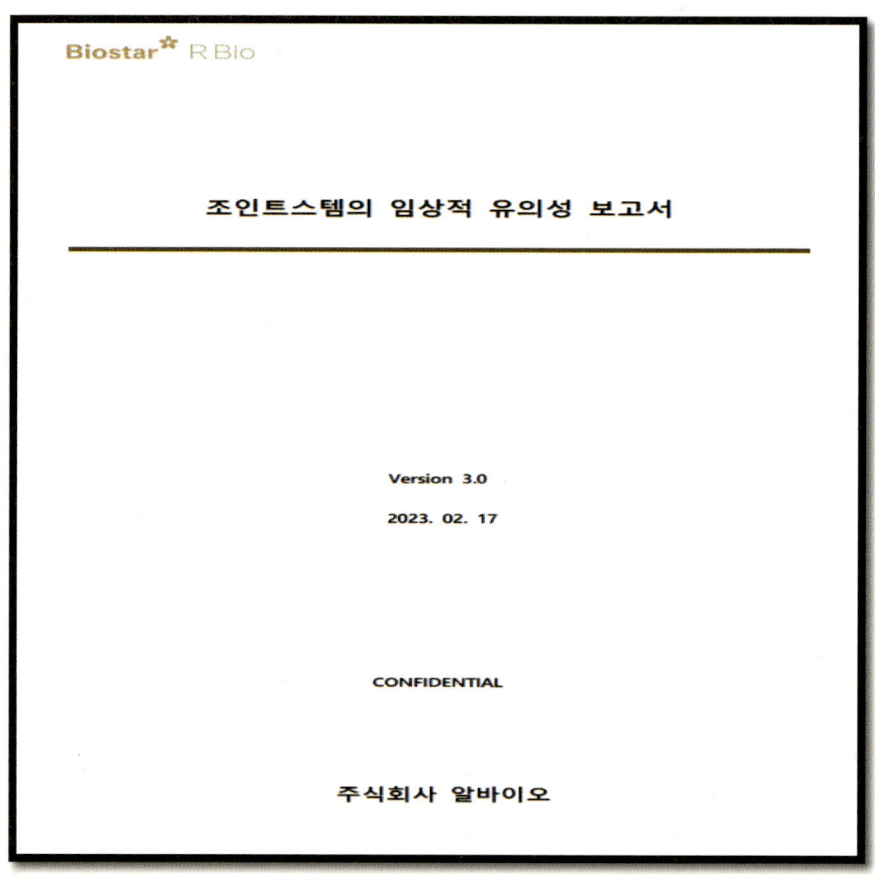

2023.02.17 일자 보고서로 2023.02.28 약심회의 이전에 신청사 ㈜알바이오가 식약처에 제출한 임상적 유의성 보고서입니다.

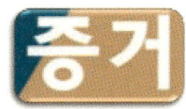

<대한민국 신약 심사-우리 국민 공익公益 위해 제보합니다>

Biostar R Bio

두 번째

두 번째로, 국내 3상 임상시험 결과에 중점을 두어 조인트스템을 투여한 군과 대조군 간의 WOMAC, VAS의 6개월 시점 결과에 대해 MCID(Minimally clinically important difference) 기준을 적용하여 치료군간 개선 효과 차이를 확인하여 임상적 유의성을 보여주고자 합니다.

참고로 Knee OA에서 MCID는 고정된 기준은 없으며, 아래와 같이 식약처에서 제안한 기준(아래 MCID 1)과 그 외 다수 논문들을 참고하여 본 조인트스템 3상 임상시험의 시험대상자(중증 무릎 퇴행성 관절염) 에 가장 적절한 적용 기준 몇 가지(아래 MCID 2), 3)선택하여 분석한 것입니다.

- MCID 기준
  3상 Protocol (N 산출)을 기준 근거로 할 때,
  1) total WOMAC (100점 기준) -15점 이상 감소, VAS -20점 이상 감소

  논문을 기준 근거로 할 때,
  2) total WOMAC (96점 기준) -9점 이상 감소, VAS -14점 이상 감소
  3) total WOMAC -33% 이상 감소, VAS -20% 이상 감소

1) 시험대상자 수 산정 시 고려한 기준을 적용한 Responder - 대조군간 비교
   3상 임상시험계획서에서 대상자 수 설정에 참고치로 설정한 WOMAC과 VAS의 효과차이를 MCID로 적용하였을 때(표 7), 시험군과 대조군의 대상자들의 투여 전후 변화량이 이 MCID를 기준 이상으로 감소한 시험대상자(Responder) 비율과 치료군간 차이를 검정한 결과, 조인트스템을 투여한 시험군에서의 Responder 수가 더 많이 나타났으며 이 두 군간에서의 Responder 는 통계적으로도 유의한 차이를 보여줍니다.

표 7. MCID 1) 기준 (3상 임상시험계획서 참고치)

	MCID reference
total WOMAC score (100점 기준)	-15
VAS score	-20

즉, 아래 [표 8]에서 알려주듯이 MCID를 확보한 시험대상자는 total WOMAC 의 경우 조인트스템 투여군 70명, 대조군 51명으로 두 군간 P-value는 0.0118이며, 통증 VAS 역시도 각각 77명과 58명으로 P-value 0.0112의 통계적 유의성을 나타내며 모두 대조군 보다 조인트스템 투여군에서 더 높게 나타났습니다.

특히나 3상 임상시험에서 1차 평가변수는 WOMAC과 VAS Co-Primary 로 디자인된 바,

[조인트스템]임상적 유의성_ver.3.0   Page 8/53

2023.02.17 일자 보고서에 약심회의 이전에 신청사 ㈜알바이오가 식약처에

제출한 보고서에는, "***Knee OA, Osteo Arthritis, 무릎 퇴행성 관절염 평가에서 MCID는 고정된 기준은 없으며***"라고 기록되어 있습니다.

신청사 알바이오는 "***퇴행성 관절염: Knee OA 에서 MCID는 고정된 기준이 없다***"고 식약처에 2023.02.17 일자 보고서에 밝혔습니다. 따라서 식약처에 제출한 보고서를 통해, 2023.02.28 약심회의 및 2025년 약심회의 이전에

"***신청사가 자체 설정한 MCID 임상유의성은 고정된 기준이 없다***"라는 사실을, 식약처에 분명하게 고지했습니다.

그리고 퇴행성관절염에 대한 확정된 임상 유의성 기준자체가 없으므로 식약처와 사전 합의, 승인된 통계적 유의성 기준으로 심사되어야 한다는 사실을 식약처 약심위 이전에 알바이오 신청사가 제출한

상기 임상 보고서로 식약처에 약심위 사전에 고지하였습니다.

그러나 "신청사가 자체 설정한 MCID 임상유의성은 고정된 기준이 없다"라는 사실을, 식약처 제출된 2023.02.17 일자 보고서에 분명하게 고지했음에도 불구하고, **2023.02.28 일자 약심위 회의에서는 " 신청사가 군간차이를 MCID 임상유의성 기준으로 설정했음"**이라며, 신청사가 설정했다는 허위기준 X 를 사용하여 반려시켰습니다.

<신청사 보고서 명시된 사실과 정반대의 허위 기준 사용하여 반려 정황: 2023 약심위 대한민국 신약심사-공익公益 제보>

- 약사법에 따라 식약처장이 승인했던 3 상계획의 허가기준 O 를 전혀 다른, 엉뚱한 허위기준 X 로 뒤바꿔치기 하여 반려처리 정황:

식약처장 사전事前 승인여부	약사법 34 조에 따라, 식약처장이 사전事前 승인했던 임상 주요 기준	약사법 34 조를 위반하여, 식약처장 직권 승인 사후事後에 식약처장의 변경 승인없이 반려返戾를 위해 심사 막판 뒤바꿔치기한 기준
기준	3 상임상 주주 평가,	엉뚱한

바꿔치기	허가 기준 O	허위 기준 X
기준	통계적 검정 유의성 만족해야한다.	군간 효과 크기를 <mark>신청사가 유의성 기준 MCID 로 자체 설정하였다.</mark>
법규 근거	약사법 제 34 조에 1 항에 의거, 식품의약약품안전처장이 직권 승인했던 임상계획의 주평가 기준 "통계적 유의성"은 식약처 자체 고시, 제 2024 - 59 호첨단바이오의약품 품목허가 심사 규정 19 조에 명기된 신약 허가 기준입니다.	신청사는 "<mark>군간 효과 크기를 유의성 기준 MCID 로 자체 설정한 바 없다</mark>"고 2023 약심회의 이전에 보고서 제출로 명식적으로 식약처에 알렸음에도 신청사가 설정한 기준이다라는 허위 논거로 2023, 2025 반려 제작 허위 기준 X 는 식약처장이 직권 승인했던 3 상 계획 임상 평가기준들에 없으며, 첨단바이오의약품 품목허가 심사 규정 및 식약처 고시 어디에도 찾아볼 수 없는 기준입니다. 조인트스템 반려를 위해, 3 상 임상 완료 사후事後에 품목허가 심사 최종단계, 약심위에 허위기준 X 를 갑자기 등장시킨 것입니다.

2023.02.28 조인트스템 약심위 회의록: *허위기준 X: 신청사가 군간차이를 MCID 임상유의성 기준으로 설정했음*"이라는 허위 기준을 적용하였습니다. "신청사 3 상결과가 자체 설정한 기준에도 못 미쳤으므로 반려한다"는 허위 논거가 반려에 결정적으로 그대로 적용되었습니다.

중앙약사심의위원회 회의록

(1) 일   시 : 2023.02.28.(화) 18:00
(2) 장   소 : 서울비즈센터 2호점(서울역)
(3) 상정안건 및 심의결과

상정안건	심의결과
품목허가의 타당성	- 임상적 유의성이 부족하여 타당하지 않음

(4) 참석자 현황
○ 생물-첨단바이오의약품 소분과위원회 구성원 11명(참석자 10명(영상 참석자 1명 포함), 불참자 1명), 외부전문가 2명
 - 식품의약품안전처 세포유전자치료제과 5명

(5) 진행순서
○ 상정 안건에 대한 설명 후 안건 심의
○ 회의록 공개 여부 의결 : 무기명 공개

(6) 참석자 발언 : 붙임 참고

2023 약심위 회의에서 약심위원들은 임상적 유의성 기준은 약심위원들(슬관절염 비전문가)이 아닌 적응증 질환 전문가 (정형외과 전문의)들이 결정해야 할 문제다라고 임상 유의성 판단기준을 정립하지 못했습니다. 그리고 아래 2023 약심위 회의록에서, 약심위원장으로 보이는 약심위원에 이끌리어 **MCID WOMAC 15 점, VAS 20 점을**

신청사가 설정했다는 허위 기준 X 에 근거하여 2023 년 반려 의결하였습니다:

	되는 것이 일반적임 또한, minimal clinically important difference 즉, 임상적 의미가 있다고 할 수 있는 최소한의 효과의 크기이며, 최소한 이 정도 이상의 효과는 보여야 환자가 개선되었다고 말할 수 있는 수치임
○○○	말씀하신 것처럼 MCID는 이 질환을 다루는 전문가들의 의견이 중요한데, 그것을 고려할 때 이 질환이 얼마나 중대한 질환인가, 이 치료에 얼마나 많은 비용이나 위험이 따르는가에 대한 고려가 있어야 함
○○○	신청 제품의 경우도 임상시험에서의 예상 효과차이를 WOMAC 15점, VAS 20점으로 설정한 것이, 그러한 MCID를 넘기 위한 차이를 위해 설정한 것으로 보임. 그런데 실제 임상시험에서 나타난 효과차이가 예상했던 효과 차이에 미치지 못하였는데 이 정도의 차이가 정형외과 측면에서 어떤 의미를 가지는지 의견주기 바람

2023.02.28 조인트스템 약심위 회의록 3 페이지, 약심위원장으로 보이는 위원: "신청사가 군간 차이 WOMAC 15, VAS 20 을 임상유의성 MCID 기준으로 설정했다"며 허위기준을 약심위원들에게 주입한 정황입니다.

"신청제품의 경우도 예상 효과 차이를 WOMAC 15 점, VAS 20 점으로 설정한 것이, 그러한 MCID를 넘기 위한 차이를 위해 설정한 것으로 보임."

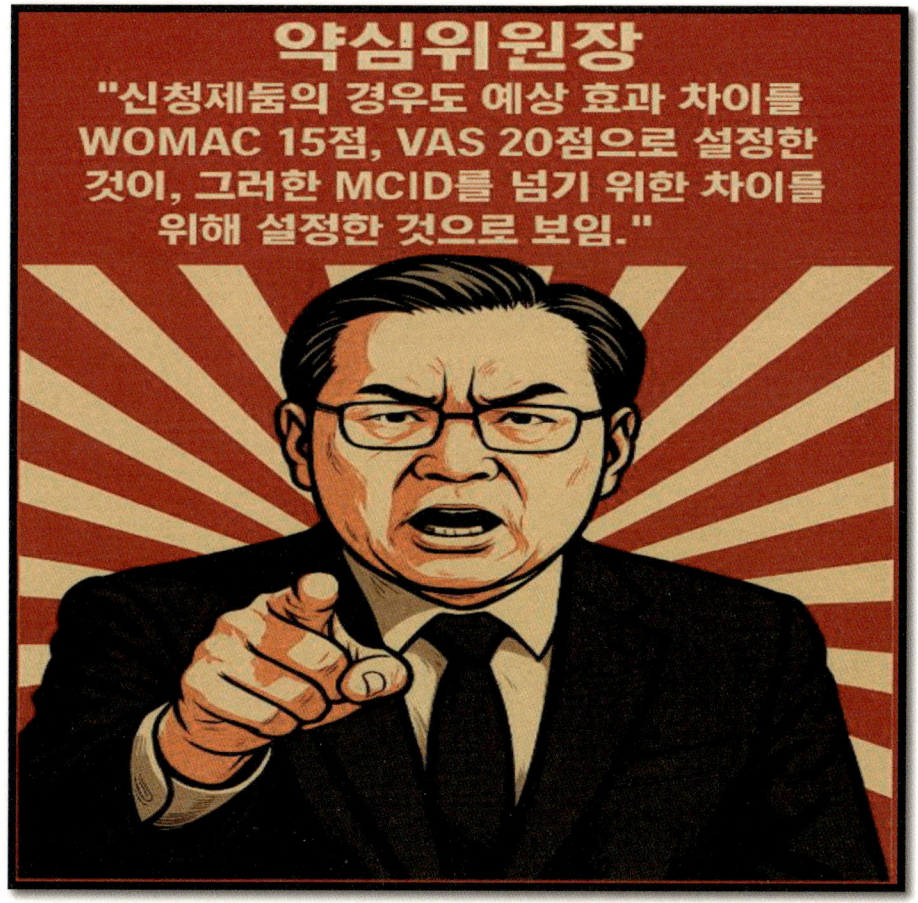

<대한민국 신약 심사-우리 국민 공익公益 위해 제보합니다>

그리고 해당 허위 기준에 근거하여 2023 약심위는 조인트스템을 반려 의결한 정황입니다.

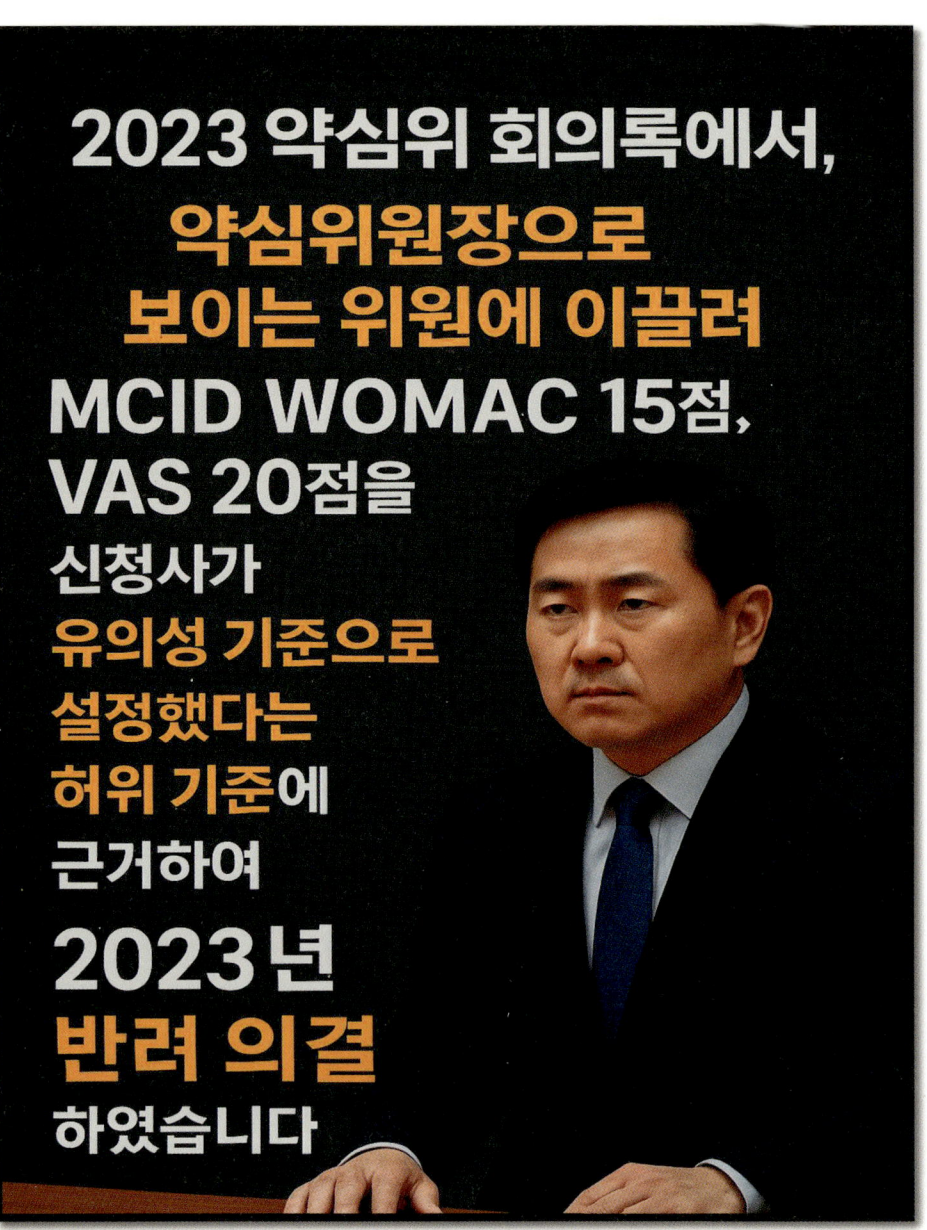

<대한민국 신약 심사-우리 국민 공익公益 위해 제보합니다>

2023 조인트스템 약심위 Fact Check

구분	날짜	제출/발생 주체	내용	비고
1	2023.02.17	신청사 → 식약처	「신청사가 설정한 임상유의성 MCID 기준은 없다」 명기된 공식 보고서 제출	객관적 문서 증거
2	2023.02.28	약사심의위원회(약심위)	"신청사가 군간차이(MCID)를 임상유의성 기준으로 설정하였다"는 정반대의 결론 사용	2/17 보고서와 모순, 허위 사실 인용
3	2023.02.28	약사심의위원회(약심위)	"신청사 자체 설정 기준에도 미달하므로 임상유의성 부족 → 반려" 결정	허위 기준 기반의 심사 정황
결과	2023.02.28	식약처/약심위	허위 기준("MCID 자체 설정")에 의거, 신청사 3상 결과를 부정하고 임상유의성 부족 결론 도출	법적·절차적 위법 정황

대통령님, 총리님, 보건복지위 의원님, 우리 국민의 공익公益을 위해, 2023 조인트스템 반려처리의 무더기 법률 위반 정황을 제보합니다:

1. 행정절차법 위반

- **제 4 조(성실·공정의무)**: 행정기관은 사실에 기초하여 공정하게 심사해야 하나, 신청사가 식약처에 제출된 2023/2/17 보고서를 무시하고 반대 사실을 인용하여 심사하였습니다.
- **제 21 조(청문·심사의 적정성)**: 사실 왜곡에 근거한 판단은 적정 절차 준수 위반입니다.

2. 약사법 위반

- 약사법상 심사기준은 과학적·객관적 근거에 기반해야 합니다.
- 신청사 제출 문서(2023/2/17 보고서)에 반하는 허위 사실("MCID 자체 설정")을 채택하여 반려 근거로 활용한 것은 법적 근거 없는 심사였습니다.

3. 국가공무원법 위반

- **성실의무(제 56 조)** 및 **공정의무(제 57 조)** 위반하였습니다.
- 객관적 증거 무시 → 특정 결론(반려)을 합리화하기 위한 허위사실 주입하였습니다.

4. 행정법상 재량권 남용

- 심사 권한은 재량이나, 객관적 증거와 반대로 허위 근거를 인용해 결론을 내린 것은 **재량권 일탈·남용**입니다.

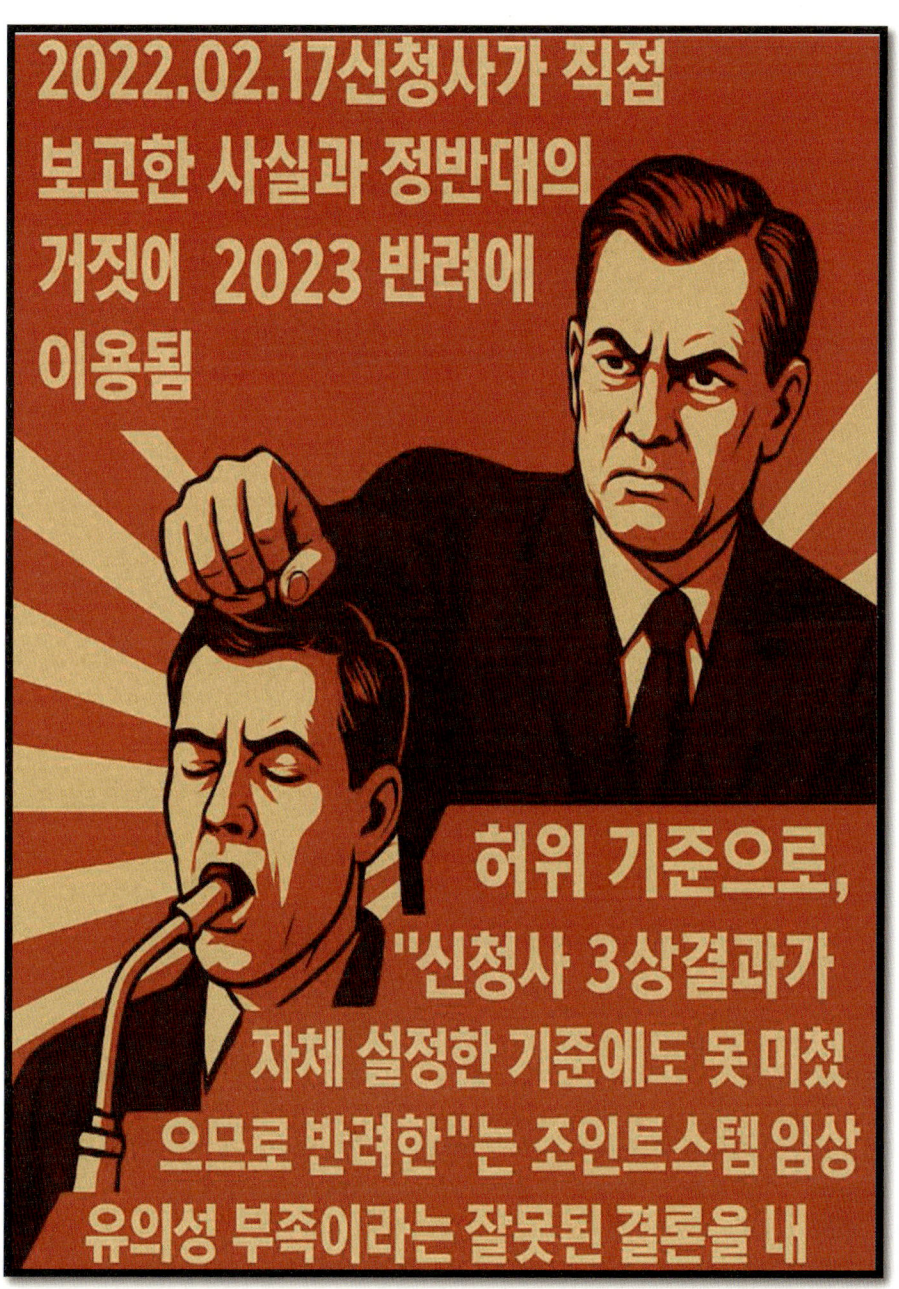

6   2023 임상유의성 부족 결론,에 이용된, 군간차이 MCID를 신청사가 설정했다는 허위 기준, 2025년 약심위원들도 이용하여 다시 반려시키려 할 때, 허위기준에 대한 침묵을 유지하라.

06. 반려를 굳히기 위한,
<허위 기준>에 대한 식약처의 절대 침묵, 절대 보안

반려 조작 정황 (마)

2023 임상 유의성 부족 결론을 도출한
"군간 차이 MCID를 임상유의성 기준으로 신청사가
직접 설정했다"는 허위기준 X

+

*2023 임상유의성 부족 결론을 2025 약심위원들에게
반복 강조하면, 2025 약심위원들이
2023 허위기준을 다시 인용할 때,*

"신청사가 임상유의성 기준 직접 설정했다"는
허위기준 X 발언될 때, 식약처 약심위 참석자 5명은
절대 침묵, 철통 보안 유지한다.

본문에서 언급되는 모든 비판적 내용은 일반에 공개된 약심위 회의록과 관련 법규 검토를 바탕으로, 줄기세포치료제를 포함한 신약 심사 제도, 절차의 총체적 개선을 위함이며, 어떠한 경우에도 특정 기관이나 개인의 명예를 훼손, 모욕할 의도가 아님을 명확히 밝힙니다. 다중 법률 위반이 제기되는 반려처분에 대해, 신청사 ㈜알바이오는 식약처를 대상으로 행정소송을 2025.09. 11 일 법원에 접수하였다고 밝혔으며, 본문에 담긴 저자 개인의 평가는 법적으로 법률기관에서 확정되는 사실 또는 향후 진행될 행정소송의 법률기관의 확정판결/판단을 대체하지 않습니다.

그렇다면 대통령님, 총리님, 보건복지위 의원님,

2025.06.24 일 약심위에서는 2023.02.28 약심위에서 반려를 위해 이용된 "신청사가 군간차이를 임상유의성 MCID 기준으로 설정하였다"는 허위 기준 X: 식약처가 약심위원들에게 2025 약심위 회의 이전에 시정해서 2025.06.24 일 약심위를 열었을까요?

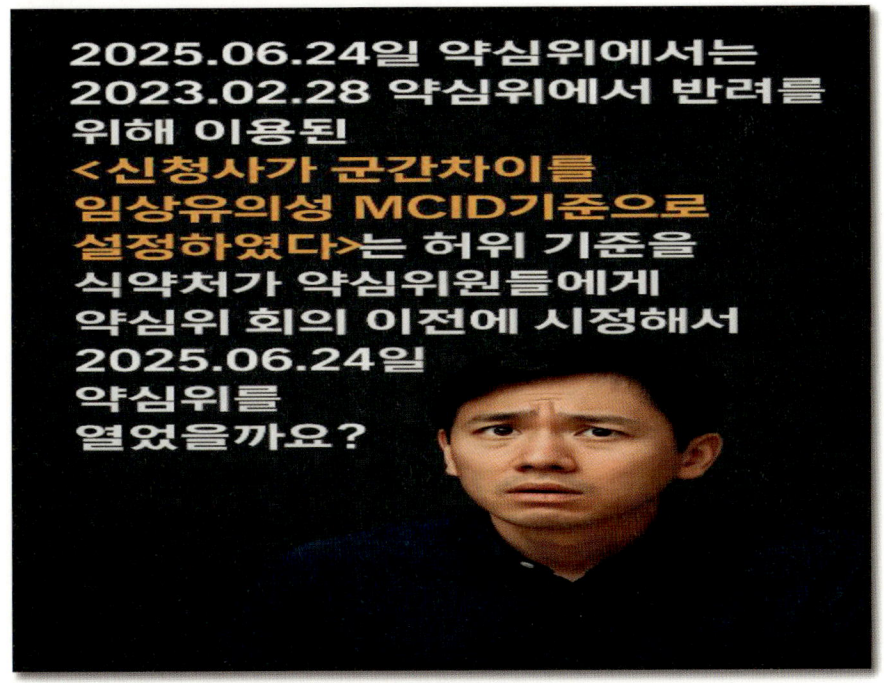

결론적으로 식약처는 2023 허위기준 X 를 시정하지 않고, 2025 약심위를 그대로 진행시킵니다.

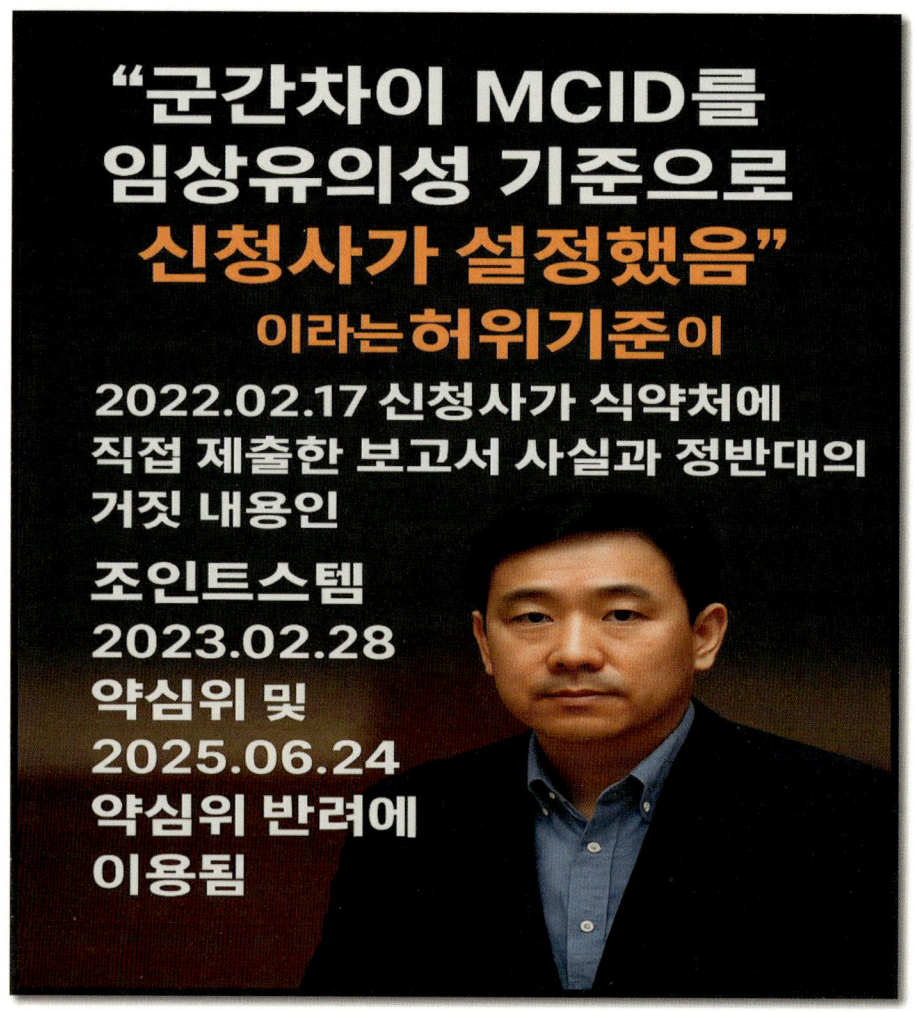

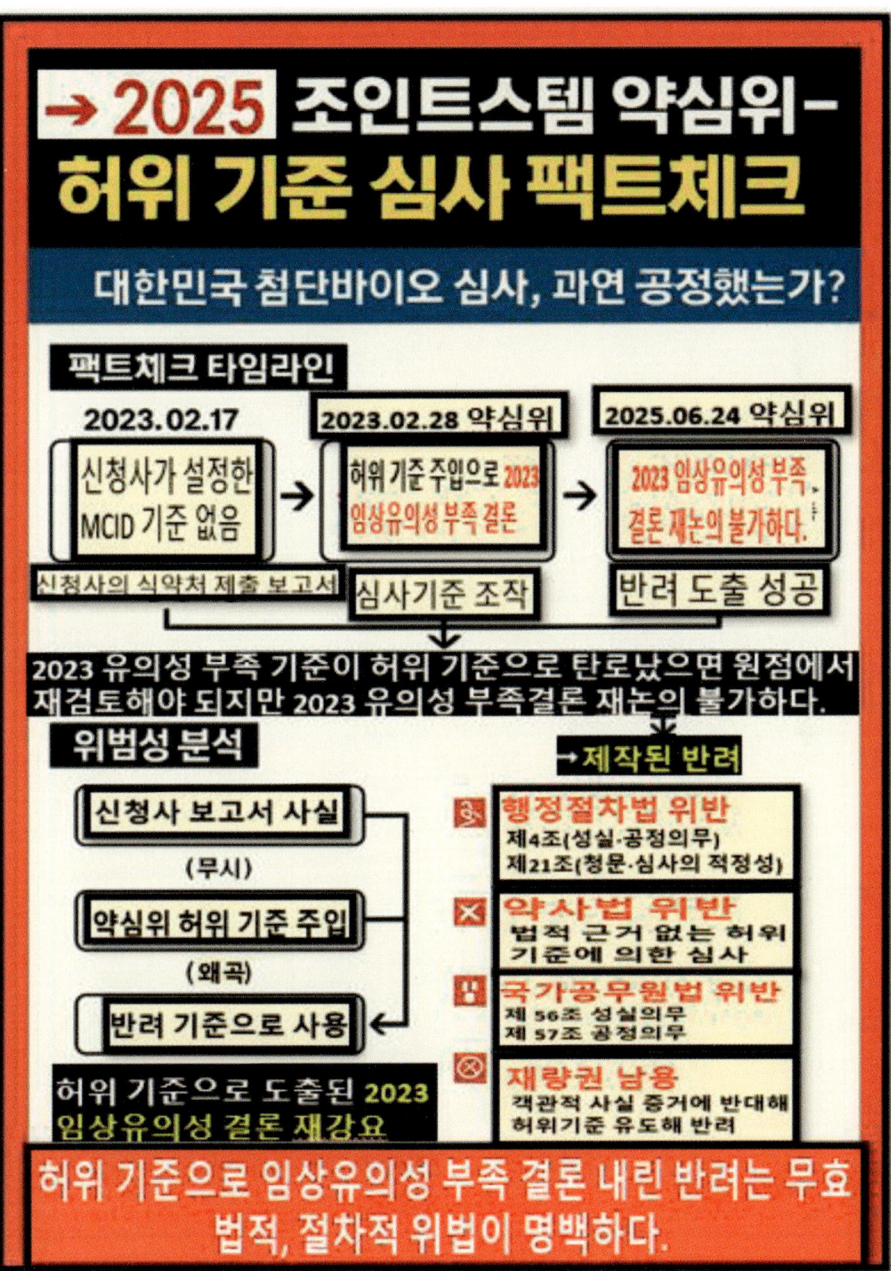

2025 조인트스템 심사의 위법 실태 정황 보고합니다.

단계	사실관계 행위	적용 법령·판례 (정확 조문)	위법 정황	위법 정황 증거	법적 효과·구제수단
1. 심의 초반	위원 3인 "임상유의성 있음" 발언으로 정상적 심의 개시	—	정상 절차 출발	회의록/녹취 (초기 발언 시점)	—
2. 식약처 즉시 개입(발언①)	"이미 유의성 부족 결론, 재논의 불가" 취지로 범위 좁힘	**행정절차법 제21조(사전통지)·제22조(의견청취—청문)·제27조(의견제출)**: 불이익 처분 전 통지·의견청취·의견제출 보장 의무.	아직 처분 전임에도 **결론 고착 유도**로 실질적 의견청취 무력화 → **절차 공정성 침해**	발언 원문, 진행 발언 타임라인(초반부터 '재논의 불가' 고지)	절차위법은 **처분 취소사유**가 될 수 있음(의견청취 생략 예외 엄격).
3. 위원 태도 변화	다수 위원, "신청사가 재설정한 유의성 기준" 전제로 부정 전환	**행정절차법 제23조(처분의 이유제시)**: 사유·근거 명확 제시 의무(사후 번복·불명확 금지)	**결론 유도**로 독립 심의기능 약화 → **재량권 일탈·남용** 위험	위원 발언 변화 전후 대비표, 내부 보고 메모	재량 남용 판단 참고 판례(사유 구체성 부족시 위법).

- 272 -

단계	사실관계 행위	적용 법령·판례 (정확 조문)	위법 정황	위법 정황 증거	법적 효과·구제수단
4. 허위 기준 X 지속	"WOMAC 15·VAS 20 = 신청사 유의성 허위기준"을 계속 전제	행정절차법 제33조(증거조사—청문 맥락): 사실 확인 노력·자료 요구의무 취지 / (청문 미실시여도 사실확인의무는 행정절차 전반 목적에서 요구됨)	사실 오인 상태 고착 → 근거 흠결 처분 위험 (객관적 사실과 불합치)	회의자료 대비 신청사 제출자료 해당 기준 '부존재' 표시, 사전 승인 임상계획서 (Primary Endpoint)	사실오인·사유불비는 취소사유
5. 신청사 청취 (직접 확인)	신청사: "MCID 유의성 기준 자체 설정 유의 기준 없음" 공식 진술	행정절차법 제21·27·23조: 사전통지·의견제출·사유 명확화로 '정정된 사실'을 반영해야 함.	허위 기준 X 전제 붕괴 → 심의 방향 재설정 필요	신청사 진술 영상·회의록, 질의응답 기록	이후에도 반영하지 않으면 ·적법절차중 대한 하자
6. 식약처 침묵·정정 불이행	직원 5인, 허위 인지 후에도 즉시 정정 불이행	행정절차법 제23조(이유제시):사실 관계와 법적 근거의 명확성·충분성 요구 / 제21조 사전통지 취지(정확 사유 통지·변경 시 재고지)	허위 사실 방치 = 신의성실· 공정성 훼손, 심의 왜곡 지속	직원 발언 부재 타임라인, 위원 정정요청 기록	절차하자 **중대** 평가 요소(취소사유 강화)
7. 뒤늦은	"신청사가 기준 정한	행정절차법 제23조: 처분 사유와 근거의	허위 주입 사실상	정정 발언 원문, 정정	하자 **치유** **곤란**(이미

단계	사실관계 행위	적용 법령·판례 (정확 조문)	위법 정황	위법 정황 증거	법적 효과·구제수단
부분 인정	것 아님" 사후 인정	일관성 요구(사후 번복 금지 취지).	자인 → 그동안의 심의 편향성 드러남	시각 대비 이전 발언	심의 왜곡 진행)
8. 식약처 발언②(허위 해명)	"2023 반려 사유는 WOMAC/VAS가 아니라 '전문가 종합논의 다른 기준' 때문"이라 재설명(회의록과 모순)	행정절차법 제 23 조: 처분사유 **구체·명확** 제시, 모순·번복 금지(판례 취지)	사유 모순·불명확 = 위법 / 사후 사유 추가·변경 시 엄격	2023 회의록 대비 발언	**사유불특정· 사유번복 →** 처분 취소·무효 근거 강화
9. 최종 9:1 반려 유도	과거 유의성 부복 결론 "재논의 불가" 프레임 유지, 부정 발언 집중	행정절차법 제 22·27 조: 실질적 의견청취·제출 보장 / 제 21 조 사전통지 준수 / **국가공무원법 제 56·57 조**(성실·합법복종) / **직권남용 전합체 취지(2018 도 2236):** 권한을 이용한 부당한 강제·개입의 한계 지적	**독립 심의 기능 상실, 결론 강요 = 재량권 일탈·남용 / 공무원 성실의무 및 합법적**	표결 직전·직후 발언, 표결지, 반대의견서 유무	절차·사유 하자 중첩 → **취소사유**

단계	사실관계 행위	적용 법령·판례 (정확 조문)	위법 정황	위법 정황 증거	법적 효과·구제수단
	→ 9:1 반려		명령 범위 일탈		

2025 약심위 회의록을 검토하면 우선, 약심위 서두에 3명의 약심위원들이 **JointStem의 임상유의성 있다고 허가 타당하다는 발언**들을 내놓자,

👉 **식약처가 그 즉시 개입하여 제지하며, 식약처가 약심위의 독립성을 훼손한 업무방해 행위** 정황이 드러납니다. 2025 3명의 약심위원들이 조인트스템 임상 유의성 있다고 발언하자, 식약처는 조인트스템 허가로 이어지는 심사흐름을 의도적으로 끊기 위해 즉각 개입하여, 조인트스템의 긍정적 평가 발언을 반대하였습니다.

중앙약사심의위원회 회의록

1. 일　　시 : 2025. 6. 24.(화) 16:00 ~ 18:30
2. 장　　소 : 비즈허브 서울센터 회의실
3. 상정안건 및 심의결과

상정안건	심의결과
세포치료제 품목허가의 타당성 여부 1. 품목허가 재신청 자료의 타당성 2. 품목허가의 타당성	품목허가 재신청 시 제출한 자료는 최초 품목허가 신청의 반려 사유인 임상적 유의성 부족에 대한 보완자료로 타당하지 않으며, 따라서 품목허가는 타당하지 않음

4. 참석자 현황
   ○ 첨단바이오의약품 소분과위원회 구성원 12명 중 10명 참석(불참 2명)
   　　* 식약처 (5명) 배석

식약처	12명 중 10명 출석으로 의결수 충족 및 회의 시작 알림
○○○	직무윤리서약서 5번 사항 언급. 해당 사항이 있는 분은 알려주시기 바람
○○○	해당 없음
식약처	안건 관련 업체의 의견 진술 신청이 있었으며, 위원님들의 동의하에 의견 청취 가능함을 안내
○○○	안건에 대한 제안 설명을 들은 후 업체 의견 청취에 동의
○○○	안건에 대한 식약처의 제안 설명 요청
식약처	제안 사유 등 안건 설명
○○○	125명에게 시험약을 단회투여한 후 24주째의 유효성 결과 및 장기추적 관찰 결과를 보면 시험약의 효과가 일관성 있게 나타남. 최초 품목허가 신청 및 재신청 모두 유의성 판단기준을 만족하지는 않았으나, 통계적 관점에서 유효성 결과 분석 시 사용한 LS mean은 보수적인 접근으로 업체에서 추가로 제시한 참고자료 등을 감안 시 군 간 WOMAC 차이값은 임상적 유의성의 경계(border line)에 있다고 판단되며 VAS 차이값 또한 의미가 있음
○○○	3상 임상시험에서 시험약의 효과가 통계적 유의성이 있었으며 3년 장기 추적 결과에서 연골결손면적 감소 등 여러 자료들을 고려 시 시험약의 효능은 있다고 판단됨. 해당 질환은 장기추적 연구 시 대다수 공개 임상으로 진행되며, 이러한 추가 data의 인정 여부가 중요하다고 생각됨. 임상적 유의성보다 관련 규정 및 임상시험계획서 준수 여부를 판단하고 이에 따라 해당 data를 인정할 수 있는지 논의하는 것이 필요함
○○○	장기추적 결과의 평가방법에 대한 객관성 확인이 필요함. VAS는 굉장히 주관적인 평가변수로 임상적 유의성 입증에 부적합하다고 판단됨. 사후 분석 수행 인정 여부는 논의가 필요해 보이나, 제시된 결과만을 봤을 때 시험약 투여 시 효과 차이가 나타났으므로 효과성은 인정된다고 판단됨
식약처	2차 평가변수, 장기추적 결과 등은 참고자료로 해당 결과만으로 효과성을 판단하지 않음. 3상 임상시험 결과는 최초 품목허가 신청 시 이 정도의 효과 차이는 임상적 유의성이 부족하다고 당시 전문가 회의와 중앙약심에서 이미 논의되어 반려처리되었음. 이번 회의는 지난번 심의 결과의 인정 여부를 재논의하는 자리가 아니며, 신청사가 해당 품목을 재신청하면서 제출한 자료가 반려 사유였던 임상적 유의성 부족에 대한 보완자료로서 타당한지 관점에서 논의해 주시길 요청드림

제일 처음 발언한 약심위원 A: "*125명에게 시험약을 단회투여한 후 24주째의 유효성 결과 및 장기추적 관찰 결과를 보면 **조인트스템 시험약의 효과가 일관성 있게 나타남*.*"

두번째 발언한 약심위원 B: "*3상 임상시험에서 시험약의 효과가 통계적 유의성이 있었으며 3년 장기 추적 결과에서 연골결손면적 감소 등 여러 자료들을 고려 시, **조인트스템 시험약의 효능은 있다고 판단됨.**"*

○○○	3상 임상시험에서 시험약의 효과가 통계적 유의성이 있었으며 3년 장기 추적 결과에서 연골결손면적 감소 등 여러 자료들을 고려 시 시험약의 효능은 있다고 판단됨. 해당 질환은 장기추적 연구 시 대다수 공개 임상으로 진행되며, 이러한 추가 data의 인정 여부가 중요하다고 생각됨. 임상적 유의성보다 관련 규정 및 임상시험계획서 준수 여부를 판단하고 이에 따라 해당 data를 인정할 수 있는지 논의하는 것이 필요함

세번째 발언한 약심위원 C: "*제시된 결과만을 봤을 때 **시험약 투여 시 효과 차이가 나타났으므로 효과성은 인정된다.**"*

○○○	장기추적 결과의 평가방법에 대한 객관성 확인이 필요함. VAS는 굉장히 주관적인 평가변수로 임상적 유의성 입증에 부적합하다고 판단됨. 사후 분석 수행 인정 여부는 논의가 필요해 보이나, 제시된 결과만을 봤을 때 시험약 투여 시 효과 차이가 나타났으므로 효과성은 인정된다고 판단됨

총 4 페이지의 2025.06.24 약심위 비교적 단문의 회의록에서 2 페이지 전체를 커버하는 3 명의 약심위원들 모두, 조인트스템 임상 유의성 있다고 발언했습니다.

2025.06.24 일자 약심위의 3 명의 약심위원들이 연거푸 조인트스템 임상유의성 있다 발언들을 쏟아내어서, 이대로 두었다간 조인트스템 임상유의성 있으므로 허가 타당하다라고 품목허가 승인으로 의결날 분위기였습니다.

임상 유의성 있다는 심사 흐름이 더 번지기 전에, 사전에 허가 방향의 싹을 빨리 끊고, 임상 유의성 있다는 발언들을 내놓은 약심위원들에게 경고성 제지를 줄 필요가 있다고 식약처가 판단한 것으로 보입니다.

"**임상유의성 있다**" 발언한 3 명 약심위원들의 조인트스템 **허가 타당하다는 심사흐름을 싹둑 끊어버리는, 식약처**: "*3 상 임상시험 결과는 최초 품목허가 신청 시 이 정도의 효과 차이는* **임상적 유의성이 부족하다고**

당시 전문가 회의와 중앙약심에서 **이미** 논의되어

반려처리되었음""

식약처	제안 사유 등 안건 설명
○○○	125명에게 시험약을 단회투여한 후 24주째의 유효성 결과 및 장기추적 관찰 결과를 보면 시험약의 효과가 일관성 있게 나타남. 최초 품목허가 신청 및 재신청 모두 유의성 판단기준을 만족하지는 않았으나, 통계적 관점에서 유효성 결과 분석 시 사용한 LS mean은 보수적인 접근으로 업체에서 추가로 제시한 참고자료 등을 감안 시 군 간 WOMAC 차이값은 임상적 유의성의 경계(border line)에 있다고 판단되며 VAS 차이값 또한 의미가 있음
○○○	3상 임상시험에서 시험약의 효과가 통계적 유의성이 있었으며 3년 장기추적 결과에서 연골결손면적 감소 등 여러 자료들을 고려 시 시험약의 효과는 있다고 판단됨. 해당 질환은 장기추적 연구 시 대다수 공개 임상으로 진행되며, 이러한 추가 data의 인정 여부가 중요하다고 생각됨. 임상적 유의성보다 관련 규정 및 임상시험계획서 준수 여부를 판단하고 이에 따라 해당 data를 인정할 수 있는지 논의하는 것이 필요함
○○○	장기추적 결과의 평가방법에 대한 객관성 확인이 필요함. VAS는 굉장히 주관적인 평가변수로 임상적 유의성 입증에 부적합하다고 판단됨. 사후 분석 수행 인정 여부는 논의가 필요해 보이나, 제시된 결과만을 봤을 때 시험약 투여 시 효과 차이가 나타났으므로 효과성은 인정된다고 판단됨
식약처	2차 평가변수, 장기추적 결과 등은 참고자료로 해당 결과만으로 효과성을 판단하지 않음. 3상 임상시험 결과는 최초 품목허가 신청 시 이 정도의 효과 차이는 임상적 유의성이 부족하다고 당시 전문가 회의와 중앙약심에서 이미 논의되어 반려처리되었음. 이번 회의는 지난번 심의 결과의 인정 여부를 재논의하는 자리가 아니며, 신청사가 해당 품목을 재신청하면서 제출한 자료가 반려 사유였던 임상적 유의성 부족에 대한 보완자료로서 타당한지 관점에서 논의해 주시길 요청드림

조인트스템 임상유의성 있다, 허가 타당하다는 3 명의 발언 나오자, 심사 흐름을 끊으며 즉각 제지하는

식약처 발언: 2023 년에 이미 임상적 유의성 부족하다고 결론내려졌다는 식약처의 개입

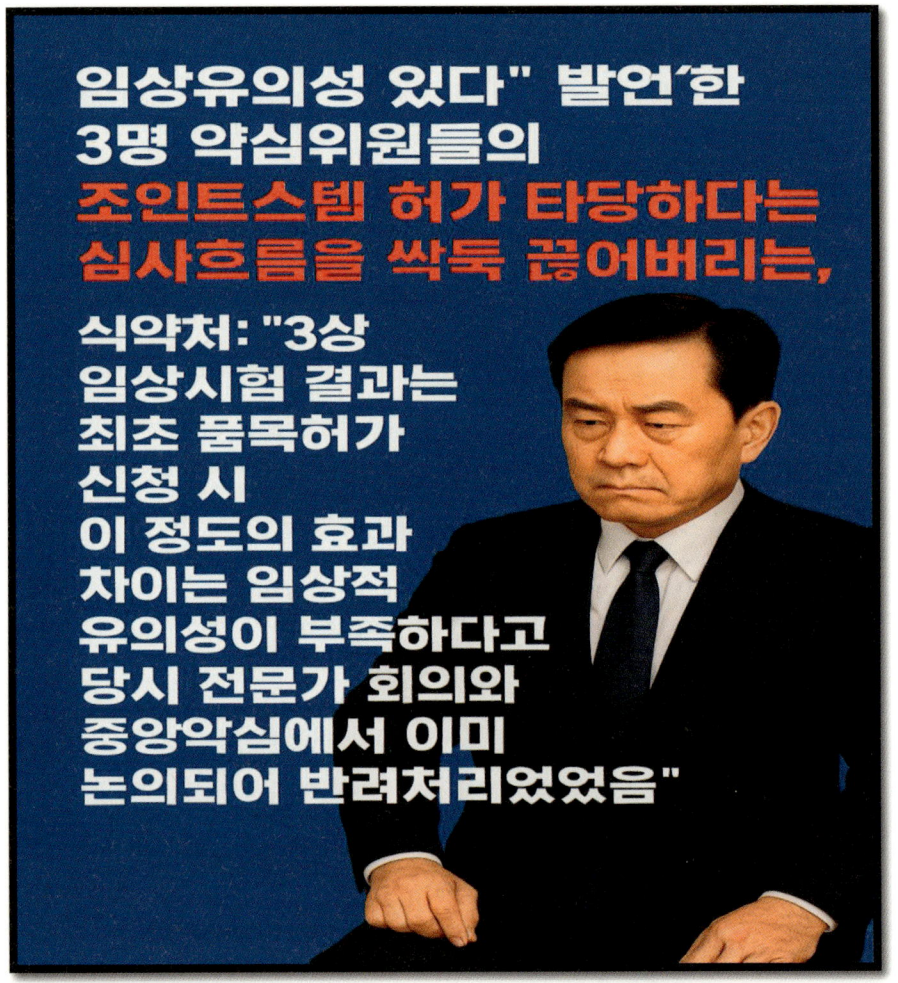

<결론을 미리 정해놓고, 약심위 전문가 회의의 독립성 침해하는 신약 심사 -공익公益 제보합니다>

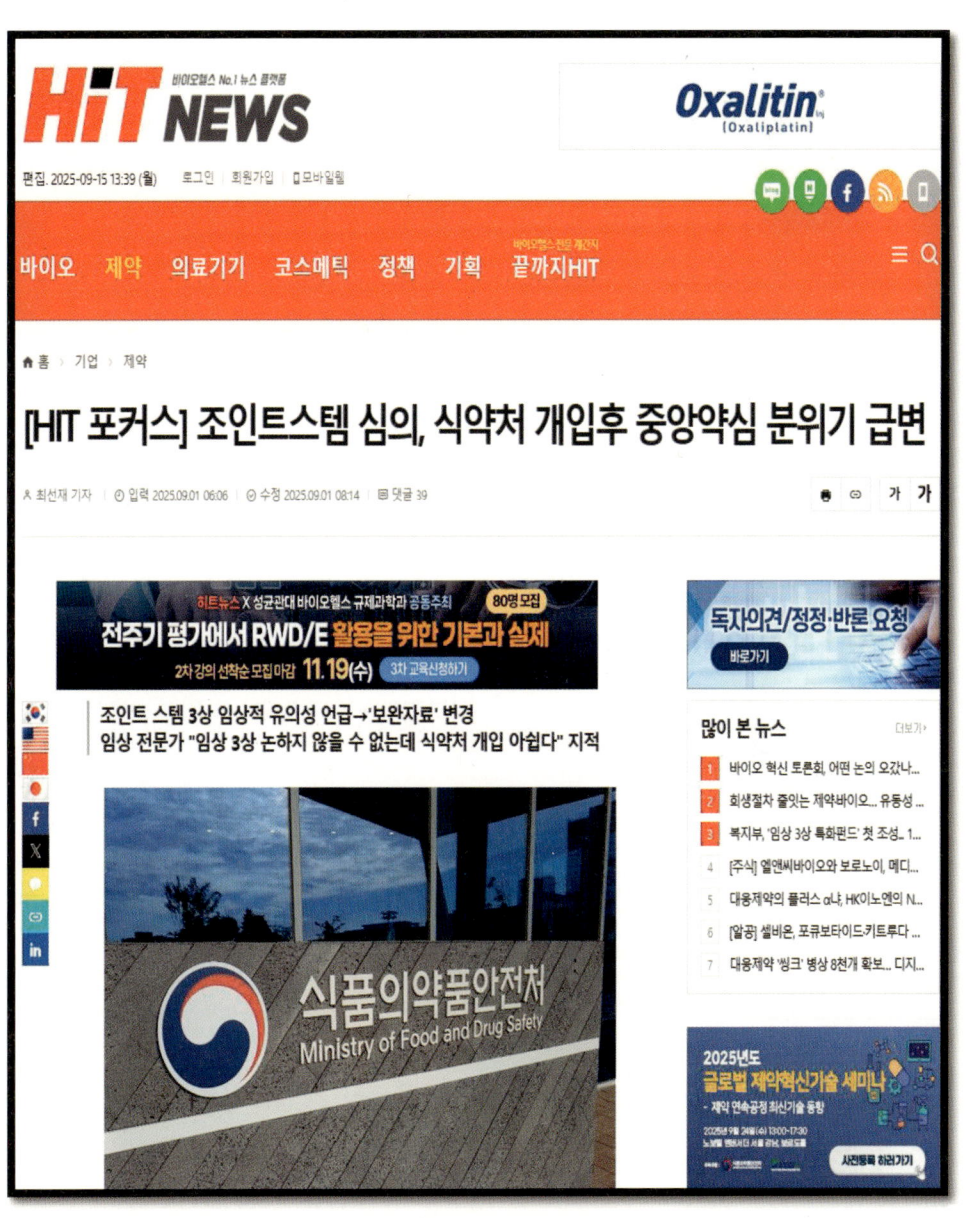

2025.09.01 일자 히트뉴스 보도 기사: "조인트스템 심의, 식약처 개입후 중앙약심 분위기 급변"

임상유의성 있다" 발언한 3명 약심위원들의 조인트스템 허가 타당하다는 심사흐름을 싹둑 끊어버리고 허가 타당하다는 심사분위기를 반려로 급변시킨 식약처 보도한 히트뉴스 기사

다음은 2025.09.01 일자 히트뉴스 기사 인용문입니다:
"퇴행성 관절염 치료제 '조인트스템' 품목허가 반려와 관련, 네이처셀이 식품의약품안전처를 상대로 행정소송을 예고한 가운데, 조인트스템의 효과성을 인정하는 분위기가 엿보였지만 식약처의 문제 제기 이후 쟁점이 축소됐다는 이유에서다. 지난달 8일 식약처가 공개한 조인트스템 품목허가 관련 중앙약심 회의록에서 한 위원은 첫 발언으로 "125명에게 시험약을 단회투여한 후 24주째의 유효성 결과 및 장기추적 관찰 결과를 보면 시험약의 효과가 일관성 있게 나타난다"라고 밝혔다.

다른 위원도 "3상 임상시험에서 시험약의 효과가 통계적 유의성이 있었으며 3년 장기추적 결과에서 연골결손면적 감소 등 여러 자료들을 고려 시 시험약의 효능은 있다고 판단된다"고 덧붙였다. 약심 위원들이 중앙약심 회의 초반에 임상 3상을 토대로 조인트스템의 효과성을 인정해야 한다는 취지의 발언을 이어간 것이다.

그러나 식약처 배석자들은 곧바로 "3상 임상시험 결과는 최초 품목허가 신청 시 이 정도의 효과 차이는 임상적 유의성이 부족하다고 당시 전문가 회의와 중앙약심에서 이미 논의되어 반려 처리됐다는 이유에서다. 임상 전문가들은 식약처 관계자의 문제 제기 이후 약심 회의가 초반부터 네이처셀에 '기울어진 운동장'으로 작용했다고 지적했다. 글로벌제약사 출신 약물 감시 전문가(의사, 보건위생학 박사)는 "네이처셀이 진행한 조인트스템 임상 3상은 이미 통계적 유의성을 입증했는데 임상적 유의성이 부족하다는 것을 근거로 지난 약심을 통해 품목 허가가 반려됐다"며 "그럼에도 약심위원들이 이번 중앙약심에서 회의 초반부터

3 상을 토대로 조인트스템의 효능성을 언급한 것"이라고 밝혔다.
그는 "그러나 식약처가 중앙약심 논의의 주제를 '보완자료'로 한정지으면서 쟁점의 논의 폭이 협소해졌다", "중앙 약심의 논의가 초반부터 네이처셀에 반려로 '기울어진 운동장'이 되버렸다"고 지적했다.

실제로 식약처의 발언 이후 약심 위원들의 분위기는 급변한다.
한 위원은 *"추가제출 자료는 임상적 유의성에 대한 보완자료로서 타당성은 없다*"고 발언하는 대목도 등장한다.
출처: 히트뉴스(http://www.hitnews.co.kr)

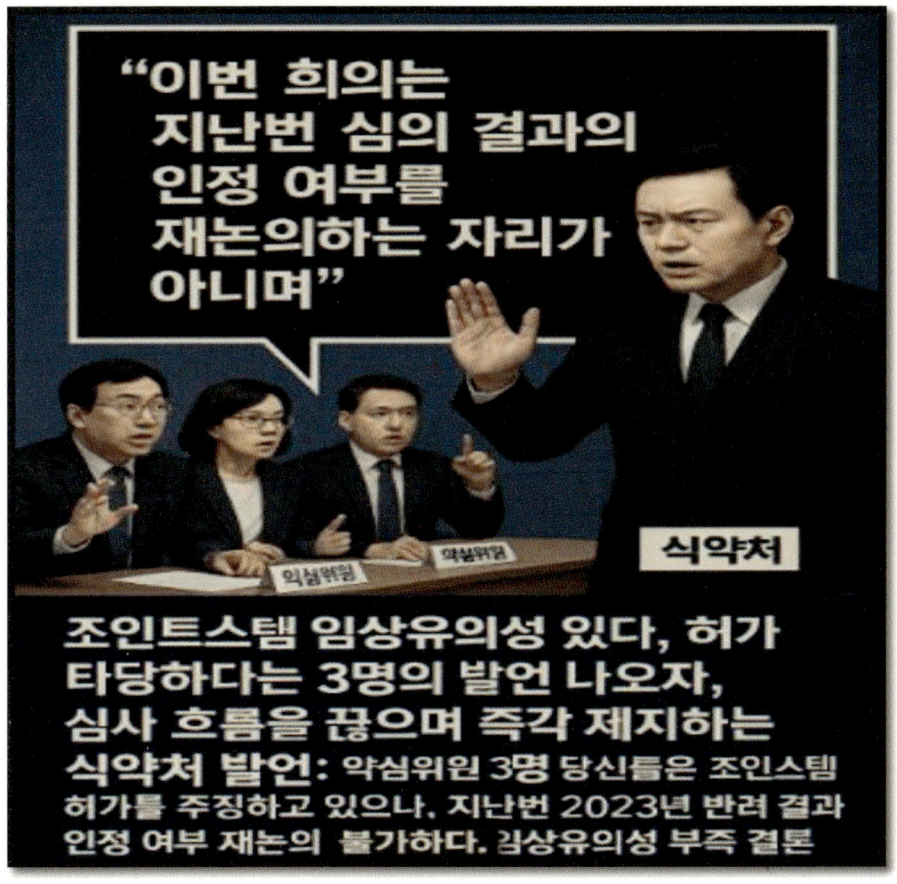

- 283 -

👉 3 명 약심위원 당신들은 임상유의성 있다고 판단할지 모르나, 2023 약심위에서 이미 임상유의성 부족하다고 반려처리한 것이었다. 임상유의성 부족 결론은 이미 결정되었으며, 이번에도 유지하라.

2025.06.24 조인트스템 약심위 회의록 식약처 발언은 식약처가 약사법 제 18 조를 위반한 증거물로 판단되는 정황입니다:

약사법 제 18 조(중앙약사심의위원회)

① 보건복지부장관과 식품의약품안전처장의 자문에 응하게 하기 위하여 식품의약품안전처에 중앙약사심의위원회(이하 이 조에서 "위원회"라 한다)를 둔다.

⑦ 위원회와 분과위원회의 위원장은 심의와 관련하여 필요한 경우 약사(藥事)에 관한 전문적인 지식과 경험이 있는 관계 전문가를 참석하게 하여 의견을 들을 수 있다.

식약처가 중앙약심 위원들의 "임상 유의성 있다" 발언·판단을 무력화하였고, 약심위원들이 개진한 임상유의성 있다 결론과 정반대되는 특정 결론, "임상유의성 부족 과거 결론"을 강제했습니다.

 약사법 18 조가 규정한 전문적인 지식이 있는 전문가를 참석하게 하여 심의를 하게 함으로써 전문가 위원회의 중립성·독립성 보장 의무를 식약처가 위반한 정황입니다.

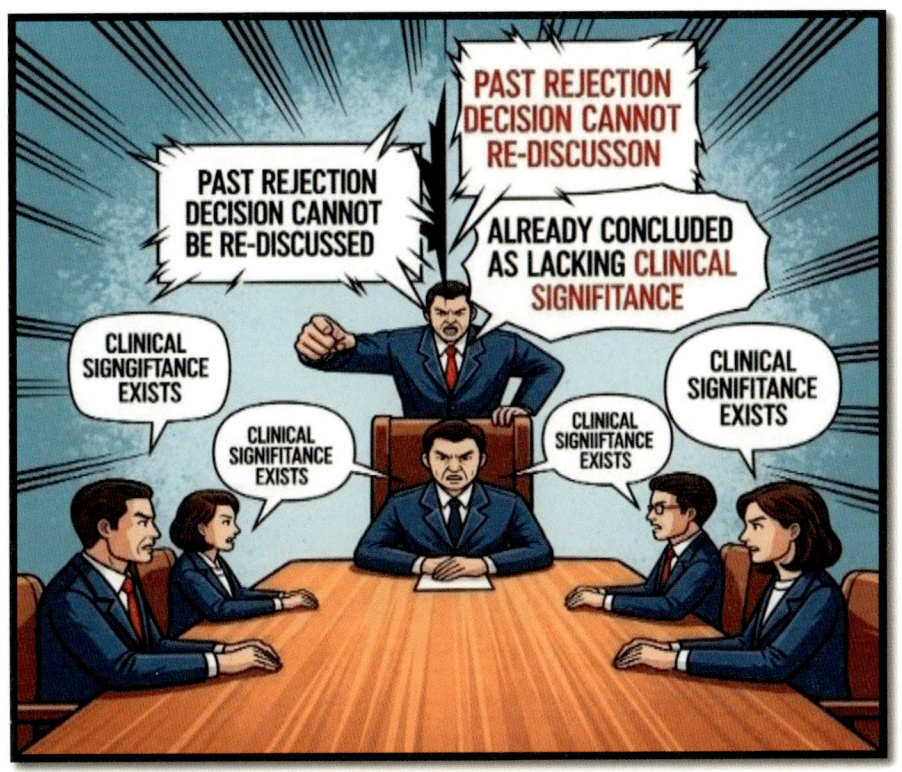

조인트스템 임상유의성 있다, 허가 타당하다는 3명의 발언 나오자,

심사 흐름을 끊으며 즉각 제지하는 식약처 발언:

"이번 회의는 지난번 심의 결과의 인정 여부를 재논의하는 자리가 아니며"

조인트스템
임상유의성 있다는
3명의 발언 이후

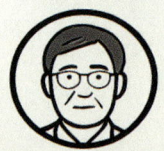 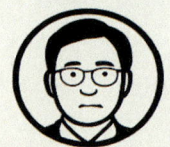 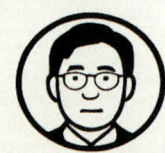

> **식약처**
>
> 3상 임상시험 결과는 최초 품목허가 신청 시 이 정도의 효과 차이는 임상적 유의성이 부족하다고 당시 전문가 회의와 중앙약심에서 이미 논의되어 반려처리되었음

3명 약심위원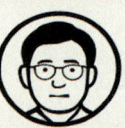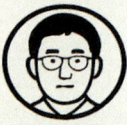

당신들은 임상유의성 있다고 판단할지 모르나, **2023 약심위**에서 이미 **임상유의성 부족하다고 반려처리한** 것이었다

<대한민국 신약 심사-우리 국민 공익公益 위해 제보합니다>

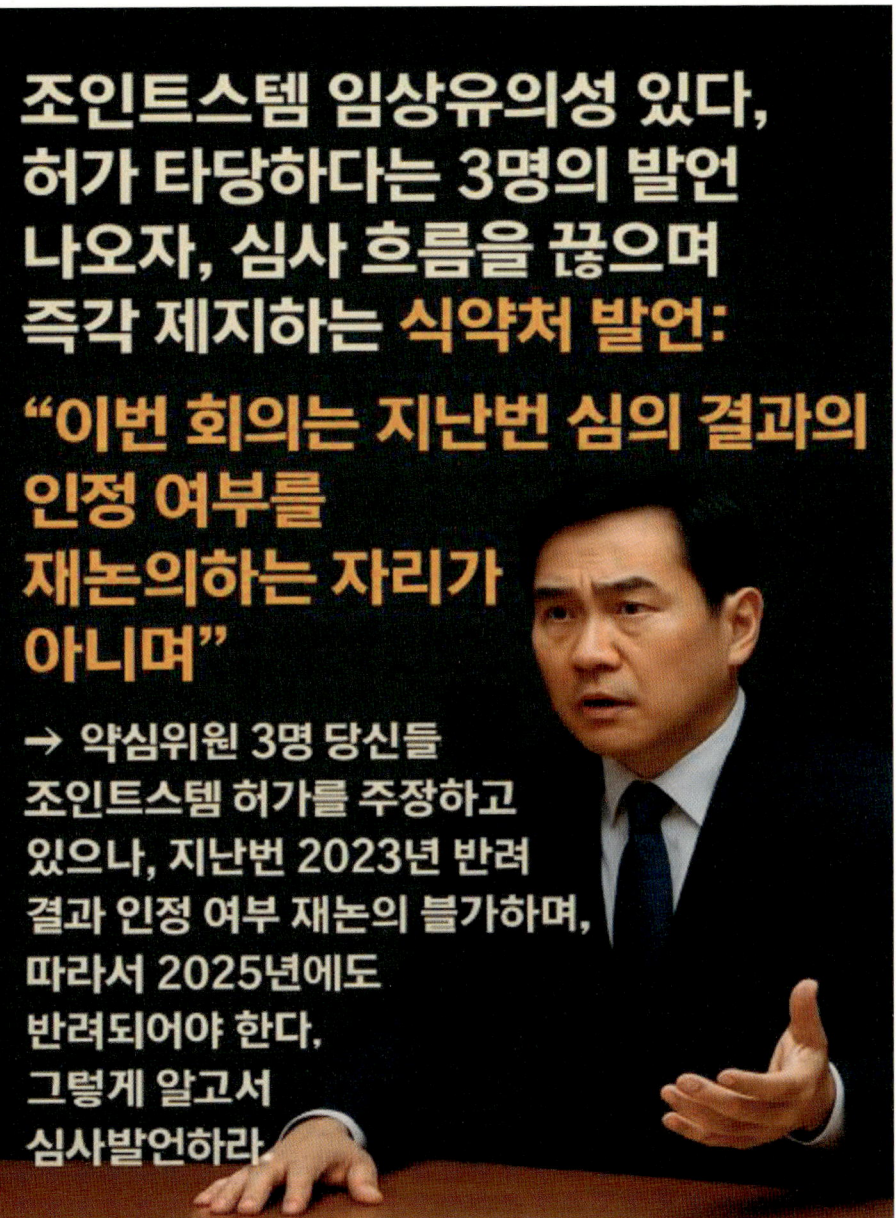

<대한민국 신약 심사-우리 국민 공익公益 위해 제보합니다>

식약처가 "2023 약심위에서 이미 임상유의성 부족하다고 반려처리한 것이었다. 임상유의성 부족 결론은 그때 이미 결정되었다"라는 반려와 임상유의성 부족 결론은 2025 약심위에서 바뀔 수 없다는 반려 방향을 유도하자, 이후 약심위원들은 어떤 발언을 내놓았을까요?

<대한민국 신약 심사-우리 국민 공익公益 위해 제보합니다>

식약처가 2023 임상유의성 부족은 이미 과거에 내려진 결정이며, 2023 임상유의성 부족결론만을 강조한 식약처 발언.

임상유의성 부족은 이미 과거에 내려진 결정이며

> 2023 임상유의성 부족결론의 인정 여부 재논의 불가하다

약심위원들은 식약처가 반려 방향을 유도한대로, 2023년의 임상유의성 부족 기준을 찾기 시작합니다

약심위원들은 식약처 발언에 의해 반려방향으로 유도되어, 2023 년 약심위 회의록의 임상유의성 부족 기준을 찾아보려고 한 정황으로 보입니다.

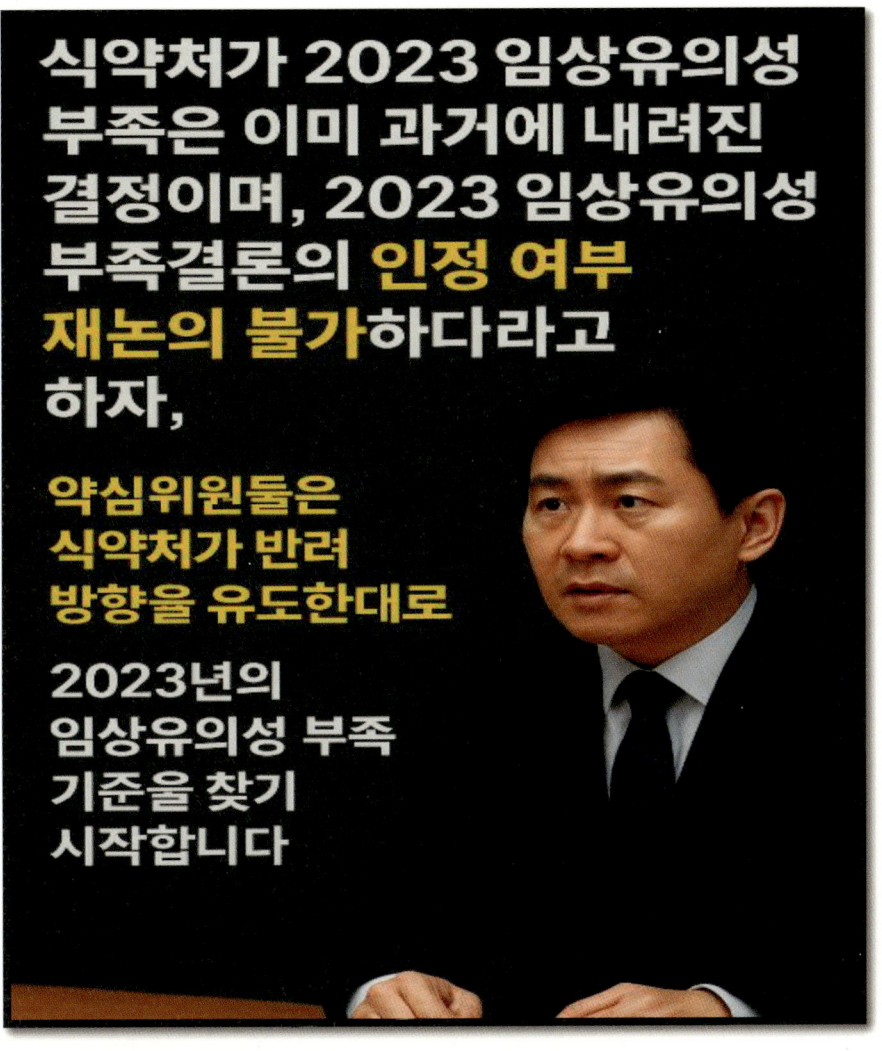

<대한민국 신약 심사-우리 국민 공익公益 위해 제보합니다>

그런데 2023 년의 임상유의성 부족기준이 무엇이었다구요?
2023 년 임상유의성 부족 기준은 신청사가 군간차이 MCID 를 임상유의성 기준으로 설정했다는 2023 년 조인트스템 반려를 결정적으로 유도했던 바로 그 허위 기준 X 였습니다.

임상유의성 부족기준이 무엇이었다구?

2023년 임상유의성 부족 기준 신청사가 군간차이 MCID를 임상유의성 기준으로 설정했다는 2023년 조인트스템 반려를 결정적으로 유도했던 바로 그 허위 기준 이었습니다

2023 임상유의성 부족결론을 2025 약심위원들에게 식약처가 바뀔수 없다고 지시함에 따라, 이에 유도된 2025 약심위원들은 2023 임상유의성 부족에 인용된 바로 그 허위기준 X 를 찾아냅니다.

그리고 2025 약심위에서, 내용을 잘 아는 척하며 허위기준을 그대로 인용하기 시작합니다. 2023 허위 기준 X 를 근거로 2025 품목허가 타당성 어렵다라는 발언을 내놓습니다.

놀랍게도 2023 약심위에서 조인트스템 반려를 위해 이용된, <신청사가 군간차이 크기를 임상유의성 기준으로 설정했다>는 허위 기준 X 가 2025 약심위에도 반려로 2023 년처럼 그대로 똑같이 이용되고 있는 것이 확인됩니다.

2023 임상유의성 부족결론을 2025 약심위원들에게 식약처가 **바꿀 수 없다고** 지시함에 따라, 이에 유도된 2025 약심위원들은 2023 임상유의성 부족에 인용된 바로 **그 허위기준**을 찾아냅니다.

그리고 2025 약심위에서, 내용을 잘 아는 척 하며 허위기준을 그대로 인용 시작합니다.

<대한민국 신약 심사-우리 국민 공익公益 위해 제보합니다>

2023허위 기준을 근거로 2025 품목허가 타당성 어렵다라는 발언을 내놓습니다.

놀랍게도 2023 약심위에서 조인트스템 반려를 위해 이용된, <신청사가 군간차이 크기를 임상유의성 기준으로 설정했다>는 허위 기준이 2025 약심위에도 신약 반려 기준으로 2023년처럼 그대로 똑같이 이용되고 있는 것이 확인됩니다

결국 대한민국 신약 심사의 막장 드라마,
허위 기준 X 에 근거하여 임상유의성 부족 결론을 내렸던 2023 반려 테이프의 Replay 버튼을, 2025 약심위에서 다시 똑같이 작동시킨 정황입니다.

📄 대한민국 행정절차법 제 4 조(신뢰보호의 원칙) 위반 정황

행정청, 식약처가 명시적으로 합의·승인한 심사 기준(WOMAC, VAS)을 기업이 신뢰하고 3 상 진행 → 신뢰보호 대상.

👉**식약처장이 승인한 임상평가 통계적 유의성 기준을, 사후에 신청사에 불리하게 전혀 다른 기준로 변경하여 반려에 이용하는 것은 신뢰보호 원칙** 위반

+

➡️

여기에 더해서,
👉**허위 내용** 슬그머니 추가:
"**<MCID 군간 효과 크기>를**
임상유의성 판단기준으로
신청사가 재설정하였습니다"라는
허위내용 추가한, 허위기준 X 로

조인트스템 반려

📄 식약처의 2023 임상유의성 부족 결론 재검토 불가 발언으로 유도되어, 2025 약심위원들이 2023 임상유의성 부족에 이용된 허위기준 X 재사용 증거물: 2025 조인트스템 약심위 회의록입니다.

중앙약사심의위원회 회의록

1. 일   시 : 2025. 6. 24.(화) 16:00 ~ 18:30
2. 장   소 : 비즈허브 서울센터 회의실
3. 상정안건 및 심의결과

상정안건	심의결과
세포치료제 품목허가의 타당성 여부 1. 품목허가 재신청 자료의 타당성 2. 품목허가의 타당성	품목허가 재신청 시 제출한 자료는 최초 품목허가 신청의 반려 사유인 임상적 유의성 부족에 대한 보완자료로 타당하지 않으며, 따라서 품목허가는 타당하지 않음

4. 참석자 현황
   ○ 첨단바이오의약품 소분과위원회 구성원 12명 중 10명 참석(불참 2명)
      * 식약처 (5명) 배석

식약처 2023 임상유의성 부족 유도 발언 즉시, 2023 임상유의성 부족 결론에 이용된 허위기준 X 가 허위인 사실을 인지하지 못한채, 2025 약심위위원들도 인용하여 발언 내놓기 시작:

A 약심위원: "제출된 자료에도 *허위기준 X, 신청사가 재설정한 임상적 유의성 기준에 도달하지 못하여* 허가 타당성이 부족하다."

○○○	최초 신청 자료에 대해 임상적으로 효과가 부족하다고 이미 결론이 나 있으므로, 이에 대한 보완자료를 중점적으로 봐야 한다고 생각함. 추가 제출된 자료에서도 신청사가 재설정한 임상적 유의성 기준에 도달하지 못하여 타당성이 부족하다고 사료됨

B 약심위원: "*허위기준 X, 재설정한 기준에 미치지 못했으므로* 허가하는 것은 어려울 것"

○○○	추가제출 자료는 임상적 유의성에 대한 보완자료로서 타당성은 없다고 판단됨. WOMAC 등 장기추적 결과는 대조군 없이 시험약 투여 전·후만 비교한 자료여서 시험약의 효과 정도를 판단하기 곤란하고, 재설정한 임상적 유의성 판단기준도 수용하기 어려움. 그럼에도 불구하고 재분석 결과가 재설정한 기준에 미치지 못했으므로 이를 근거로 허가하는 것은 어려울 것으로 생각됨

📄 2025 약심위원들이 "신청사가 직접 재설정했다는 기준"이라는 허위 기준 X 바탕으로 "**허가 타당성 부족하다**"는 잘못된 발언하는 위원들에 대해,

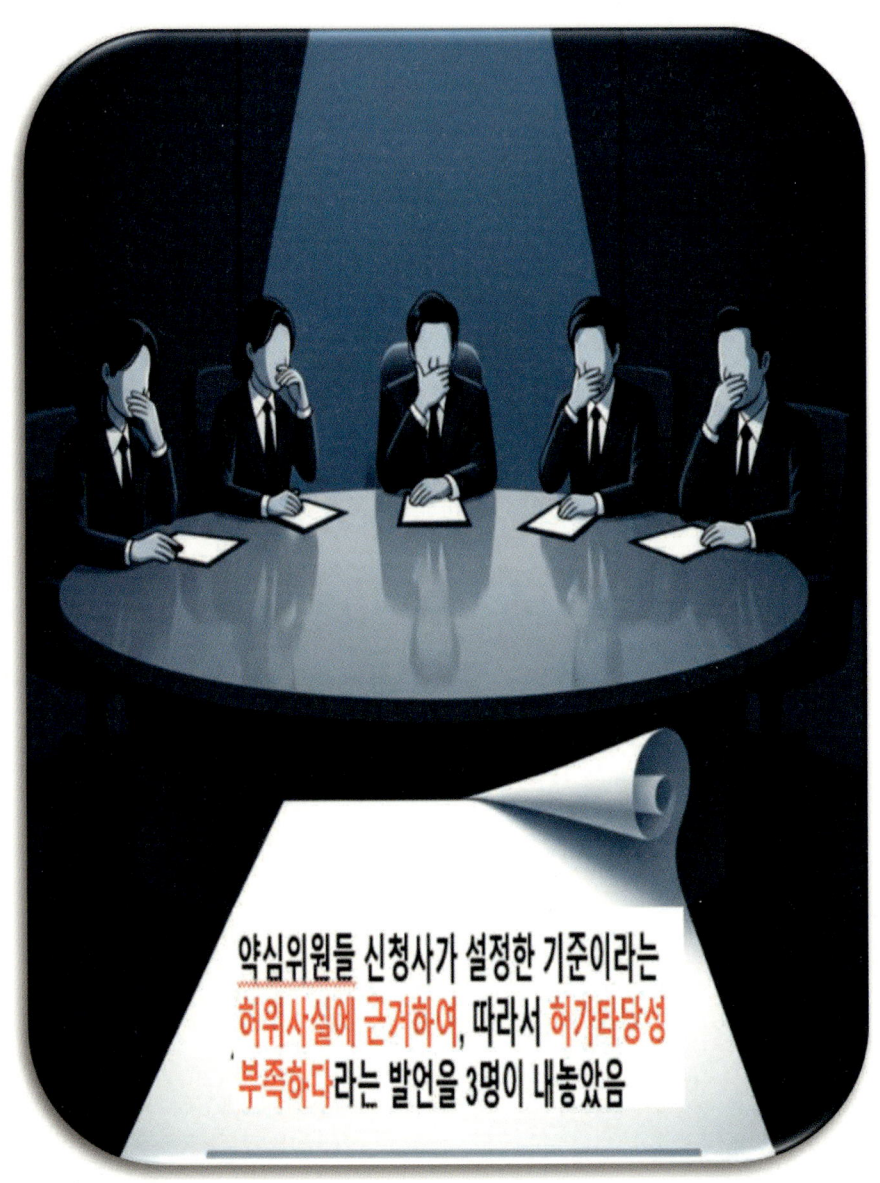

2025 약심위에서 참석한 식약처 5명 직원은 허위기준 X를 시정하지 않고, 침묵 일관했습니다.

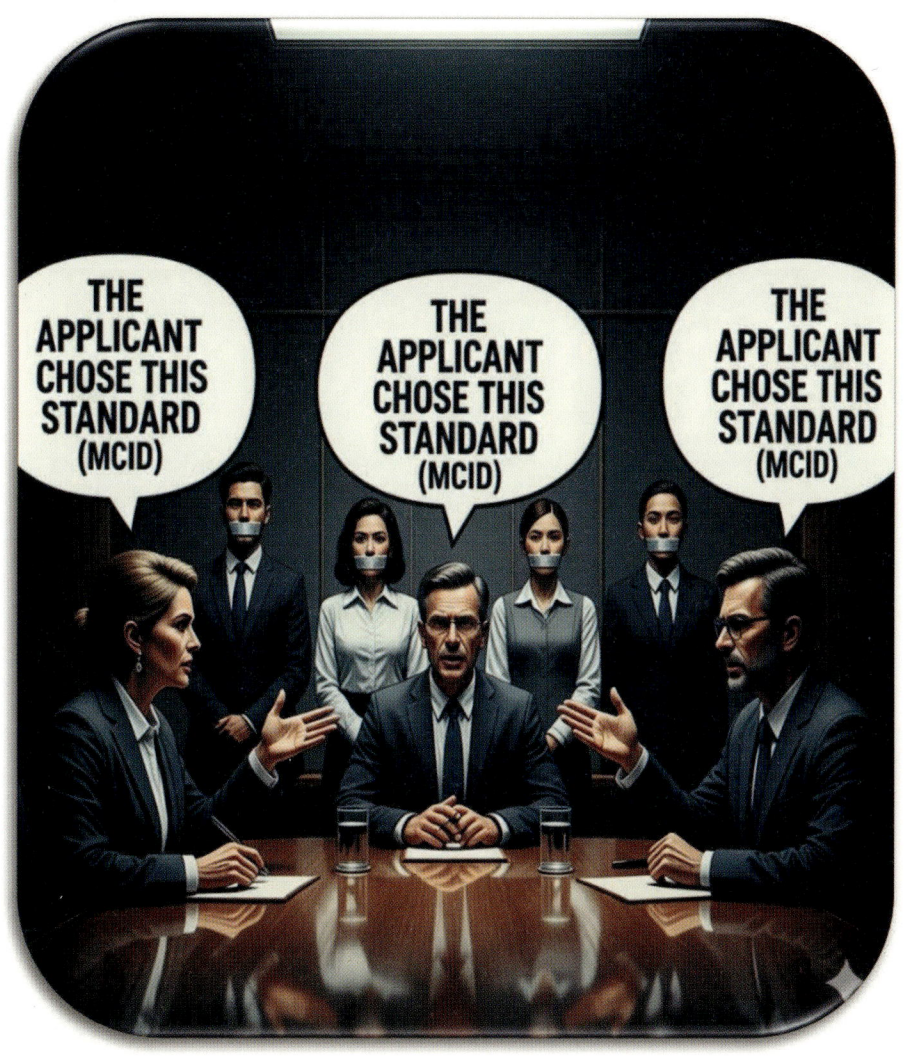

식약처가 2023년 약심위에서 허위사실에 침묵해서, 허위기준 X가 2023년 약심위원들의 반려 의결로 이어진 위법 반려 심사를 2025년 약심위에서 그대로 재현하려고 한 것으로 풀이될 수 있습니다.
허위 기준 X를 시정하지 않고 침묵하고 있는 식약처 5명의 직원들!

허위기준 X 가 반려 결과로 이용되는 2025 약심위 발언들: 식약처 참석직원 5 명은 시정하지 않고 듣고만 있었습니다. 요약하면, 허위기준 X 가 반려로 연결되는 것은 묵인하여 내버려두고 반려 의결시킴. 그러나 법규에 준수한 평가로 임상 유의성 있다라는 허가로 연결되는 2025 약심위원 발언들은 모두 즉각 막아나섰던 식약처

요약하면,
허위사실이 반려로 연결되는 것은
묵인하여 반려 의결,
법규에 준수한 평가로 임상 유의성
허가라는 허가로 연결되는 발언들은
모두 즉각 막아나서

👉 이 때, 2025 약심위원 한 명이 약심위원들의 허위기준 X 를 듣고, 신청사와 직접 확인해야겠다고 요청했습니다.

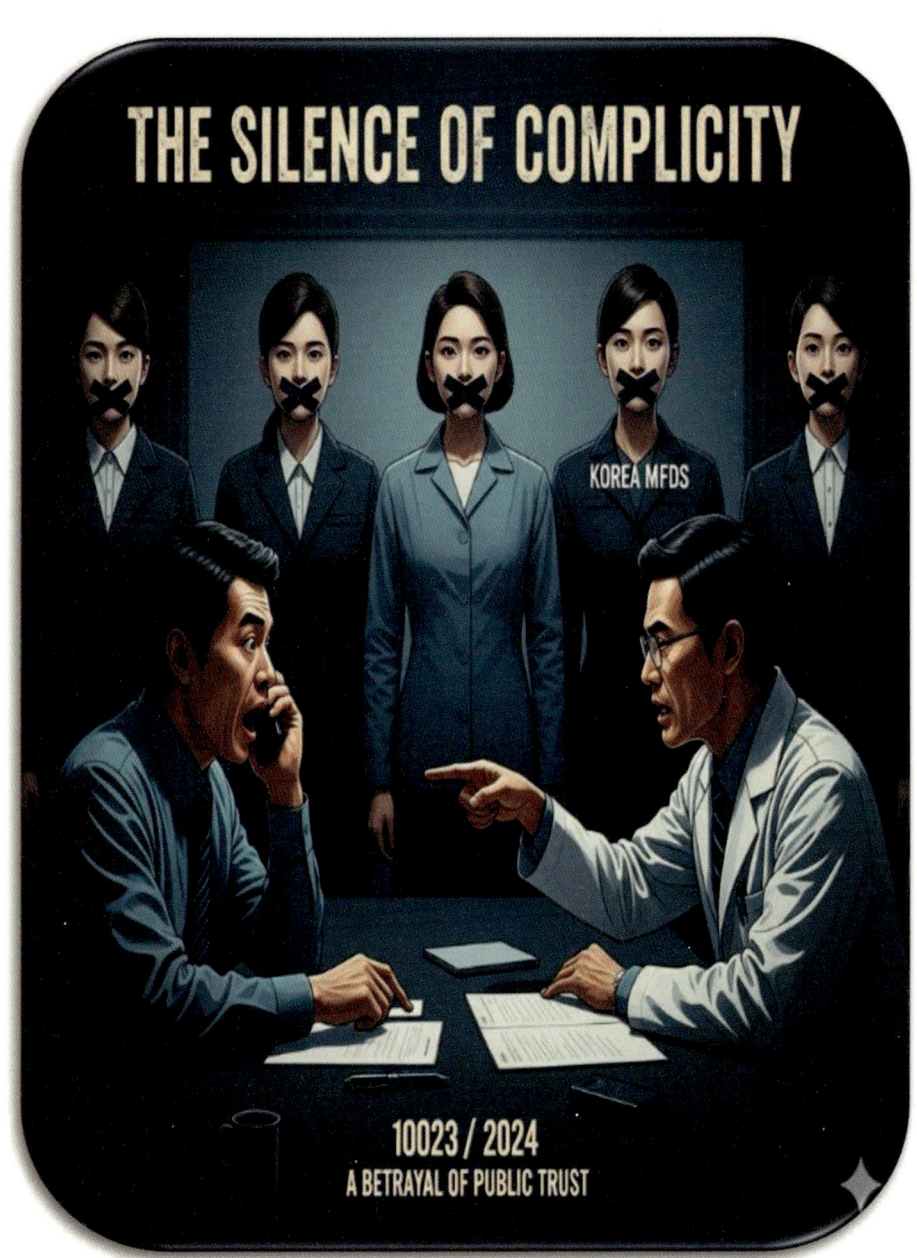

C 약심위원: "**신청사로부터 임상적 유의성 판단기준을 재설정한 사유: 허위기준 X 에 대해 설명을 직접 들어봐야 함**"

○○○	신청사로부터 임상적 유의성 판단기준을 재설정한 사유에 대해 설명을 들어봐야 함. 다만 재설정한 기준을 반영하더라도 목표한 수치에 도달하지 못해 이에 대한 논의는 필요하지 않을 것으로 생각됨

조인트스템 신청사 의견 청취

조인트스템 허위 기준 X 에 대해 식약처가 침묵하는 동안, 약심위원이 신청사와 직접 팩트체크하겠다고 하여, 신청사가 약심위원에게 직접 시정, 허위기준 X 가 붕괴된 사실이 히트 뉴스 2025.09.02 일자 기사에서 보도되었습니다.

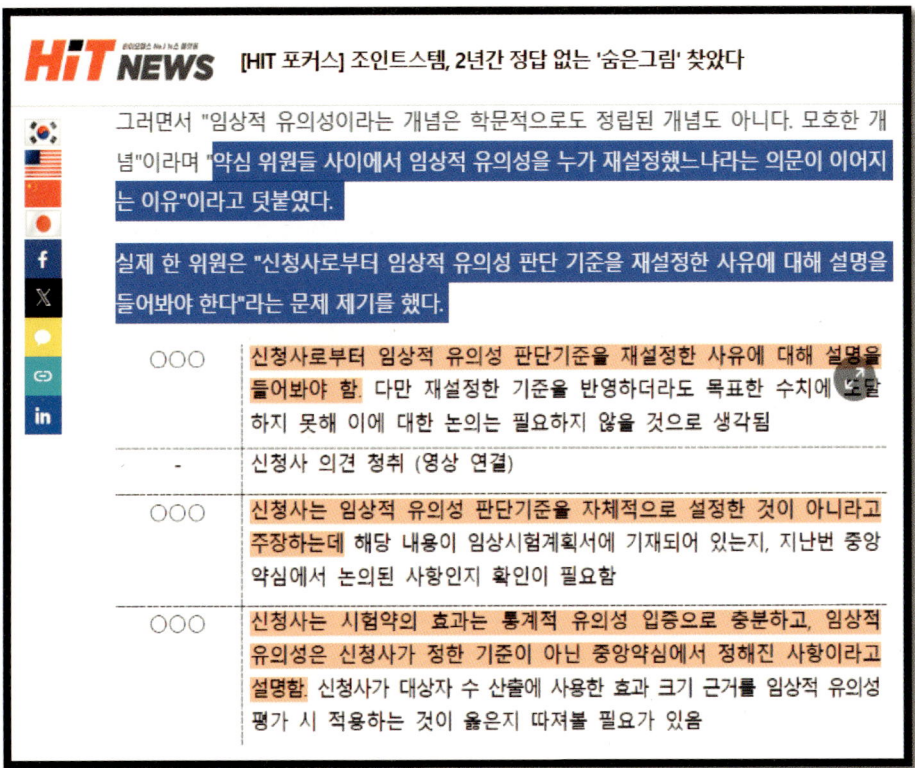

히트뉴스: 2025.09.02 일자 보도 기사: "조인트스템 2년간 정답없는 숨은그림 찾았다"

신청사가 군간차이크기를 임상유의성 기준으로 재설정했다는 내용은 허위인 것을 신청사가 확인했음을 보도했습니다. 다음은 히트뉴스 2025.09.02 일자 보도 기사입니다:

"그러면서 임상적 유의성이라는 개념은 학문적으로도 정립된 개념도 아니다. 모호한 개념이라며, 약심 위원들 사이에서 임상적 유의성을 누가 재설정했느냐라는 의문이 이어지는 이유"이라고 덧붙였다.

실제 한 위원은 "신청사로부터 임상적 유의성 판단 기준을 재설정한 사유에 대해 설명을 들어봐야 한다"라는 문제 제기를 했다.

히트뉴스 취재 결과, 네이처셀은 신청사 연결 절차를 통해 임상적 유의성 지표를 재설정하지 않았다고 언급한 것으로 확인됐다.

> [HIT 포커스] 조인트스템, 2년간 정답 없는 '숨은그림' 찾았다
>
> ○○○ 신청사는 임상적 유의성 판단기준을 자체적으로 설정한 것이 아니라고 주장하는데 해당 내용이 임상시험계획서에 기재되어 있는지, 지난번 중앙약심에서 논의된 사항인지 확인이 필요함
>
> ○○○ 신청사는 시험약의 효과는 통계적 유의성 입증으로 충분하고, 임상적 유의성은 신청사가 정한 기준이 아닌 중앙약심에서 정해진 사항이라고 설명. 신청사가 대상자 수 산출에 사용한 효과 크기 근거를 임상적 유의성 평가 시 적용하는 것이 옳은지 따져볼 필요가 있음
>
> 취재 결과 네이처셀은 신청사 연결 절차를 통해 임상적 유의성 지표를 재설정하지 않았다고 언급한 것으로 확인됐다.
>
> 네이처셀 관계자는 "2023년도 중앙약심 이후, 임상적 유의성 부족 보완에 관한 구체적인 평가 기준을 명확히 전달받은 바가 없다. 재설정하지 않았다는 취지로 말했다"고 전했다.

출처: 히트뉴스(http://www.hitnews.co.kr)

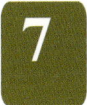

7. 군간차이 MCID 허위기준X 시정 직후, 약심위원들의 다시 쏟아지는 조인트스템 임상유의성 있다 발언 릴레이

신청사가 군간차이를 MCID 유의성 기준으로 자체 설정했다는 허위 기준 X가 붕괴되자, 약심위원들 조인트스템 허가 타당하다 발언 릴레이 다시 시작:

1. "첨단바이오의약품 허가심사 규정 제19조에 따라, 조인트스템 임상적 유의성 있다."
2. "군간 비교에 허위기준 X: MCID를 적용하여 임상적 유의성 판단해서는 안된다."
3. "MCID 허위기준을 적용하지 않으면, 인공관절 치환술을 줄였으므로 조인트스템 허가 인정된다."

반려 조작 정황 (바)

07. 허위기준 X 붕괴이후,
조인트스템 허가 타당하다 방향으로
심사 분위기 전환되자, 다시 개입하여
반려 유도하는 식약처 발언:

"2023 반려 때 허위기준 X: 효과크기를
그대로 적용한 게 아니며,"

2023 회의록과 대조하면, "그대로 적용한 게 아니며"는
거짓말입니다.

또 다른 유의성 기준 Z 등으로 2023 임상 유의성이
부족하다고 결론을 내린 것처럼, 약심위원들에게 허위내용
추가 주입한 것입니다.
2023 약심위 회의록에는 허위기준 X 를 반려에 그대로
적용한 것 이외에, 또다른 유의성기준이 적용된 것은
확인되지 않습니다.

본문에서 언급되는 모든 비판적 내용은 일반에 공개된 약심위 회의록과 관련 법규 검토를 바탕으로, 줄기세포치료제를 포함한 신약 심사 제도, 절차의 총체적 개선을 위함이며, 어떠한 경우에도 특정 기관이나 개인의 명예를 훼손, 모욕할 의도가 아님을 명확히 밝힙니다. 다중 법률 위반이 제기되는 반려처분에 대해, 신청사 ㈜알바이오는 식약처를 대상으로 행정소송을 2025.09. 11 일 법원에 접수하였다고 밝혔으며, 본문에 담긴 저자 개인의 평가는 법적으로 법률기관에서 확정되는 사실 또는 향후 진행될 행정소송의 법률기관의 확정판결/판단을 대체하지 않습니다.

그리고 3 명의 약심위원들이 허위기준 X 인용하는 동안 식약처 5 명 참석자는 침묵하고 있을때,

한 약심위원이 *" 신청사가 재설정한 기준인지*

신청사와 확인필요하다"고 발언.

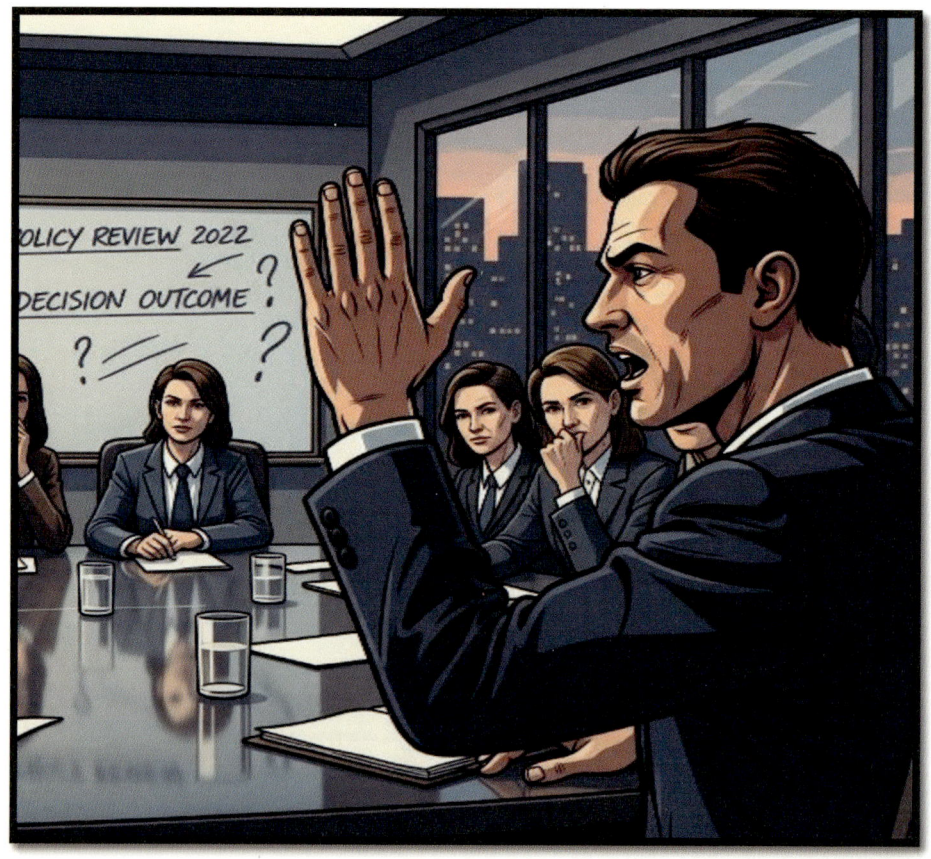

한 약심위원이 신청사가 재설정한 기준인지 신청사와 확인필요하다고 발언

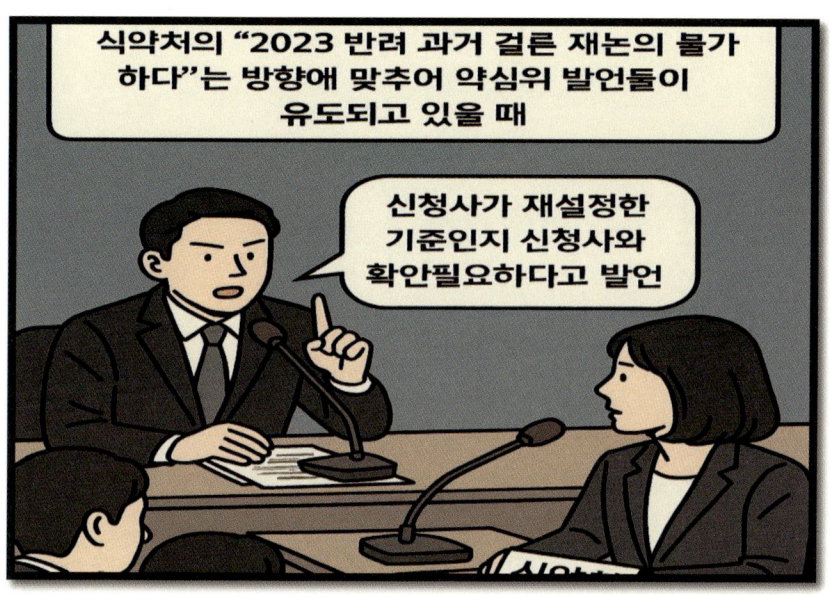

신청사가 식약처에 제출한 임상 보고서에 신청사가 "임상 유의성 기준없음이다"라고 명기한 내용이 식약처에 약심위 사전에 고지되었음.

신청사가 재설정한 기준이다라는 허위사실을 식약처가 시정했어야 했으나, **약심위 참석한 식약처 5명 직원들은 약심위원이 신청사와 직접 팩트체크 요구할때까지 침묵**으로 일관.

다시 검토하면, 2025 약심위원들은 초반에 식약처 심사규정에 부합하여 종합적 임상데이타 검토 바탕, 임상유의성 있다 발언들 내놓았으나, 식약처의 즉각 개입으로 심사방향을 2023년 반려사유에 맞추어 주었습니다. 2023년 사용된 신청사가 설정한 임상유의성 기준이라는 허위기준을 2023 약심위 회의록을 보고 그대로 사용하여 반려 발언들 내놓았습니다.

2025 심사중반부까지 지배했던, WOMAC 15점, VAS 20점을 신청사가 재설정한 기준이라는 허위기준 X: **영상청취를 통해 신청사는 약심위원들에게, 신청사가 설정한 사실 없다라고 직접 시정하였고, 허위기준 X 붕괴됨**: 허위기준 X 는 2023 약심위때 그대로 적용하여 조인트스템 반려되었으나, 2025 약심위 도중 팩트체크로 허위임이 탄로나서, 허위기준 X 만으로 조인트스템 반려시키는 것이 불가능해짐.

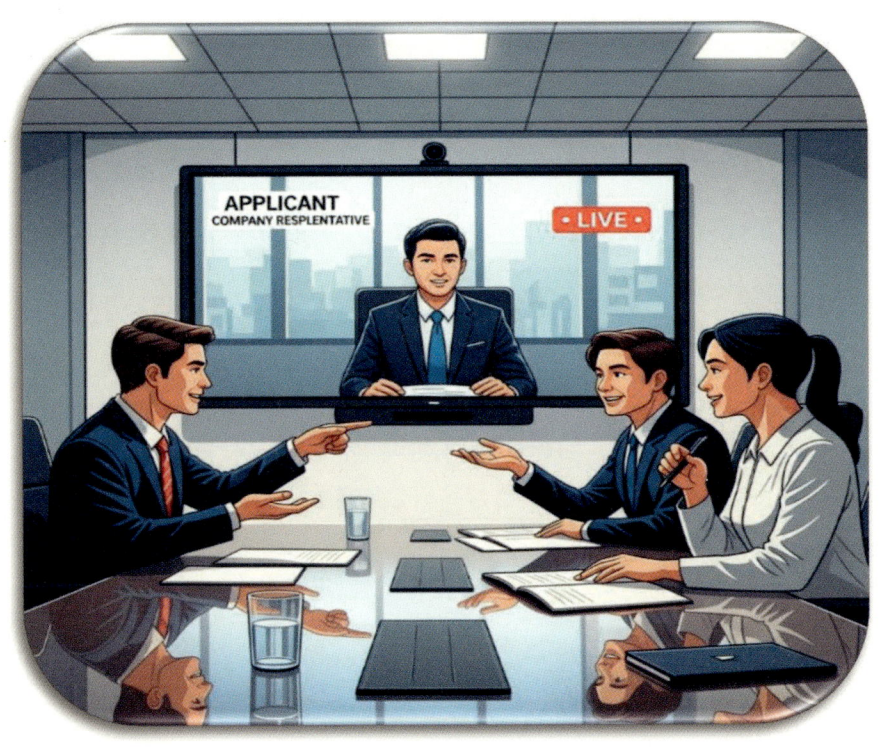

신청사가 직접 약심위원들에게 시정 "이후"(以後)나온
허위기준 X 붕괴
확인 약심위원 발언 1:

" 신청사는 임상적 유의성 판단기준을 자체적으로 설정한 것이 아니라고

주장하는데 해당 내용이 임상시험계획서에 기재되어 있는지, 지난번 중앙약심에서 논의된 사항인지 확인이 필요함"

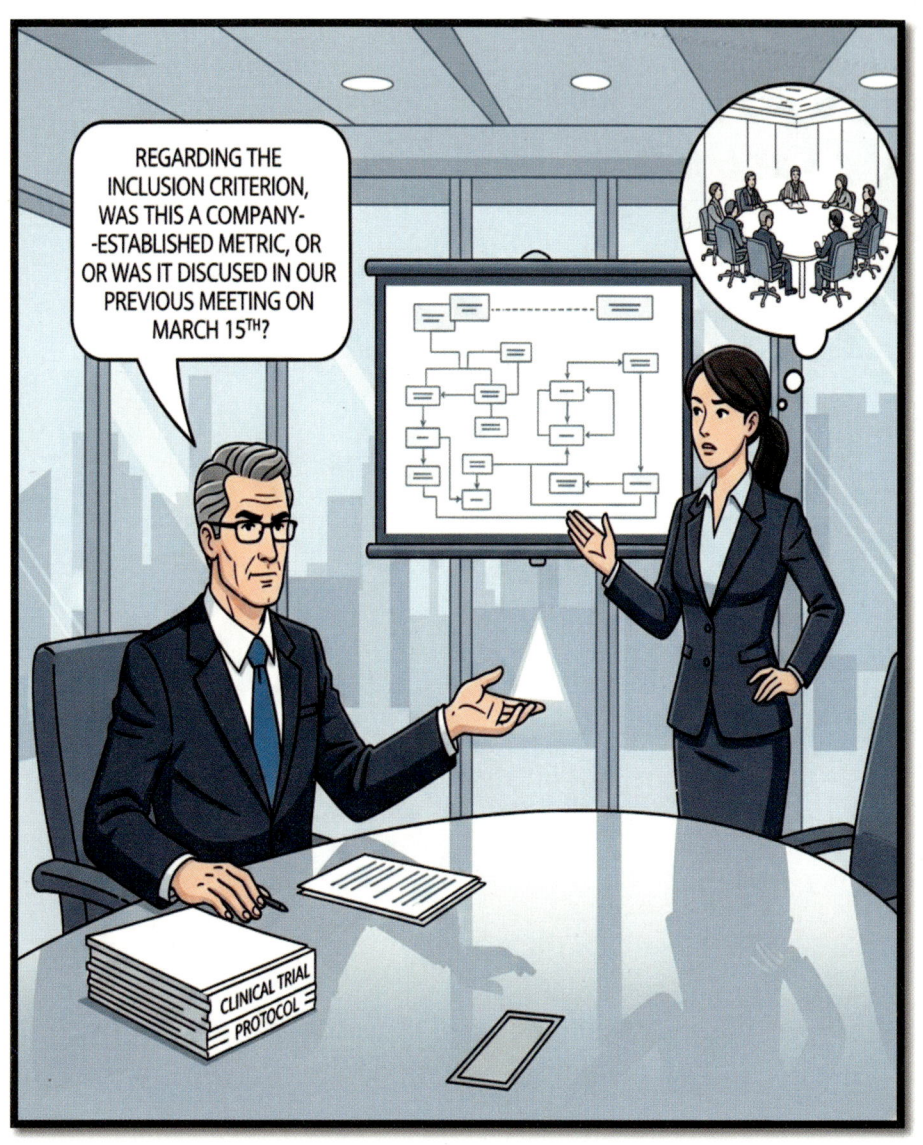

약심위원: 허위기준 X에 대해서 "해당 내용이 임상시험계획서에 기재되어 있는지, 지난번 중앙약심에서 논의된 사항인지 확인이 필요하다"

신청사가 직접 약심위원들에게 시정 이후(以後) 나온

허위기준 X 붕괴 확인 약심위원 발언 2:

"신청사는 시험약의 효과는 통계적 유의성 입증으로 충분하고, *임상적 유의성은 신청사가 정한 기준이 아닌* 중앙약심에서 정해진 사항이라고 설명함. 신청사가 대상자 수 산출에 사용한 효과 크기 근거를 임상적 유의성평가 시 적용하는 것이 옳은 지 따져볼 필요가 있음"

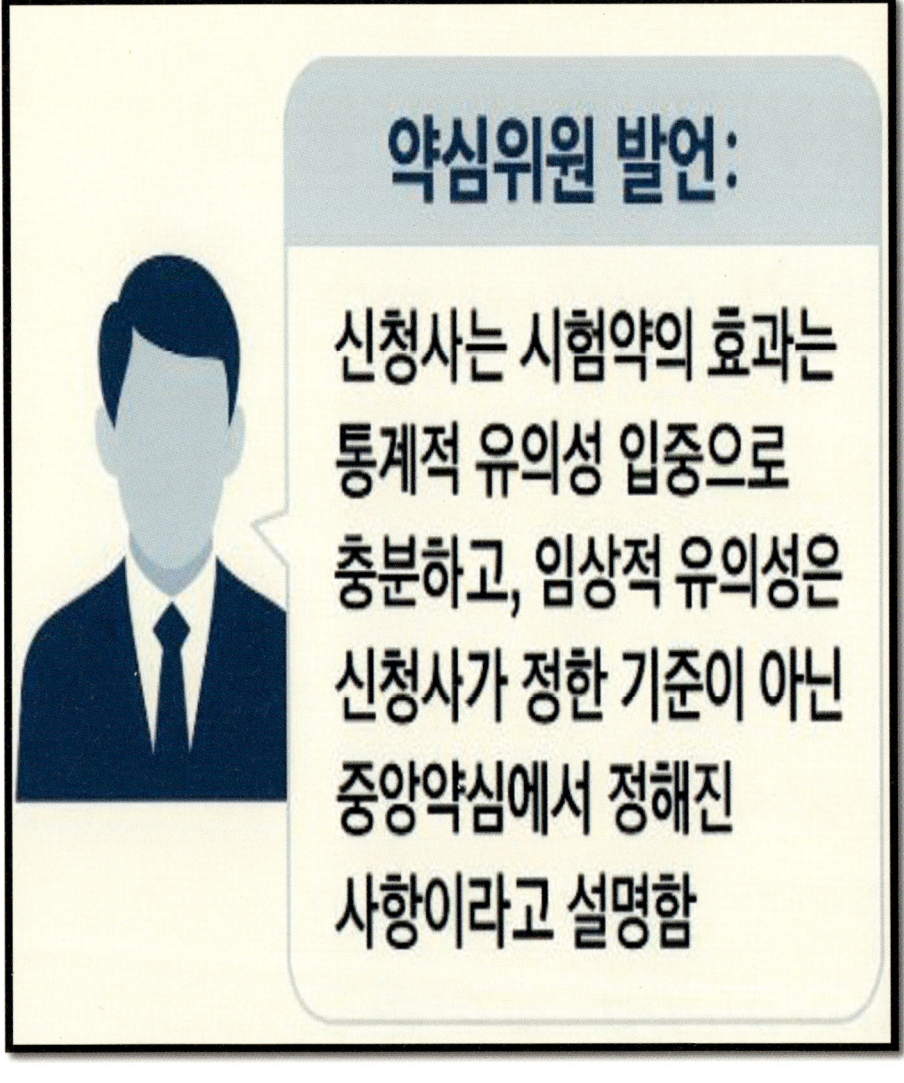

이제서야 그동안 침묵했던 식약처는, 신청사가 직접 약심위원들에게 허위기준 X 시정 "이후" (以後)에서야, 허위기준이었음을 시인하는 식약처의 자백 발언을 했습니다:

> 신청사가 직접 약심위원들에게 허위사실 시정 "이후」(以後) 나온 식약처 담당자도 허위사실이었음을 시인하는 자백 발언:
>
> > "신청사에서 설명한 내용은 임상적 유의성 판단기준은 신청사가 정한 사항이 아니라는 점을 언급한 것임

신청사가 허위사실 직접 시정한 것과 이후 식약처가 허위기준이었음을 시인한 자백을 통해서,

*식약처는 임상적 유의성 판단기준은 신청사가 정한 사항이 아니라는 점*을 알고 있었으면서

신청사가 임상유의성 설정한 기준이다라는 것이라는 허위 기준이 허가 타당성 부족 근거로 약심위원들에게 인용되고 있을때는 도대체

어떻게, 식약처 참석자 5 명은 그 허위 기준 X 를 반려를 위해 약심위원들이 언급할 동안에는 시정하지 않고 침묵을 유지할 수 있었단 말입니까?

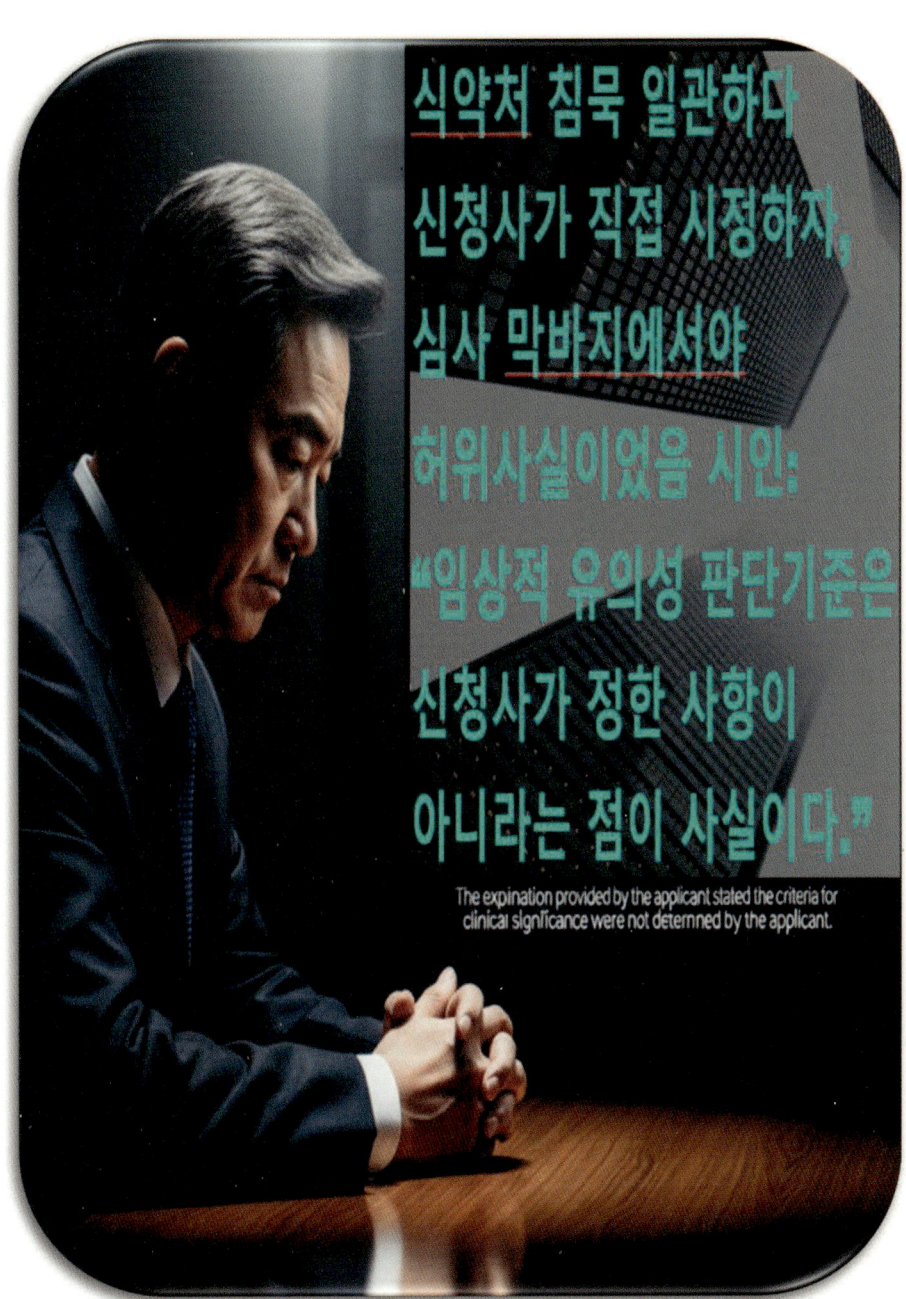

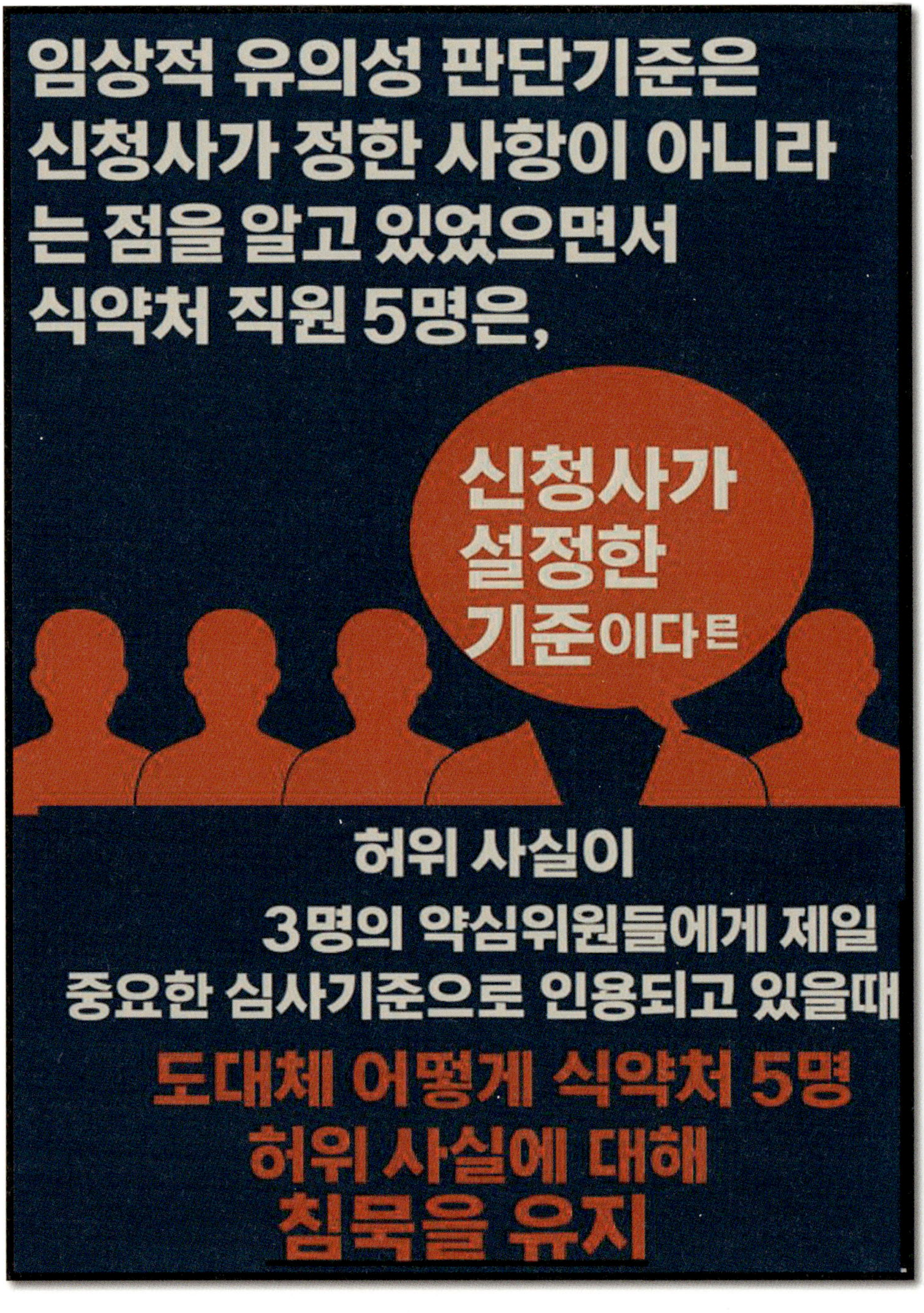

임상적 유의성 판단기준은 신청사가 정한 사항이 아니라는 점을 알고 있었으면서 식약처 직원 5명은,

신청사가 설정한 기준이다른

허위 사실이
3명의 약심위원들에게 제일
중요한 심사기준으로 인용되고 있을때
도대체 어떻게 식약처 5명
허위 사실에 대해
침묵을 유지

신청사와 영상청취 통해 신청사가 재설정한 기준 아니다라는 내용 확인되자,

허위기준 X 붕괴 이후(以後) 다시 나온 "조인트스템 허가 타당하다" 약심위원 발언 1:

약심위원은 식약처 식품의약품안전처고시 제 2024 - 59 호, 첨단바이오의약품 허가심사 규정 제 19 조에 따라서 조인트스템 통계적 유의성이 확보되었으면 임상유의성 있다라고 인정해야 되자않나"라며 식약처에

왜 식약처 허가심사 19 조 규정대로,

식약처장이 승인했던, 허가기준 O 대로 심사하지 않느냐라고 식약처에 따져물음

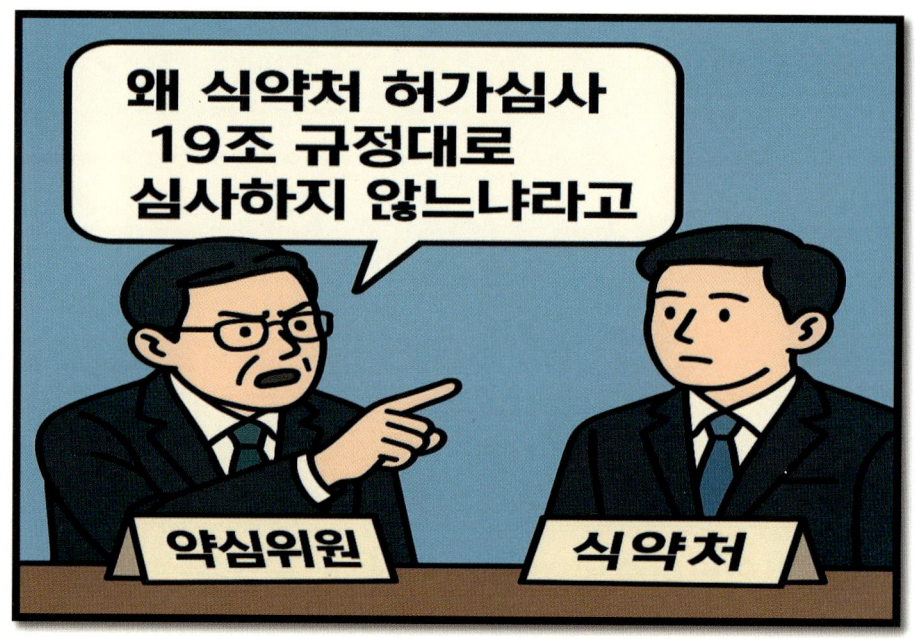

신청사가 설정한 MCID 기준이다라는 허위기준 X 를 신청사가 직접 시정 직후, 약심위원들이 원래 허가기준 O 대로 심사하면, 조인트스템의 허가타당하다는 발언들 다시 내놓기 시작함.

○○○	첨단바이오의약품의 품목허가심사 규정 제19조에 따라 임상적 유의성이 있는 경우 이를 인정한다고 명시되어 있고 치료적 확증 임상시험의 경우 특별한 경우가 아니라면 사전 설정된 통계분석계획에 따라 유의성을 입증하여야 한다고 되어 있는데 그렇다면 p-value가 유의하면 법적으로 문제없는 것이 아닌지?

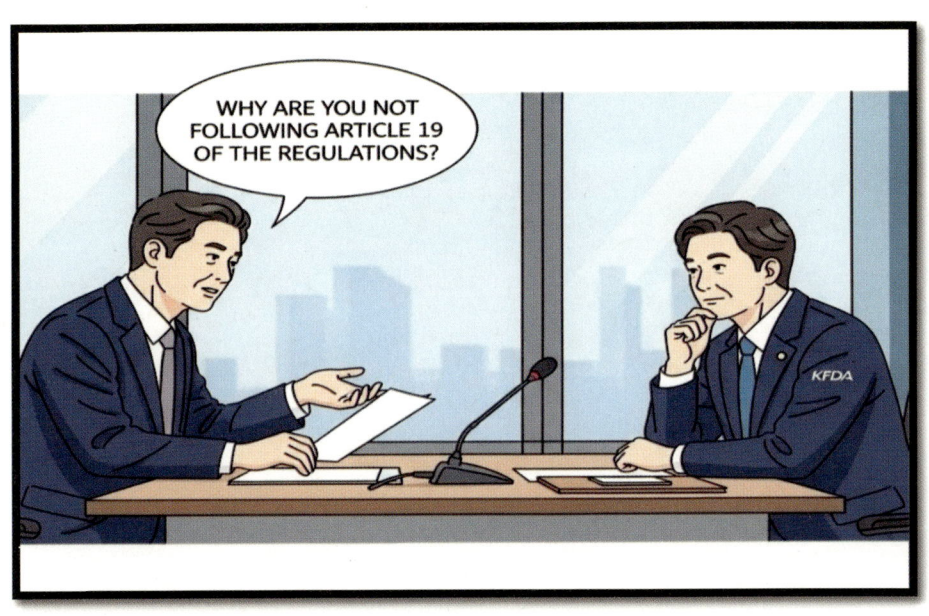

조인트스템 임상 유의성 인정하는 약심위원의 발언들이 나왔습니다:

"**첨단바이오의약품의 품목허가·심사 규정 제19조에 따라** 임상적 유의성이 있는 경우 이를 인정한다고 명시되어 있고 **치료적 확증 임상시험의** 경우 특별한 경우가 아니라면 **사전 설정된**

통계분석계획에 따라 유의성을 입증하여야 한다고 되어 있는데 그렇다면 식약처장이 사전 승인했던, 원래 허가기준 O대로 p-value가 유의하면 법적으로 (허가에) 문제없는 것이 아닌지?"

> 첨단바이오의약품의 품목허가-심사 규정 제19조에 따라 임상적 유의성이 있는 경우 이를 인정한다고 명시되어 있고 치료적 확증 임상시험의 경우 특별한 경우가 아니라면 사전 설정된 통계분석계획에 따라 유의성을 입증하여야 한다고 되어 있는데 그렇다면 p-value가 유의하면 법적으로 문제없는 것이 아닌지?

허위 기준X 붕괴이후 다시 나온, "조인트스템 허가 타당하다" 약심위원 발언 2:

"검색 결과 MCID는 반응률 변동비율 비교 분석에 사용하며, 허위기준인 **시험군과 대조군의 군 간 비교 (WOMAC 15점, VAS 20점)에 MCID, 허위 기준X를 적용하여 임상적 유의성을 판단해서는 안된다**는 내용이 있음"

○○○	검색 결과 MCID는 반응률 변동비율 비교 분석에 사용하며 시험군과 대조군의 군 간 비교에 MCID 기준을 적용하여 임상적 유의성을 판단해서는 안된다는 내용이 있음

허위 기준X 붕괴 이후 다시 나온, "조인트스템 허가 타당하다" 약심위원 발언 3:

"통계적으로는 의미가 없다고 하셨지만 무릎골관절염의 경우 인공관절 치환술을 줄이는 것이 치료의 목적임. 허위기준X: MCID를 적용하지 않고 **식약처장이 승인했던 허가기준O: 임상시험계획서에 정해진 대로 통계적 유의성이 있으면 조인트스템 허가 인정할 수 있음**"

OOO	통계적으로는 의미가 없다고 하셨지만 무릎골관절염의 경우 인공관절 치환술을 줄이는 것이 치료의 목적임. MCID를 적용하지 않고 임상시험계획서에 정해진 대로 통계적 유의성이 있으면 인정할 수 있음

- 4 -

WOMAC 15 점, VAS 20 점이 신청사가 설정한 MCID 기준이 아니었다라고 허위기준이었음이 밝혀졌습니다. 그러자 약심위원이 MCID 를 적용하지 않고, 즉 허위기준 X 를 적용하지 않고, 임상시험 계획서 정해진 대로 원래 허가기준 O 대로 심사하면 통계적 유의성 확증되었기 때문에 조인트스템 허가 인정할 수 있다고 발언하였습니다.

조인트스템 허가 타당하다 약심위원 발언

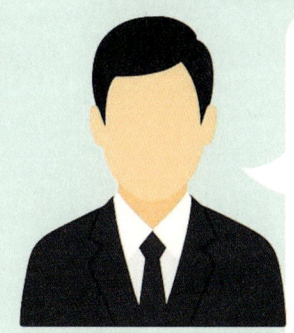

"무릎골관절염의 경우 인공관절 치환술을 줄이는 것이 치료의 목적임. MCID를 적용하지 않고 임상시힘계획서에 정해직 대로 통계적 유의성이 있으면 인정할 수 있음."

MCID 허위기준 시정 직후 약심위원들이 상기 발언들로 조인트스템의 허가타당성을 주장하는 발언들 나오는 문맥에서

조인트스템 허가 타당하다는 발언들을 역시 즉각 제지하는 식약처:

<효과 크기: 허위기준 X>를 적용 안하면 조인트스템 허가 타당하다는 약심위원들 발언들:

또다시 반대하는 식약처 발언: *"대상자 수 산출에 사용된 효과 크기 근거, 허위기준 X 를 그대로 적용한 것이 아니며."*

2023 년 임상유의성 부족결론에 *"대상자 수 산출에 사용된 효과 크기 근거: 허위기준 X 를 그대로 적용한 것이 아니며"*라는 식약처 발언은 사실이 아닌, 또다른 허위 주입으로 판단됩니다.

식약처	임상적 유의성에 대한 판단은 임상시험계획서에 있는 대상자 수 산출에 사용한 효과 크기 근거를 그대로 적용한 것이 아니며, 3상 임상시험 결과에 대해 전문가 회의와 중앙약심에서 논의한 결과 임상적으로 유의성이 부족하다고 결론을 내린 것임. 신청사에서 설명한 내용은 임상적 유의성 판단기준은 신청사가 정한 사항이 아니라는 점을 언급한 것임

- 3 -

또다른 허위 해명을 약심위원들에게 주입한 정황: "대상자 수 산출에 사용된 효과 크기 근거를 그대로 적용한 것이 아니며"라는 식약처 발언은 2023 약심위 회의록과 대조하면 허위내용임이 쉽게 드러납니다.

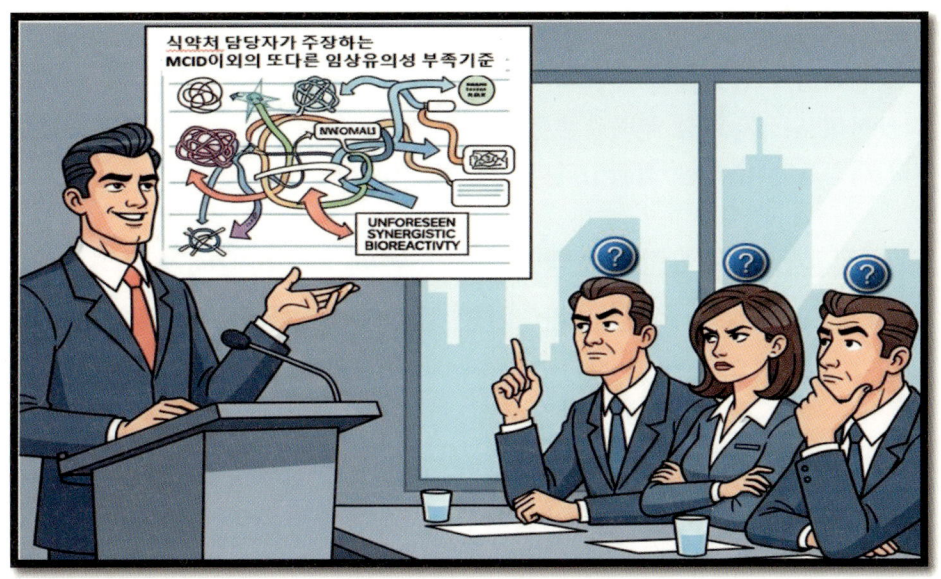

계속되는 식약처 허위 내용 주입 정황: 허위기준 X 가 붕괴되자, 이에 대한 물타기로 식약처는 2023 년 임상유의성 부족 결론에 군간효과 크기: 허위 기준 X 를 그대로 적용한 것이 아닌 것이라고 허위 발언하였습니다. 식약처는 2023 년 반려결정에 마치 또다른 임상유의성 기준 Z 가 있었던 것처럼 허위 발언하였습니다. 그러나 2023 년 약심위 회의록을 대조하면, 식약처 발언과 정반대로, 군간효과 크기, 허위기준 X 를 그대로 적용한 것이 분명히 드러나고 있습니다.

<대상자 수 산출 효과 크기, 군간차이를 MCID 유의성 기준으로 신청사가 설정했다는 허위기준 X>를 근거로 2025 약심위원들이 반려 발언때는 식약처는 가만히 있었습니다.

그러나 허위기준 X 가 신청사에 의해 시정, 붕괴되었습니다. 그래서 약심위원들이 허위기준 X: MCID 적용하지 않으면, 조인트스템 허가 인정된다는 발언을 내놓는 반려에서 허가 인정 분위기로 전환되었습니다.

그러자 이제는 허위기준 X 이외에도, 또다른 유의성 기준 Z 가 2023 년 약심위에서 사용되었던 것처럼 허위 발언을 이어갑니다. 또다른 기준 Z 를 적용하여 임상유의성 부족결론을 내렸던 것이다라는 추가 거짓말을 2025 약심위원들에 주입한 정황입니다.

어떻게 해서든 조인트스템을 2025 년에 다시 반려시키려고 식약처가 내놓은 해명인데, 이는 2023 중앙약심 회의록과 대조하면 허위입니다.

아래의 2023 중앙약심 회의록에는 식약처 해명과 정반대로 허위기준 X 를 2023 년 임상유의성 부족 결론에 그대로 적용되었던 것이 반복적으로 드러납니다.

2023 년 조인트스템의 임상 유의성 부족 기준으로 사용된 잣대는, 바로 식약처가 "그대로 적용한 것이 아니라는" 허위기준 X 입니다: 대상자 산출에 사용한 효과 크기: 군간 차이였습니다.

효과 크기, 군간 차이를 MCID 유의성 기준으로 그대로 적용한 것 뿐만 아니라, 여기에 효과 크기 군간차이를 신청사가 유의성기준으로 직접 설정했다는 허위기준 X 로 발전되었습니다.

신청사가 설정한 사실이 없다고 신청사가 임상보고서로 식약처에 약심위 사전 고지했습니다. 그러나 신청사가 고지한 사실을 무시하고, 신청사가 설정한 유의성기준이라는 허위 기준 X 로 둔갑하여, 무려 6 차례나 2023 회의록에 직접 인용되었습니다. 2023 임상유의성 부족 결론 제작을 위해 직접 활용된 것으로 쉽게 확인됩니다.

중앙약사심의위원회 회의록
(1) 일   시 : 2023.02.28.(화) 18:00
(2) 장   소 : 서울비즈센터 2호점(서울역)
(3) 상정안건 및 심의결과

상정안건	심의결과
품목허가의 타당성	- 임상적 유의성이 부족하여 타당하지 않음

<허위기준 X: 대상자 산출에 사용한 효과 크기: VAS, WOMAC 군간 차이>를 그대로 적용하지 않았다는 식약처 물타기식 해명입니다.

식약처 해명과는 정반대로 허위기준 X: 효과 크기: VAS, WOMAC 군간 차이를 MCID 유의성기준으로>가 2023 유의성 부족 결론에 그대로 적용된 것이 6 번의 약심위원들 발언에서 직접 확인됩니다. 증거: 2023 중앙약심위 회의록

○○○	VAS나 WOMAC 점수는 환자가 얼마만큼 아픈지를 외래 시 평가하는 부분임. 따라서 전문가 자문회의에서 언급된 MCID라는 것은 주관적으로 평가되는 지표에서 어느 정도의 차이가 있어야만 유의한 차이가 있다고 판단할 수 있음 100mm VAS 점수에서 시험군과 대조군 차이가 12.2라고 하면 큰 차이로 생각할 수 있지만, 10점 척도에서 어떤 사람은 5점, 어떤 사람은 4점이라고 말한 수준의 차이가 임상적으로 인정할 수준의 차이인가를 생각해보아야 함.

식약처 거짓 해명과 정반대로, 허위 기준 X<대상자 산출에 사용한 효과 크기: VAS, WOMAC 군간 차이>를 MCID 유의성기준으로 그대로 적용하여 2023 유의성 부족 결론을 낸 증거 기록 <1>

> 되는 것이 일반적임
> 또한, minimal clinically important difference 즉, 임상적 의미가 있다고 할 수 있는 최소한의 효과의 크기이며, 최소한 이 정도 이상의 효과는 보여야 환자가 개선되었다고 말할 수 있는 수치임

식약처 거짓 해명과 정반대로, 허위 기준 X<대상자 산출에 사용한 효과 크기: VAS, WOMAC 군간 차이>를 MCID 유의성기준으로 그대로 적용하여 2023 유의성 부족 결론을 낸 증거 기록 <2>

> ○○○ 신청 제품의 경우도 임상시험에서의 예상 효과차이를 WOMAC 15점, VAS 20점으로 설정한 것이, 그러한 MCID를 넘기 위한 차이를 위해 설정한 것으로 보임.
> 그런데 실제 임상시험에서 나타난 효과차이가 예상했던 효과 차이에 미치지 못하였는데 이 정도의 차이가 정형외과 측면에서 어떤 의미를 가지는지 의견주기 바람

식약처 거짓 해명과 정반대로, 허위 기준 X<대상자 산출에 사용한 효과 크기: VAS, WOMAC 군간 차이>를 MCID 유의성기준으로 그대로 적용하여 2023 유의성 부족 결론을 낸 증거 기록 <3>

> ○○○ 수술을 하는 입장에서 수술 전후에 VAS 한 칸이 줄었다는 것은 수술이 잘못된 것임.
> 4를 찍을 수도 있고 5를 찍을 수도 있고, 아주 주관적인 것임. 그 주관적인 것을 지표로 사용했는데도 불구하고 한 칸 줄었다, 이것은 수술을 안 한 것과 차이가 없는 것으로 생각됨

식약처 거짓 해명과 정반대로, 허위 기준 X<대상자 산출에 사용한 효과 크기: VAS, WOMAC 군간 차이>를 MCID 유의성기준으로 그대로 적용하여 2023 유의성 부족 결론을 낸 증거 기록 <4>

> ○○○ 이 제품은 침습적인 절차를 포함하는 줄기세포치료제로서, 이 정도의 효과 차이로 환자에게 제공하는 것에 동의하기 어려울 것으로 판단됨

식약처 거짓 해명과 정반대로, 허위 기준 X<대상자 산출에 사용한 효과 크기: VAS, WOMAC 군간 차이>를 MCID 유의성기준으로 그대로 적용하여 2023 유의성 부족 결론을 낸 증거 기록 <5>

> ○○○   대조군은 생리식염수와 혈청이었고, 그에 비해 차이가 8점이었다는 것은 임상적으로 의미가 있다고 보기는 어려운 부분임.

식약처 거짓 해명과 정반대로, 허위 기준 X<대상자 산출에 사용한 효과 크기: VAS, WOMAC 군간 차이>를 MCID 유의성기준으로 그대로 적용하여 2023 유의성 부족 결론을 낸 증거 기록 <6>

2025 약심위에서 허위기준 X 시정, 붕괴 이후에 약심위원들의 허가 타당하다는 발언들 다시 나오는 허가 타당하다는 방향으로 심사가 다시 전환됩니다.

이에 대해 **식약처 물타기 대응 발언: "임상적 유의성에 대한 판단은 임상시험계획서에 있는 대상자 산출에 사용한 효과 크기: 허위기준 X 를 그대로 적용한 것이 아니라,"**

임상유의성 부족 결론을 위해 허위 기준 X 를 그대로 적용한 것이 아니라, 2023 중앙약심에서 또 다른 기준 Z 를 적용했다는 것처럼 조인트스템 허가 타당하다는 약심위원들의 사고를 다시 교란, 혼란에 빠뜨리고자 한 식약처 발언입니다. 2023 중앙약심 회의록에 확인되지 않는 **허위내용입니다.**

2025 약심위를 재검토하면, **2025 약심위에서는 초반에 임상유의성 있다고 허가 타당성을 주장하는 3 명 약심위원들의 발언들이 나오자, 식약처는 2023 약심위에서 이미 임상유의성 부족 결론 내려진 것이었다라며 즉각 제지**하였습니다.

식약처의 2023 임상유의성 부족 결론의 강조에 놀란 약심위원들은 자연히 2023 임상유의성 부족결론에 적용된, 2023 약심위 회의록에 인용된 기준을 찾기 시작하였습니다. 2023 회의록에서 **2025 약심위원들이 찾아낸 내용은, 효과 크기 군간차이를 MCID 임상유의성 기준으로 신청사가 설정했다는 허위 기준 X** 였습니다.

2025 약심위원들은 처음에는 허위기준 X 에 대해 2023 약심위원들처럼, 군간차이 기준이 신청사가 설정한 유의성 기준이라고 그대로 믿었습니다.

2023 약심위원들처럼, 2023 허위기준 X 를 그대로 적용하면, 임상유의성 부족하다는 발언들을 2025 약심위원들도 내놓았습니다.

이에 대해 **식약처 5 명 직원은 허위기준 X 시정하지 않고** 2025 약심위 심사흐름이 반려로 전환된 것을 지켜만 보고 있었습니다.

만약 **2023 임상유의성 부족 결론이 식약처 발언대로 "<허위기준 X: 군간 효과크기>를 그대로 적용한 것이 아니라면," 따라서 2025 약심위 후반부의 식약처 해명이 사실이라면**, 식약처는 사실 이 발언을 약심위 후반부가 아니라 언제 했어야 했을까요?

식약처는 허위기준 X 가 붕괴된 후 이 발언을 후반부에 할게 아니라, 약심위 초반부에 이 발언을 했어야 했습니다. 2025 약심위 초반부에 **약심위원들이, <허위기준 X:효과크기 군간차이>를 그대로 적용하면, 조인트스템 임상유의성 부족하다라는 발언**들을 내놓았습니다. 식약처는 이 때

약심위원들에게 허위기준 X 를 그대로 적용하면 안된다고 해당 발언을 했어야 했습니다.

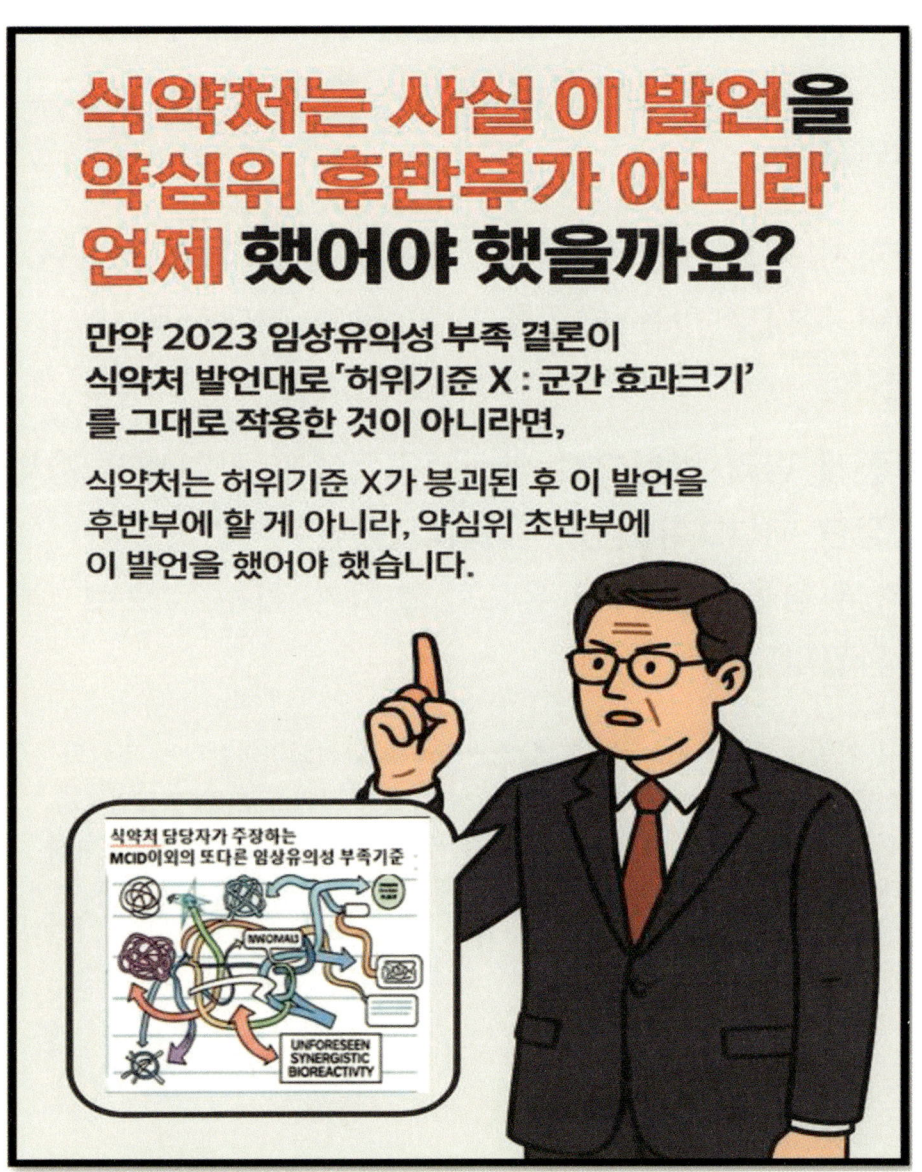

허위기준 X의 붕괴 이전,

약심위 초반에 2025 약심위원들이 "허위 기준 X를 그대로 적용하면, 조인트스템 허가 타당하지 않다"고 발언할때는,

식약처 직원 5명은, "허위 기준 X를 그대로 적용한 것이 아니다"라는 발언을 하지 않고 절대침묵하고 있었습니다.

이렇게 반려 방향으로 약심위원들에게 신청사가 자체 설정한 MCID 유의성 기준이라는 허위기준으로 약심위원들 심사하게 유도한 소지가 있는 것으로 판단됩니다.

허위 기준 X를 그대로 적용하면 조인트스템 반려되어야한다는 초반의 약심위원들 발언에는 절대 침묵했던 식약처. 허위기준 X의 붕괴이후, 허위기준 적용안하면 조인트스템 허가 타당하다는 약심위원들 발언들을 반대하기 위해서, 이번에는 허위기준 X를 2023년에 그대로 적용한 것이 아니라는 거짓 발언을 추가한 식약처

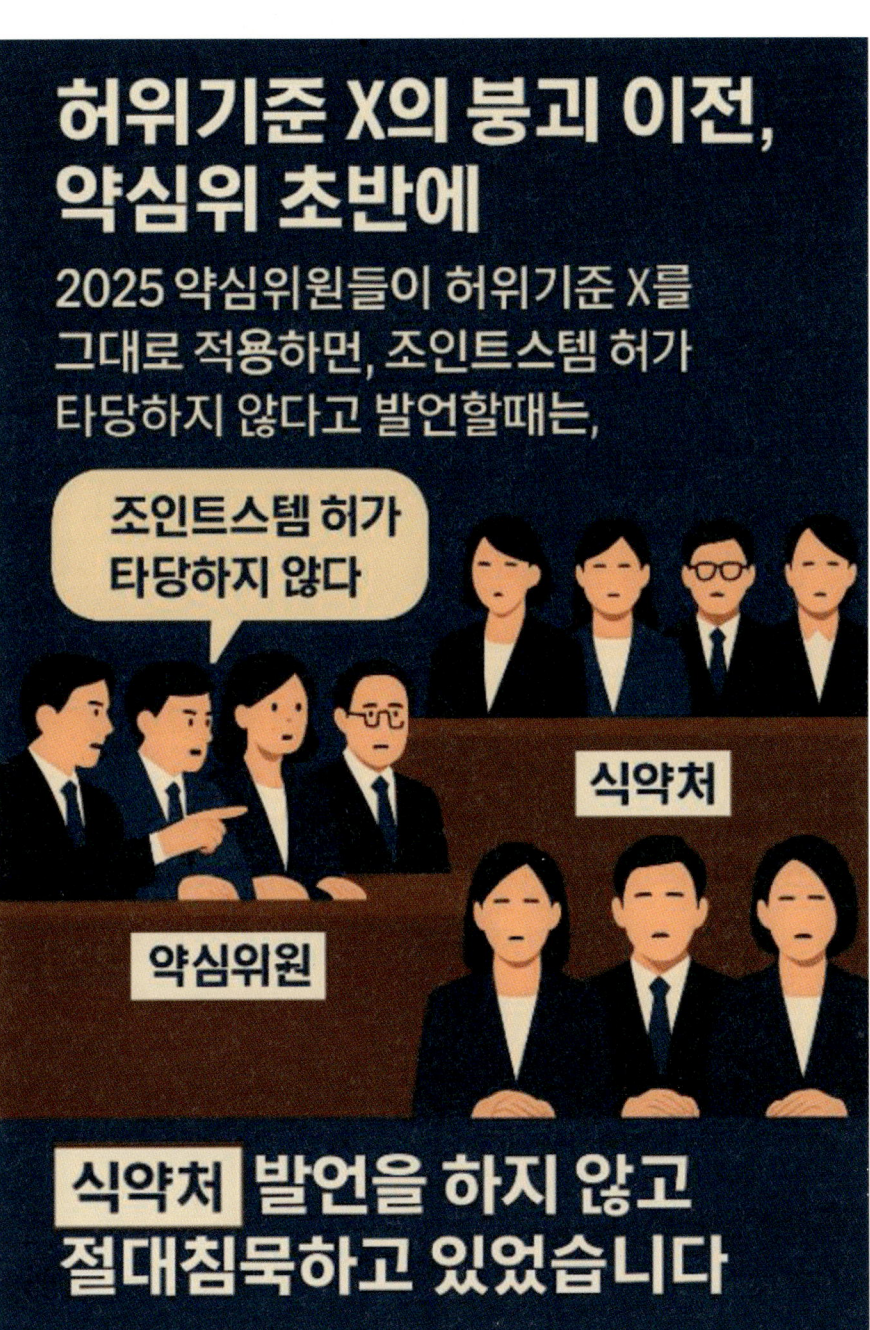

이 때 한 위원이 효과 크기 **군간차이를 MCID 유의성 기준으로 신청사가 재설정한 것인지 확인 필요하다**하여, 2023 약심위에는 거절되었던 신청사의 직접 확인이 2025 약심위에는 진행되었습니다.

그 결과, 신청사는 효과 크기 군간 차이를 MCID 임상유의성 기준으로 신청사가 설정하지 않았다고 허위기준 X 직접 시정하였고, 허위기준 X 는 붕괴되었습니다. **2025 약심위원들은 허위기준 X 를 적용하지 않으면, 조인트스템의 임상유의성 있고, 허가 타당하다**는 발언들을 다시 내놓게 되었습니다.

○○○	통계적으로는 의미가 없다고 하셨지만 무릎골관절염의 경우 인공관절 치환술을 줄이는 것이 치료의 목적임. MCID를 적용하지 않고 임상시험 계획서에 정해진 대로 통계적 유의성이 있으면 인정할 수 있음

- 4 -

MCID 허위기준 X 가 신청사 통해 붕괴된 이후, 약심위원 발언: *"허위기준으로 드러난 MCID 를 적용하지 않으면, 통계적 유의성 확보된 조인트스템 허가 인정할 수 있다."*

결과적으로 2025 조인트스템 심사는, 허위기준 X 붕괴 이후, 허위기준 X 를 적용하지 않고, 첨단바이오의약품 심사규정 제 19 조 법규대로 심사하면 조인트스템 허가 타당하다는 약심위원들과, 시종일관

거짓말을 약심위원들에게 주입해 반려 굳히기로 일관했던 식약처의 충돌이었습니다.

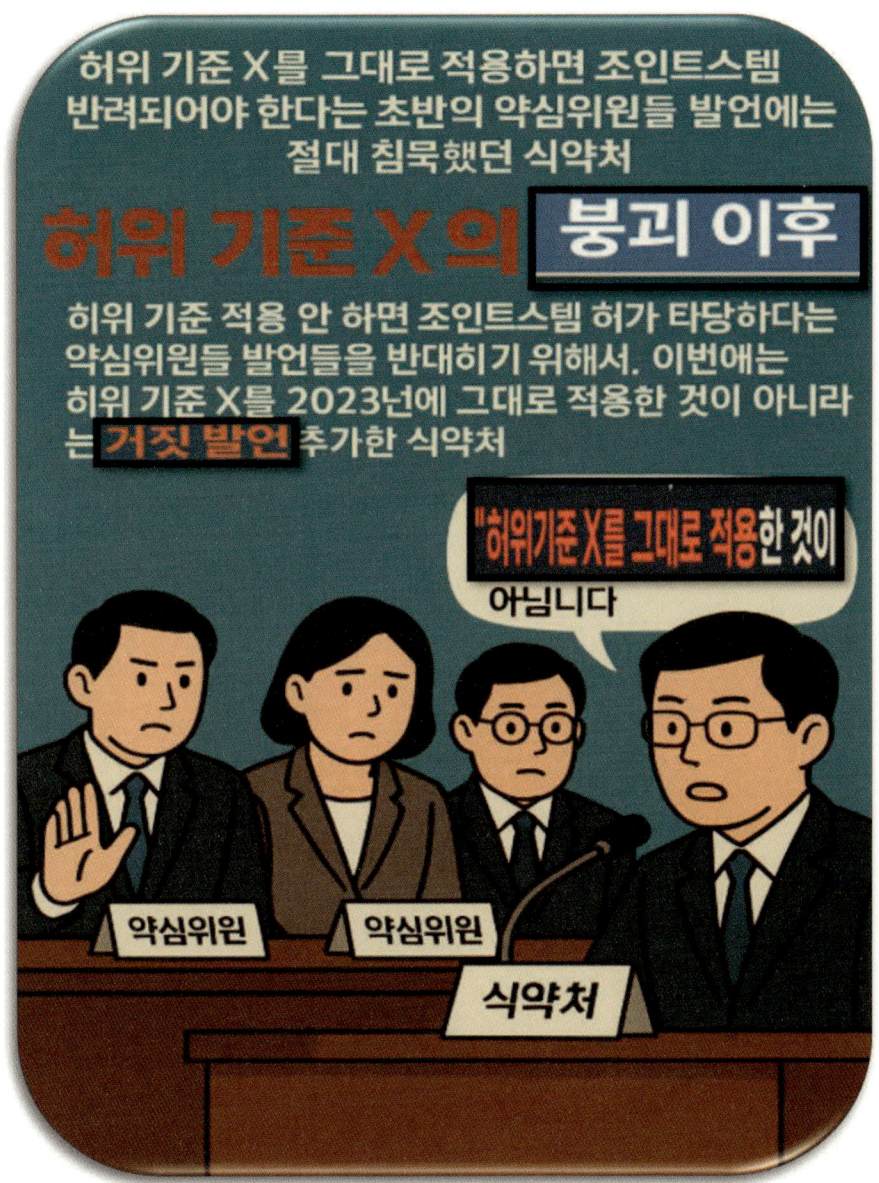

여기에는 그 어떠한 임상적 유의성 기준에 의거한 과학적 심사 논의는 전무하였습니다. 허위기준 X 가 반려로 인용될 때 침묵했던 식약처, 그 속에서 신청사와 팩트체크를 요청해 힘겹게 허위기준 X 를 붕괴시킨 약심위원, 이후 이어지는, 허위기준 X 를 그대로 적용한 것이 아니라는 식약처 추가 거짓 주입으로 끝내 굴복한 약심위원들의 모습만 남았습니다. 심사 끝까지 어떻게 해서든 반려 결론을 위해 허위기준 X 에 침묵했다가 또다른 허위내용을 더하고 있는 정황입니다.

반려 결론을 위해, 허위 내용을 약심위원들에 주입하는 정황으로 확인되는 심사 과정에서 과연 어떤 신약이 반려를 면할 수 있을까요? 대통령님, 총리님, 보건복지위 의원님, 반려 위법 실태 정황 (①~⑫ 증거) 보고합니다.

단계	구체 발언·행위 (식약처)	사실 관계·증거 요지	위반 법령 (조문)	위법 정황 (논거)	법적 효과
① 심의 방향 선제시	3 명 약심위원 '임상 유의성 있다' 발언 직후, 식약처 "이미 임상적으로 유의미 부족 결론"	위원 3 인 '유의성 있음' 직후 방향성 개입	약사법 34 조(전문가 자문 독립·공정 취지), 행정절차법 4 조(성실), 33 조(공정성)	사전결론 유도로 위원회 독립성 침해, 공정 심사 원칙 훼손	절차 하자 → 처분 취소 사유 강화

단계	구체 발언·행위 (식약처)	사실관계·증거 요지	위반 법령 (조문)	위법 정황 (논거)	법적 효과
	강조로 초반부터 반려 방향 설정				
② "이미 2023 유의성 부족, 재논의 불가"	초기부터 과거 결론 재주입·범위 봉쇄	실질적 재검토 기회 축소·위원 발언 위축	행정절차법 21·22·27 조(사전통지·청문·의견제출의 실질 보장), 33 조	의견청취 형해화, 심의 범위 편향 유도	절차위법 누적 → 취소/집행정지 근거
③ 주평가기준 뒤바꿈	Primary endpoint (통계 유의성) 대신 **효과크기/군간차이 (MCID)** 쟁점화	식약처장 사전 승인 임상계획· SAP 와 불일치	약사법 34 조①·⑦, 첨단바이오 고시 19 조(4)	**식약처장 승인한 기준에 대해 식약처장 승인없는 기준 변경**, 사전 설정 통계분석계획 미준수	중대한 위법 → 반려처분 취소·무효
④ 허위 기준 주입	"WOMAC15·VAS20 = 신청사 '자체 설정' MCID 유의성 기준"으로 약심위원 인식 고착	2023 회의록 허위 기준을 초반 위원들도 원용	행정절차법 8 조(사실확인), 4 조(신의성실), 23 조(이유 명확성)	**사실오인/허위 전제**로 심의 왜곡, 신의성실 위반	사실오인 처분 → 취소 사유

단계	구체 발언·행위 (식약처)	사실관계·증거 요지	위반 법령 (조문)	위법 정황 (논거)	법적 효과
⑤ 방어권 차단	2023에는 신청사의 의견청취 진술 거절	반박·정정 기회 상실	행정절차법 21·22·27조	**방어권 침해**, 절차의 본질적 하자	절차하자 중대 → 취소 사유 강함
⑥ 2025 신청사 청취로 허위기준 직접 정정 확보	2025에는 "신청사가 효과크기를 MCID로 자체 설정했다는 허위기준," 신청사가 설정한 바 없다, 직접 시정	허위 전제 붕괴, 심의 재설정 필요	행정절차법 23조(사유 명확성·일관성)	**새 사실 반영 의무**, 심의 범위·이유 재정리 필요, 이를 반영하지 않으면 **적법절차 위반 지속**	재심의·보완심의 필요 (미이행 시 반려처분 취소사유)
⑦ 직원 5명 정정 지연·침묵	허위 기준 인지 후에도 정정 없이 방치	위원들의 사실오인 발언 지속	행정절차법 4조(성실), 8조(사실확인), 33조(공정성) / 국가공무원법 56조(성실)	**정정의무 불이행** → 공정성 침해, 성실의무 위반	징계(국가공무원법 78조) 소지 + 절차하자 중대
⑧ 사후 인정	"허위기준 신청사가 정한 것은 아님" 뒤늦게 인정	허위 기준 주입 식약처 **사실상 자인**	행정절차법 23조	**사유·사실 불일치/번복** 확인	사유불비·치유 곤란 → 취소/무효 논거

단계	구체 발언·행위 (식약처)	사실 관계·증거 요지	위반 법령 (조문)	위법 정황 (논거)	법적 효과
⑨ 반려 위한, 추가 거짓 해명 제시	"2023 반려는 효과크기/MCID 때문이 아니라 '다른 기준' 때문"	2023 회의록 대조 시 효과크기/MCID 허위기준만 반복 인용, 식약처 주장한 '다른 기준' **확인안됨**	행정절차법 23조(사유 특정·불변), (판례 취지) 사후사유 추가 제한	**사유 모순/불명확**· 사후 변경으로 위법	사유불특 정 → 처분 취소/무효 사유
⑩ 시점 불일치·정 정의무 미이행	2025 초반 위원들이 허위기준 **효과크기/ MCID** 근거해 허가 어렵다 발언할 때 식약처는 **침묵**. 허위기준 탄로나자 "2023 은 허위기준이 외의 다른 기준으로	'다른 기준'이 실재했다면 **초반 즉시 고지·정정**했 어야 함	행정절차법 4조(신의성실), 8조(사실확인), 23조(이유의 구체·명확성), 33조(공정성)	**오인 상태 조장**, 공정 심의 방해, 신의성실·사 실확인의무 위반, 추가 허위 사실 주입	절차하자 중대 → 취소 사유 강화

단계	구체 발언·행위 (식약처)	사실관계·증거 요지	위반 법령 (조문)	위법 정황 (논거)	법적 효과
	유의성 부족 결론"이라고 주장				
⑪ 허위기준 대체 기준 주장: 추가 허위주입 ('다른 기준')	후반 해명: "2023 반려는 허위기준 MCID가 아닌 **다른 기준** 때문"	2023 회의록에서 허위기준 이외의 다른 기준 **구체·일관 근거 확인안됨**	행정절차법 23조(사유 특정·일관성). 사후사유 추가는 동일성 한정	**사유 모순/불특정**. 사후 합리화(post hoc) → 위법	사유불비· 사유변경 → 반려처분 취소사유
⑫ 재논의 차단·표결 유도 (9:1)	허위기준 정정 후 위원 다수 '허가 타당' 재개 → 식약처가 "2023 결론/다른 기준"으로 재차 제지·방향 고정 → 9:1 반려	독립적 표결 판단 저해 정황	행정절차법 33조(공정성), 재량통제 일반원칙 / 국가공무원법 56·57조	**재량권 일탈·남용**, 위법 지시 복종 유도	처분 취소·무효 + 징계(78조) 가능

> **8** 허위 기준으로 도출된, 2023 임상 유의성 부족 결론,
> 이미 내려졌던 결론이라고 말하고,
> 2025 약심위에서 무조건 재논의 불가하다고 못박아라.

08. 2025 약심위 도중 약심위원의 신청사와 팩트체크로
허위 기준 X 가 붕괴되었다.
그럼에도,
반려 결론은 반드시 나와야한다.

허위 기준이 2025 약심위에서 탄로나, 붕괴된 이후,
약심위원들이 허위기준 X: mCID 적용 않으면,
조인트스템 허가 인정된다 발언들이 다시 나오자,

"기준이 허위이더라도, 결론은 이미 2023 년 내려진
임상유의성 부족 결론이다"며
약심위원들 황당강요로 2025 반려의결

반려 설계 정황 (사)

.본문에서 언급되는 모든 비판적 내용은 일반에 공개된 약심위 회의록과 관련 법규 검토를 바탕으로, 줄기세포치료제를 포함한 신약 심사 제도, 절차의 총체적 개선을 위함이며, 어떠한 경우에도 특정 기관이나 개인의 명예를 훼손, 모욕할 의도가 아님을 명확히 밝힙니다. 다중 법률 위반이 제기되는 반려처분에 대해, 신청사 ㈜알바이오는 식약처를 대상으로 행정소송을 2025.09. 11 일 법원에 접수하였다고 밝혔으며, 본문에 담긴 저자 개인의 평가는 법적으로 법률기관에서 확정되는 사실 또는 향후 진행될 행정소송의 법률기관의 확정판결/판단을 대체하지 않습니다.

2023 약심위:
허위기준이 허위 결론 도출한 과정

X_1 기준:
군간 차이 MCID 를 임상유의성 기준으로, 신청사가 설정했다는 기준

X_2 결론:
신청사가 설정한 X_1 기준에 못 미쳤다는 이유로 2023 임상유의성 부족 결론을 도출해냈고, 반려 의결

2023

X1 기준: 군간 차이
신청사가 설청사가 설정했다는 기준

X2 결론: 신청사가 설정한 X 기준에 못 미쳤다는 이유로 2023 임상유의성 부족 결론으로 반려 의결

2025 약심위

X₁ 허위기준: 군간 차이 MCID를 신청사가 설정했다는 것이 2025 약심위 도중 허위로 탄로났음

따라서 X₁ 기준이 허위였으니 당연히 X₂도 허위 결론인 것이 드러났는데,

식약처 첨단바이오 TF 는
임사유의성 부족의 기준이 허위이든 어떻든,
반려 결론만큼은 재논의 불가함.
2023 년 반려 막장 드라마처럼 2025 년 반려 드라마를 원함.

따라서,

X_2 결론은 <2023 년 이미 내려졌던 것이라>는 이유만으로,

2025 약심위에도
X_2 임상유의성 부족 결론이
절대 바뀔수 없다는 황당 강요를

약심위원들에게 반복적으로 주입하여
2025 반려시킴

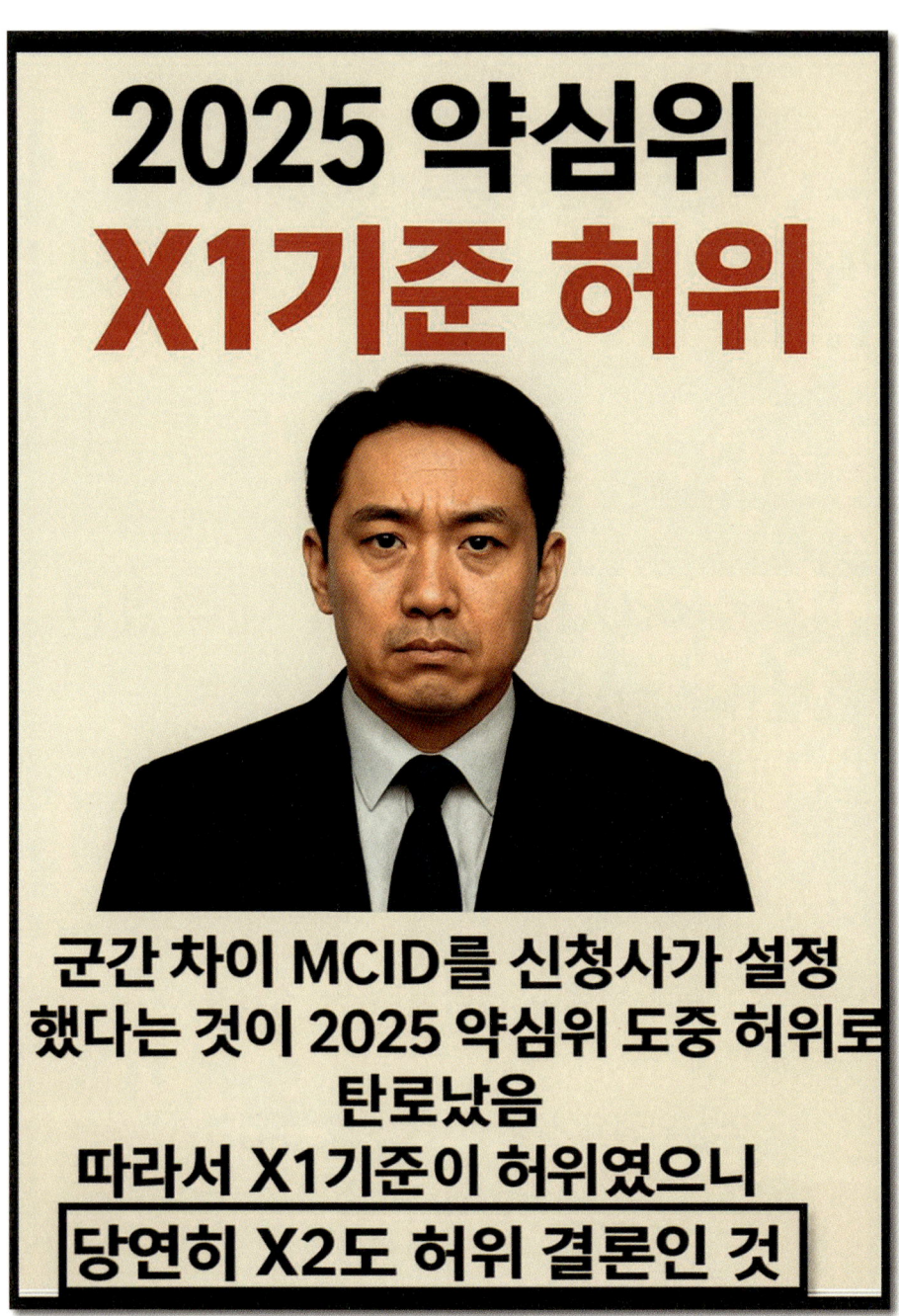

식약처는 X 결론은 〈2023년 이미 내려졌던 것이라〉 이유만으로, 2025 약심위에도 X 임상 유의성 부족 결론 절대 바뀔 수 없다는 황당 주장을 약심위원들에게 반복적으로 주입 2025 반려시킴

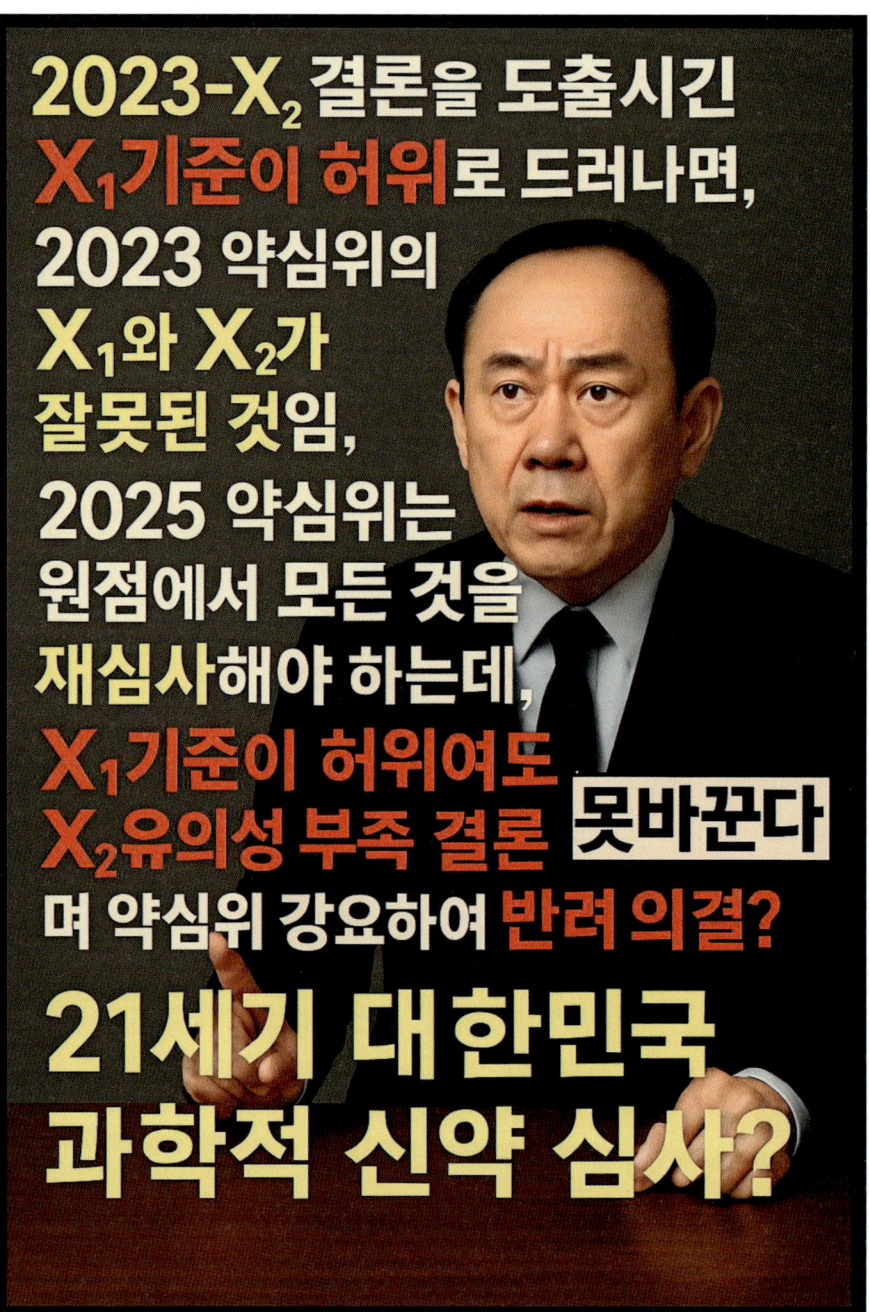

2023 결론을 도출시킨 X1기준이 허위로 드러나면,

2023 약심위의 X1과 X2가 모두 잘못된 것 2025 약심위는 원점에서 모든 것을 재심사 해야 하는데,

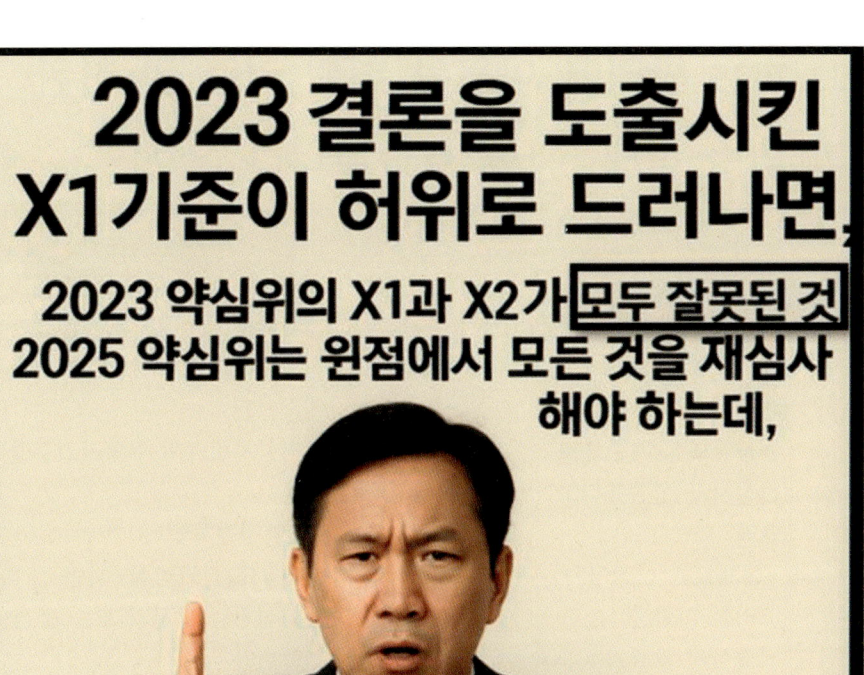

X1기준이 허위여도 X2유의성 부족 결론 못바뀐다며 약심위 강요하여 반려 의결? 21세기 대한민국 과학적 신약 심사?

2023·2025 반려에 이용된 허위 기준 및 허위 결론 위법 실태, 정황 보고합니다.

구분	사실관계	식약처 심사행위	위법 정황
2023년 약심위 – A 허위 기준	- 군간 차이 MCID를 임상유의성 기준으로 **신청사가 설정했다고 왜곡** - 실제로는 신청사가 그러한 기준을 제출하지 않았음	- 허위 기준 X를 심사 근거로 위원들이 반려의결	- **허위 사실 사용**: 객관적 자료에 없는 기준을 날조 - **약사법 제34조 위반**: 사전 승인된 임상시험계획·주평가기준을 무시 - **행정절차법 제4조(신의성실) 위반**: 행정기관의 자기 모순·불성실 행위 - **중립성 침해**: 위원회가 객관적 판단을 내릴 기회를 박탈
2023년 약심위 – X 허위 결론	- 허위 X 기준을 전제로 "기준 미달 → 임상유의성 부족"이라는 결론 도출	- 2023년 반려 의결을 강행	- **허위 전제 → 허위 결론**: 합리적 근거 없는 처분 - **재량권 일탈·남용**: 객관적 심사 대신 반려 결론을 유도 - **행정절차법 제21조 위반**: 신청사에 사전 통지·의견 제출 기회를 부여하지 않음
2025년 약심위 – X 허위 기준 탄로	- 군간 차이 MCID를 신청사가 설정했다는 X 기준이 **허위**임이 위원이 신청사와 직접	- 허위 기준임이 밝혀졌음에도 이를 무시하고 계속 논의 차단	- **진실 은폐·왜곡**: 허위 사실임을 인지하고도 기준 유지 - **위원회의 독립성 침해**: 자문위원들이 새롭게

구분	사실관계	식약처 심사행위	위법 정황
	확인을 요청함으로써, 은폐사실 드러남		논의·판단할 기회를 봉쇄 - **행정절차법 제 4 조 위반**: 신뢰보호 원칙을 저버리고 허위 사실을 고수
2025 년 약심위 – X 허위 결론 유지 강요	- X 기준이 허위로 드러났음에도, X 결론(임상유의성 부족)은 "2023 년에 이미 확정된 것"이라며 재논의 불가 방침 고수	첨단바이오 TF 가 "기준이 허위이든 어떻든, 결론은 이미 결정된 것"이라 반복 주입 - 위원들에게 결론 강요 → 2025 년 반려 유도	- **행정절차법 제 21 조 위반**: 새로운 사실이 드러났음에도 재심·청문·의견 제출 절차를 부여하지 않고 강행 - **위원회 중립성·공정성 침해**: 위원들이 독립적 판단을 내리지 못하게 강압 - **직권남용**: 행정청이 자문기구의 심사 권한을 사실상 무력화 - **국가공무원법 제 56 조(성실 의무) 위반**: 법령 준수·성실 직무수행 의무 위반 - **국가공무원법 제 57 조(복종 의무) 위반**: 합법적 근거 없는 상관 지시에 불법 복종

그리고 의견청취를 통해서 신청사가 허위사실을 약심위원들에게 정정함으로써 환자 수 설정에 사용된 효과 크기를 **유의성 기준으로 신청사가 직접 재설정했다**는 이전의 2025 약심위원 3 명 발언들은 👉**허위 사실**이었음이

결국 2025 약심위 회의도중 드러납니다,

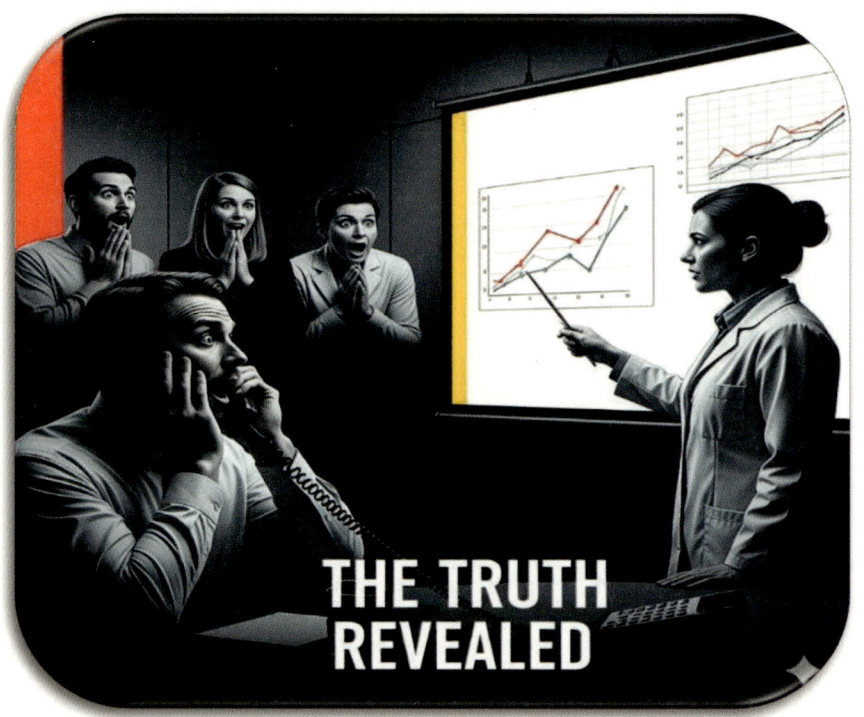

-	신청사 의견 청취 (영상 연결)
○○○	신청사는 임상적 유의성 판단기준을 자체적으로 설정한 것이 아니라고 주장하는데 해당 내용이 임상시험계획서에 기재되어 있는지, 지난번 중앙약심에서 논의된 사항인지 확인이 필요함

D 약심위원: *"신청사는 임상적 유의성 판단기준을 자체적으로 설정한 것이 아니라고"*

E 약심위원: *"신청사는 임상적 유의성은 신청사가 정한 기준이 아닌, 중앙약심에서 정해진 사항이라고 설명함."*

○○○	신청사는 시험약의 효과는 통계적 유의성 입증으로 충분하고, 임상적 유의성은 신청사가 정한 기준 아닌 중앙약심에서 정해진 사항이라고 설명함. 신청사가 대상자 수 산출에 사용한 효과 크기 근거를 임상적 유의성 평가 시 적용하는 것이 옳은지 따져볼 필요가 있음

E 약심위원: 이제 *"효과크기 MCID"*를 신청사가 설정한 임상적 유의성 기준이라는 허위기준 X 가 시정되었으므로, 신청사가 임상적 유의성 기준이 아닌, 대상자 수 산출에 사용한 *"효과크기 MCID"*를 임상적 유의성/허가 타당성 기준으로 적용하는 것이 옳은지 따져볼 필요가 있음"

> 그러나 반려를 위해 뒤바꿔치기된 "MCID 군간차이율"이 신청사가 유의성 기준으로 설정한 바 없는 허위사실로 드러남에 따라서,

"신청사가 재설정한 기준이 아니다"라고 허위기준 X 가 붕괴되며, 임상유의성 판단 기준을 무엇으로 해야되는지 약심위원들 반복해서 식약처에 물으며 2025 약심위 대혼란으로 돌입합니다.

2025년 약심위에서는 허위기준으로 드러난 "신청사가 설정한 MCID 군간 차이"로 2023년에도 반려했고, 2025년에는 허위기준 X가 붕괴되었으면, 식약처가 약심위원들에게 응당 제시해야 할 것은 무엇일까요?

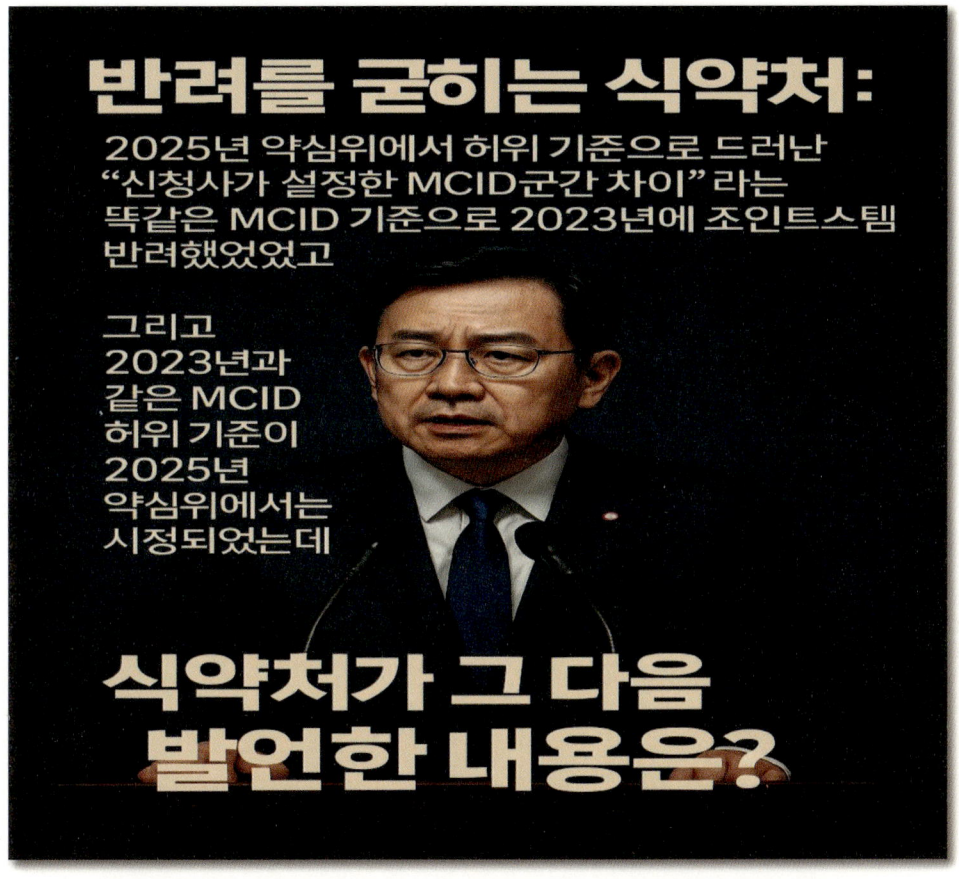

식약처는 원래 식약처가 승인했고 신청사와 사전 합의했던, 3상계획의 1차 유효성 평가 기준, 통계적 유의성이 사전에 승인된 허가 기준 O를 약심위원들에게 제시했어야 했습니다. 그러나 반려를 위해 뒤바꿔치기된 <MCID 군간차이율>이 신청사가 유의성기준으로 설정한 바 없는 허위기준으로 드러나, 허위기준 X가 붕괴되자, 약심위원들이 제대로 된

유의성 기순이 무엇인지 의문을 제기하자, 이제는 식약처가 임상 유의성 기준에 대한 논의를 회피하였습니다.

> **약심위원들이 제대로 된 유의성 기준이 무엇인지 의문을 제기하자**
>
> **논의 회피**
>
> 이제는 식약처가 아예 임상 유의성 기준에 대한 논의를 회피합니다.

<대한민국 신약 심사-우리 국민 공익公益 위해 제보합니다>

MCID 군간차이를 유의성 기준을 신청사가 설정했다는 기준이 허위로 드러났으면, 허가 여부를 결정하기 위한 제대로 된 임상유의성 기준 제시를 식약처가 약심위원들에게 제공해야 하지만, 어떠한 유의성 기준 제시도 식약처는 하지 않았습니다.

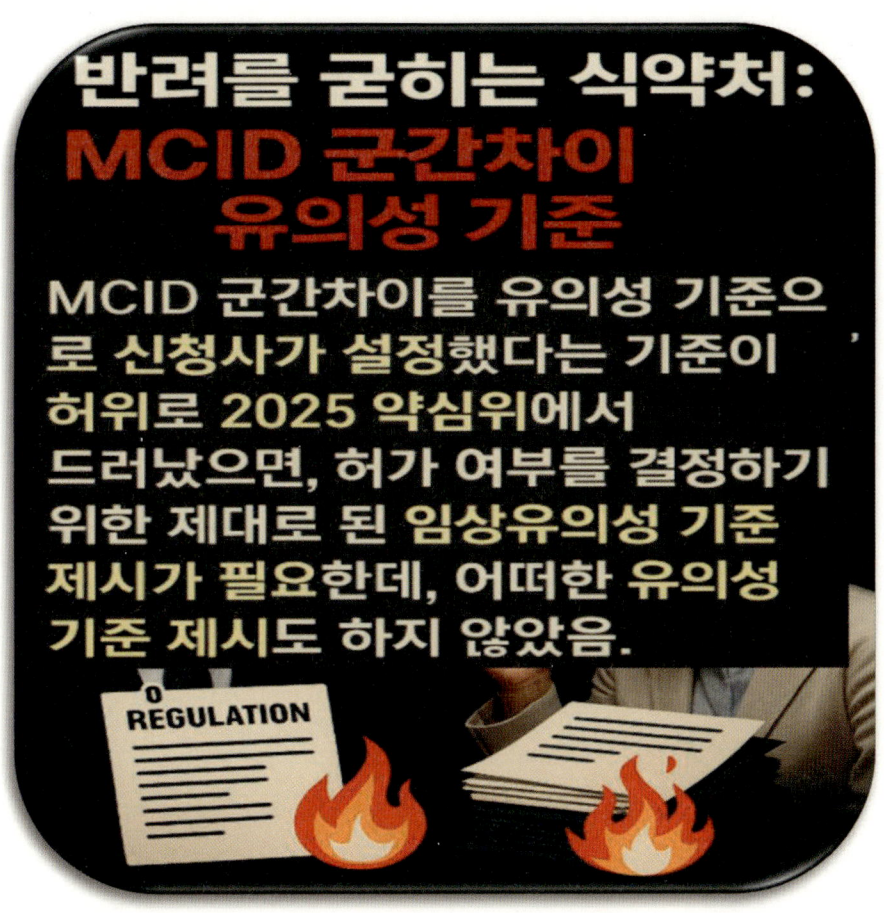

제대로 된 유의성 기준 제시는 없고, 식약처는 임상유의성 부족 결론 X 는 이미 2023 년 결정내려진 사안이라며, 약심위원들에게 기준 제시 없이,

허위기준 x 가 붕괴되었음에도, 부족 결론 x 만을 다시 주입, 강요한 정황입니다.

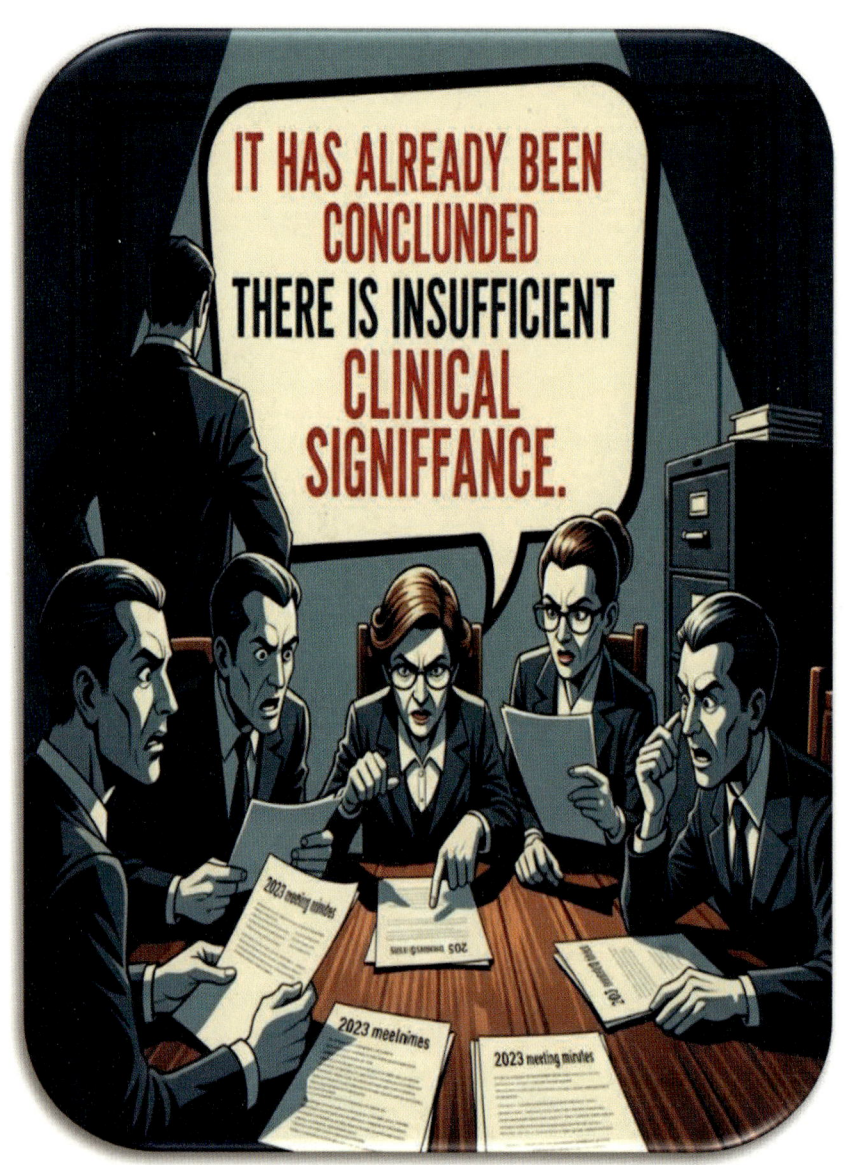

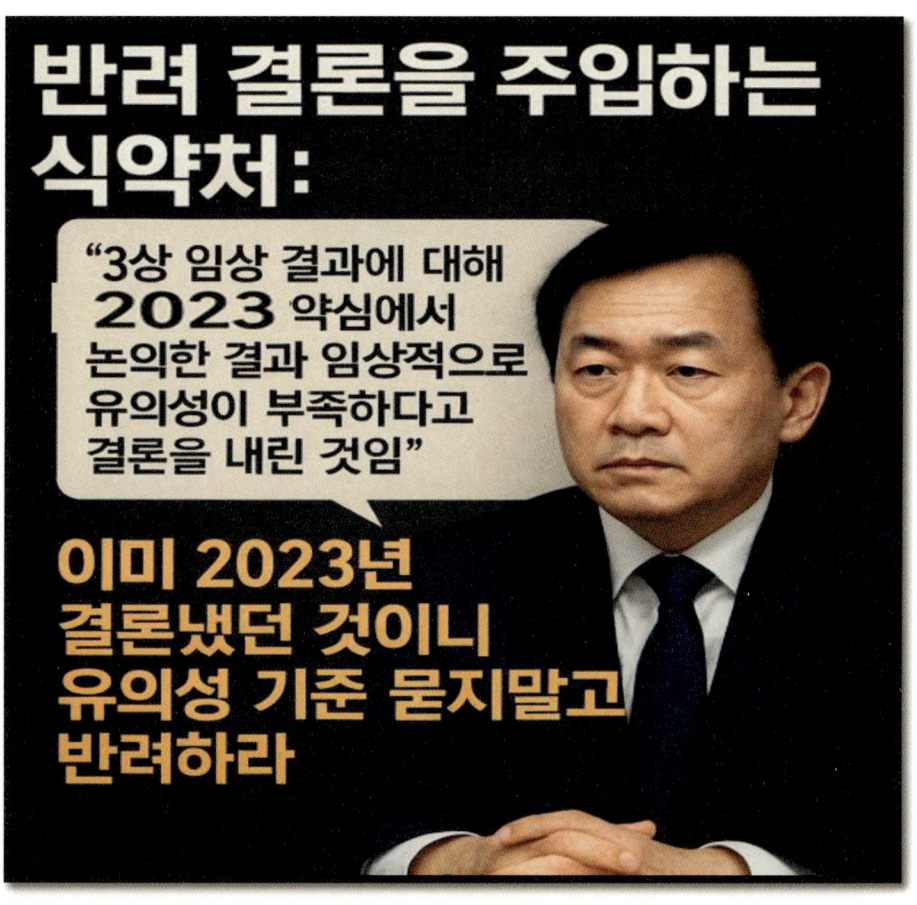

반려를 굳히는 식약처: "임상유의성 부족, 2023년 결정내려졌던 사안이라며 임상유의성 기준이 식약처가 승인했던 조인트스템 3상 계획서의 1차 주평가 기준이라는 사실을 약심위원들에게 설명하지 않았습니다.

식약처는 설명이나 구체적인 근거 제시 없이, 2023년 반려 임상유의성 부족 결론은 재논의하는 자리가 아니다라며 식약처 반려 굳히기로 돌입하였습니다.

이재명 대통령님, 김민석 총리님

결국 2025 약심위는 뒤바꿔치기된 MCID가 허위 기준으로 탄로남에 따라서

무엇을 임상유의성 기준으로 해야 되는지 약심위원들 공황 상태 돌입하자

식약처는 "임상 유의성 부족 이미 내려진 결론이다"라는 주입만 반복하였습니다

대통령님, 총리님, 허위 기준이 약심위원들에게 탄로난 이후, 허가심사를 위한 유의성 기준 제시를 식약처가 못했는데, 유의성 부족 판정이 어떻게 가능합니까?

<대한민국 신약 심사-우리 국민 공익公益 위해 제보합니다>

이재명 대통령님, 김민석 총리님

허위 기준이 약심위원들에게 탄로난 이후

허가심사를 위한 유의성 기준 제시를 식약처가 못했는데, 유의성 부족 판정이 어떻게 가능합니까?

무엇을 기준으로 유의성 부족이다라고 식약처는 주장하는 것입니까?
2023년에 유의성 부족 기준으로 이용된 MCID 군간차이가, 신청사가 설정한 것이 아닌, 허위 기준이었다는 것이 2025 약심위에서, 약심위원이 신청사와 직접 확인을 요청하면서 탄로났습니다.

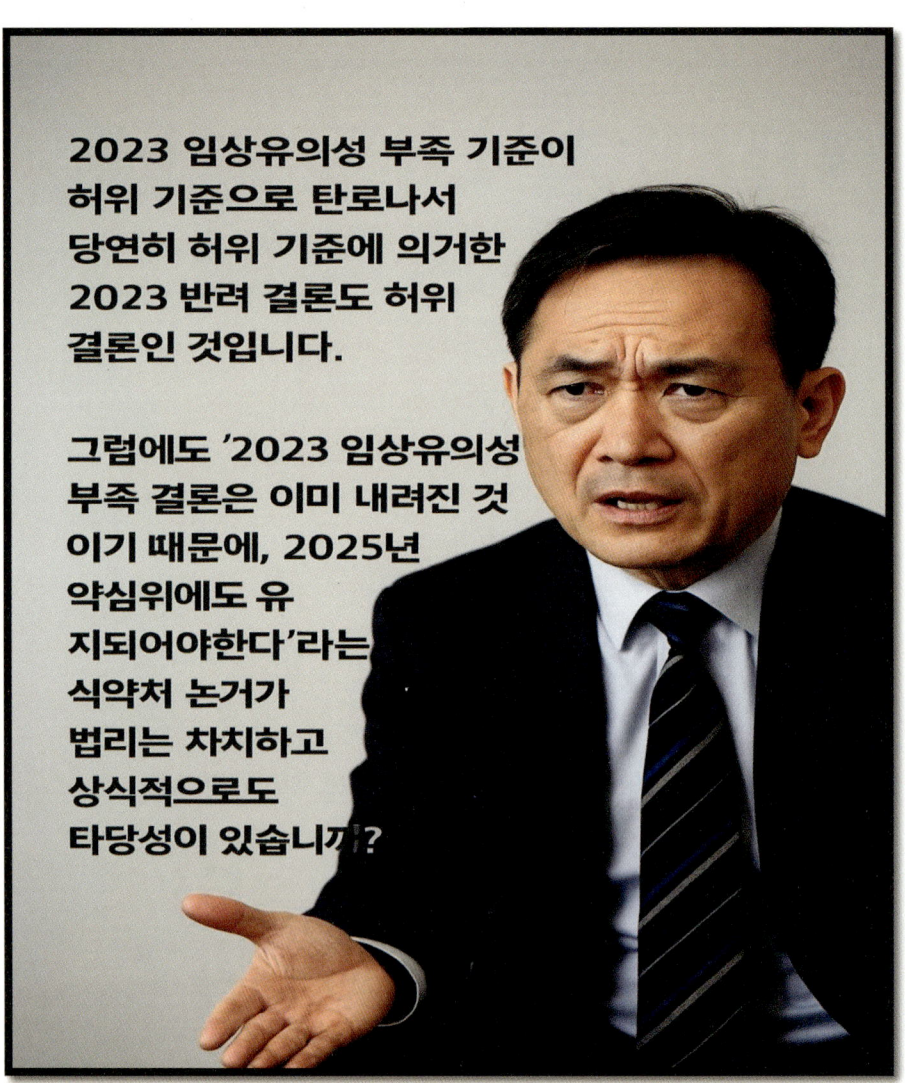

2023 임상유의성 부족 기준이 허위 기준으로 탄로나서 당연히 허위기준에 의거한 2023 반려 결론도 허위 결론인 것입니다. 그럼에도 "2023 임상유의성 부족 결론은 이미 내려진 것이기 때문에, 2025년 약심위에도 유지되어야한다"라는 식약처 논거가 법리는 차치하고 상식적으로도 타당성이 있습니까? 그럼에도 2023년 이미 내려졌던 결론이라며 식약처는 약심위원들을 재논의불가하다고 반려 방향을 강제유도하였습니다.

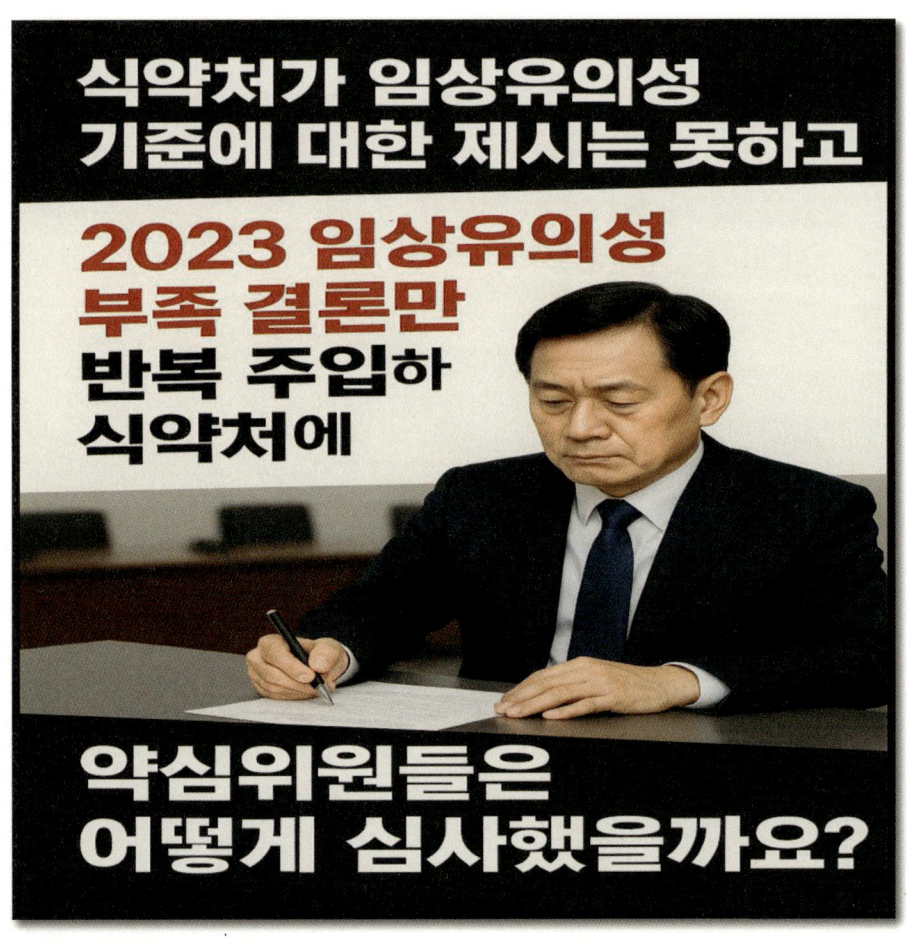

식약처가 임상유의성 기준에 대한 제시는 못하고, 2023 임상유의성 부족 결론만 반복 주입하는 식약처에, 약심위원들은 어떻게 심사했을까요?

임상유의성 허위 기준으로 드러난 이후, 식약처가 임상유의성 기준 제시는 못하고, 2023 임상유의성 부족 결론만 고수하자, 2025 약심위원들은 이에 굴복하여 신약 심사 포기 선언하고, 반려 의결시켰습니다.

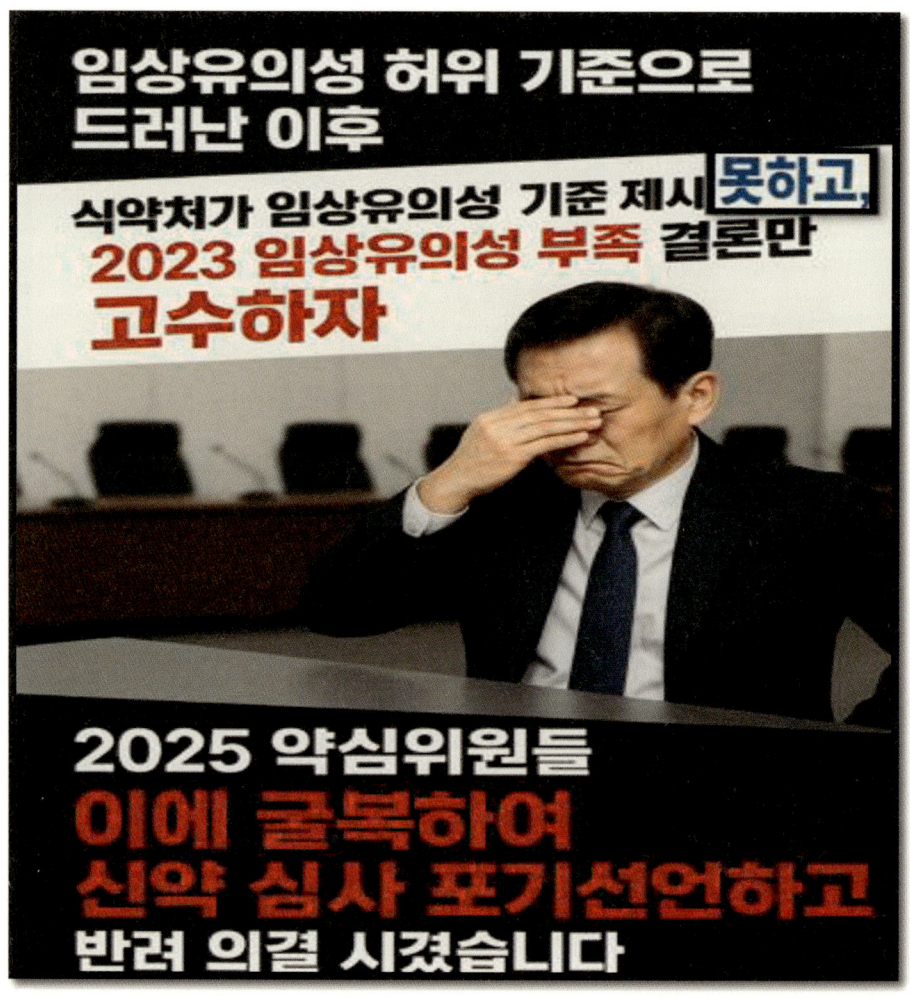

> ○○○　MCID 기준은 해당 분야 질환을 잘 아는 전문가들이 정할 사항임. 지난 결정을 바꾸기 위해서는 그분들이 다시 결정해야 할 문제이며 이 자리에서 논의할 문제는 아님

X 허위기준 발각과 X 허위기준 그대로 적용한 것 아니었다는 식약처의 계속되는 허위내용 주입에 유의성 부족 기준에 대해 대혼란에 빠진 약심위원은 "유의성 부족은 2023년 그분들만 심사할 수 있으며 2025 약심위원들 심사할 사안 아니다"라며 재신청 심사 포기 선언 발언을 내놓은 촌극으로 2025 약심위가 귀결되고 있었습니다.

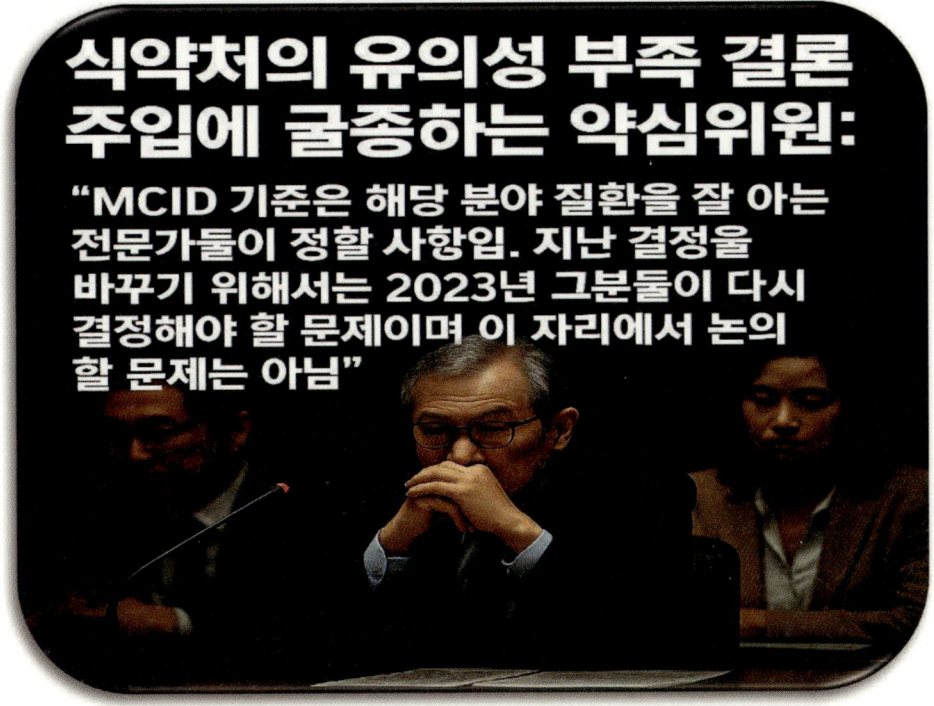

허위기준 발각과 심사포기선언으로 약심위원들 대혼란에 빠진 틈을 타서, 손 들어 거수 바로 진행시켰고, 조인트스템 또다시 반려 의결되었습니다.

> **이미 2023년에 유의성 부족 기준으로 사용된**
>
> **"MCID 군간차이가 신청사가 설정한 것이 아닌 허위 기준이었다는 것이, 2025 약심위에서 탄로났으면,**

따라서 X_1 기준이 허위로 2025 약심위에서 탄로났으니,

당연히 X_2: 임상유의성 부족도 허위 결론인 것이 드러난 것입니다.

X_1 허위기준이 붕괴되어도, "X_2 허위 *결론은 재논의 불가, 유지되어야 한다*": 이것이 21세기 대한민국 과학적 신약 심사라고 동의하시겠습니까??

약심위원들에게 식약처가 유의성 기준 제시 못했는데, 유의성 부족 판정이 가능한가?

무엇을 기준으로 유의성 부족이다라고 식약처는 주장하는가?

2023년 이미 내려졌던 결론이라는 이유만으로
유의성 부족 결론이 유지되어야 하는가?

임상 유의성 부족 기준이 약심위원의 요청과 신청사의 시정으로 허위 기준으로 밝혀지니까, 유의성 기준은 제시못하고, 잘못된 2023 유의성 부족 결론만을 계속 반복 강요하였습니다. 2023 년 잘못된 결론이었음에도 이미 내려졌던 결론이니 2025 약심위원들에게 다시 받아들이라는 방식으로 주입하여 또 반려시키는 신약 심사가 21 세기 대한민국에서 있을 수가 있습니까?

이재명 대통령님, 김민석 총리님

2025년 조인트스템 반려 심사과정에서 명백히 드러난 다수의 법률 중대 위반을 우리 국민의 공익을 위해 이를 보고합니다

우리국민 공익 위해 다중 법률 위반, 상세 정황 제보합니다.

번호	회의 내용 요약	위법 정황 (관련 법령 근거 및 상세 내용)
1	식약처의 부정적 개입 이후, 2023년과 동일한 허위사실이 2025년에도 그대로 반려 논거로 사용됨	**행정절차법 제4조(성실·공정의무) 위반**. 심사기관은 사실에 기초하여 공정하게 판단해야 하나, 과거 허위사실 기준을 다시 심사자료로 제공·활용한 것은 공정성·신뢰성 훼손.
2	환자 수 선정에 사용된 효과 크기가 신청사 자체 기준이라는 허위 논거로 반려 의견이 지배	**약사법 제34조(품목허가 심사) 위반**. 허가·심사는 식약처장이 제34조 1항에 의거 승인한 임상계획 및 제34조 7항에 의거 국무총리령으로 보장되는 임상시험 기준에 따라 과학적 근거와 객관적 데이터에 기반해야 하나, 사실과 다른 "신청사의 자체 기준 미달"이라는 거짓 근거를 심사 근거로 사용하여 신청사의 권리를 침해.
3	한 위원이 신청사에 직접 확인 요청 → 허위 사실 아님이 밝혀짐	**행정절차법 제27조(의견청취) 위반 소지**. 신청사로부터 사실관계를 청취하지 않고 허위사실을 전제로 심사를 진행한 것은 적법절차 위반이며, 심사 공정성을 심각히 훼손.
4	허위사실이 시정되자 일부 위원들이 허가 찬성 발언 (MCID는 유의성 기준으로 부적절하다는 점 확인)	이 시점부터는 신청사의 임상 유효성은 통계적으로 인정된 상황. 그럼에도 불구하고 심사를 지속적으로 반려 방향으로 끌고 간 것은 **약사법상 합리적 근거에 기반한 심사 의무 위반**.
5	허가 찬성 위원 발언을 식약처가 "모르고	**약사법 제18조(자문위원회의 독립성 보장) 위반**. 약심위원은 독립적으로 심사·자문할 권한이 있음에도,

번호	회의 내용 요약	위법 정황 (관련 법령 근거 및 상세 내용)
	하는 소리"논조로 제지	행정기관이 발언을 억압한 것은 독립성 침해 및 심사 왜곡 행위.
6	식약처가 "2023년 유의성 부족 결론은 이미 확정된 것"이라며 허가 불가 결론을 직접 주입	**행정절차법 제 21 조(공정한 심사) 위반**. 동일한 신청의 반복 심사에서 새로운 자료·정정이 제출되었음에도, "재논의 불가"라는 결론을 강제 주입하여 사실상 심사 기회를 봉쇄. 이는 **재량권 남용** 및 절차적 위법.
7	회의 초반부터 "과거 반려 재논의 없음" 기조 → 허가 찬성 위원 발언 억제	**약사법 및 행정절차법 위반**. 독립적 의사결정을 방해하고, 약심위가 실질적으로 심사권을 행사하지 못하게 함. 이는 약사법상 약심위 설치 목적을 정면으로 위반하며, 행정절차법상 '공정한 심사' 보장 의무에도 반함.
8	식약처의 강압적 정당화와 압박 속에서 위원들이 반려 의결	**국가공무원법 제 56 조(성실의무), 제 59 조(공정의무) 위반**. 식약처 공무원들이 객관적 사실과 무관하게 반려를 강요함으로써 공정한 직무 수행을 저버리고, 심사위원 의결권 행사에 부당한 영향을 미침. 이로 인해 약사법상 심사 독립성이 실질적으로 훼손.

美 FDA 가 JointStem 한국 3 상임상결과로 임상유의성을 인정했는데, 자국 허가기관 식약처는 FDA 가 심사한 동일한 한국 3 상 결과에 대해 임상유의성 부족이라는 FDA 와 정반대 결론으로, 반려처리로 일관, 한국 신약이 한국땅에 자리잡지 못하게 하고 있는 심사과정을 분석했습니다.

그 결과, 대한민국 약사법, 행정절차법, 국가공무원법의 대한민국 법률에 대해 다중 법률 위반 정황이 보여지고 있습니다. 땅에 떨어진 첨단바이오 TF 의 규제과학 심사 실태 정황이 드러나고 있습니다.

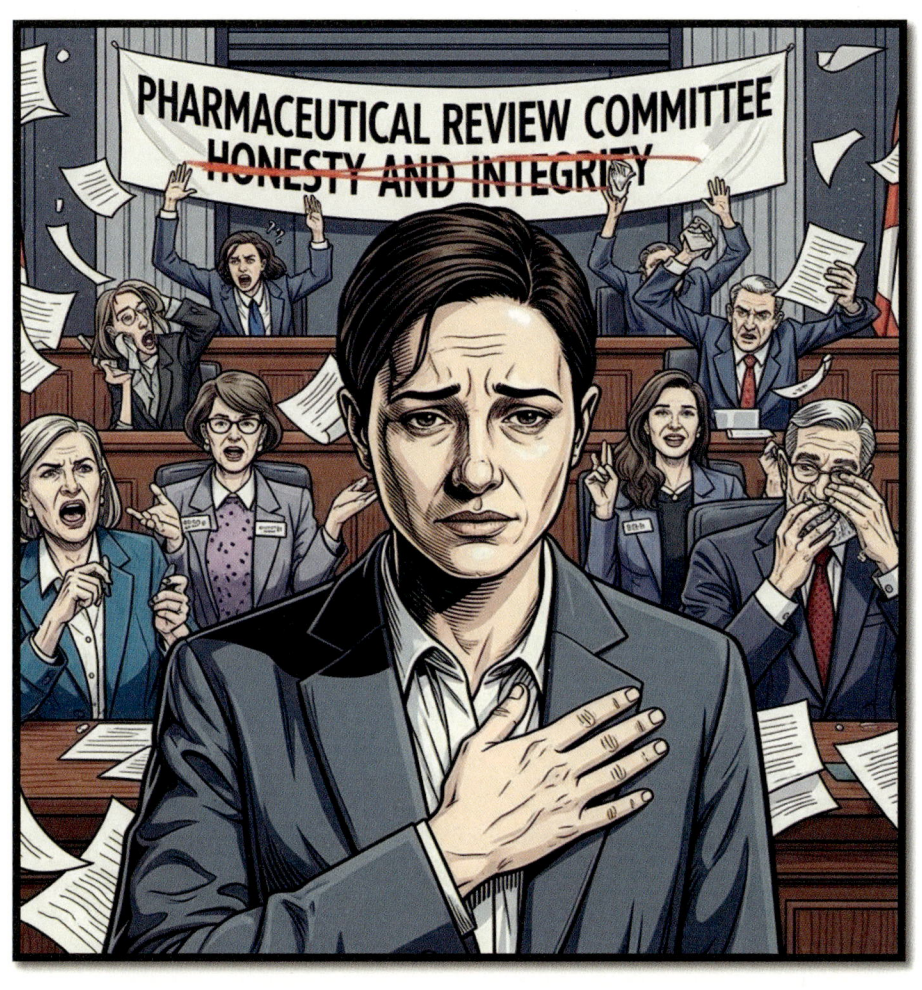

식약처 첨단바이오 TF 에 의해 우리 국민의 마음도 땅바닥에 주저앉았습니다. 수많은 우리 국민들이 땅바닥에 주저앉아, 첨단바이오의약품 품목허가 심사규정 제19조를 위반한 줄기세포치료제, 조인트스템의 불법 반려처분에 대한 조치를 내려달라고 대통령실, 국무총리실, 보건복지위 국회의원들에게 계속해서 외치고 있습니다.

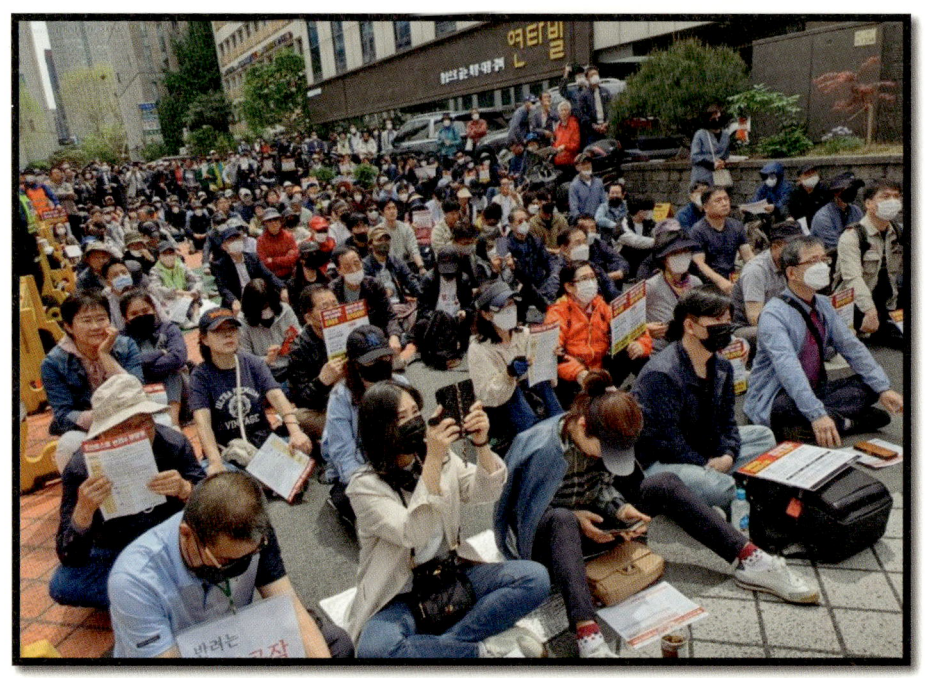

국회 인근 땅바닥에서 조인트스템 불법 반려에 대해 호소

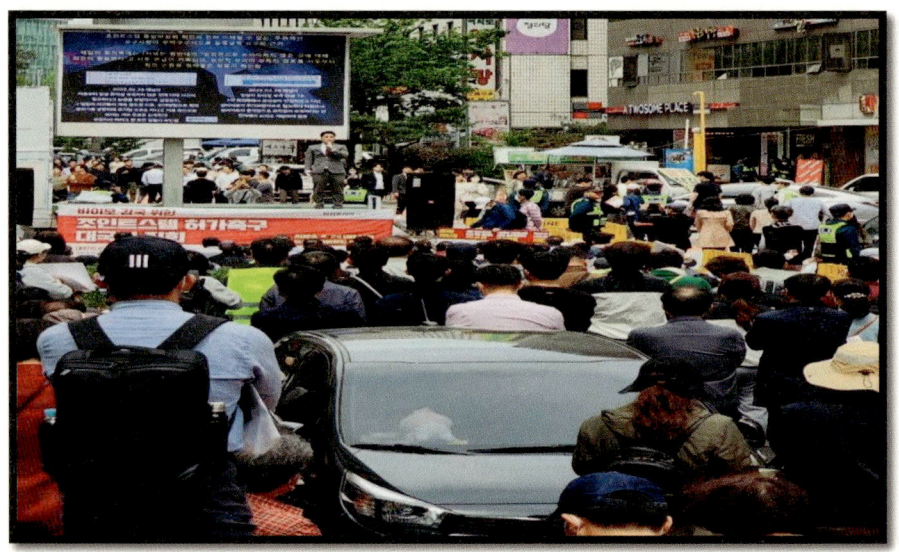

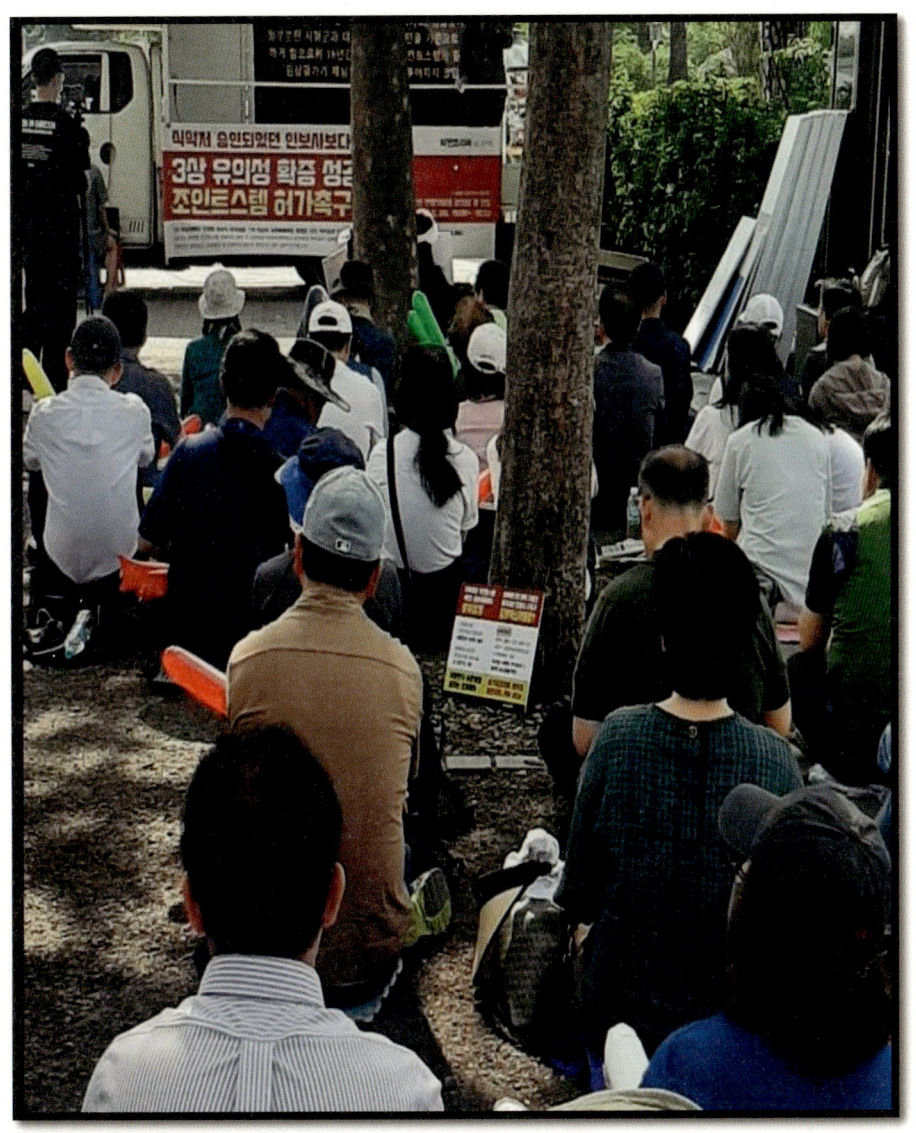

용산 대통령실 전쟁기념관 공원에서 **조인트스템 반려로 드러난 다중多衆 법률 위반을** 대통령님, 총리님, 보건복지위 의원님들 신속히 파악해달라고 흙바닥에도 앉아서 호소하는 우리 국민 모습입니다.

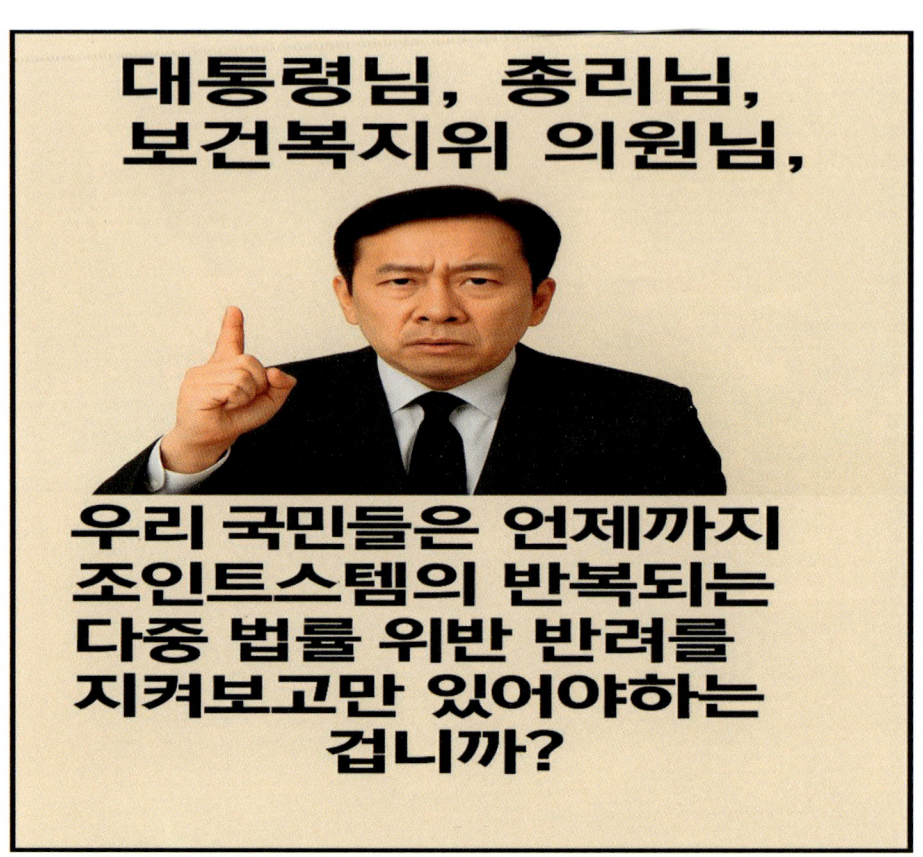

대통령님, 총리님, 보건복지위 의원님, 다중 법률 위반 정황 명백한 본 중대사안에 대해, 발본색원(拔本塞源), 혁고정신(革故鼎新) 하시어, 조인트스템 불법 반려에 대한 행정 조치를 신속히 내려주십시오. 새 술은 새 부대에 담으라는 말처럼, 법규를 존중하는 과학적인 신약 심사 시스템을 우리 국민을 위해 새롭게 만들어 주실 수 있으십니까?

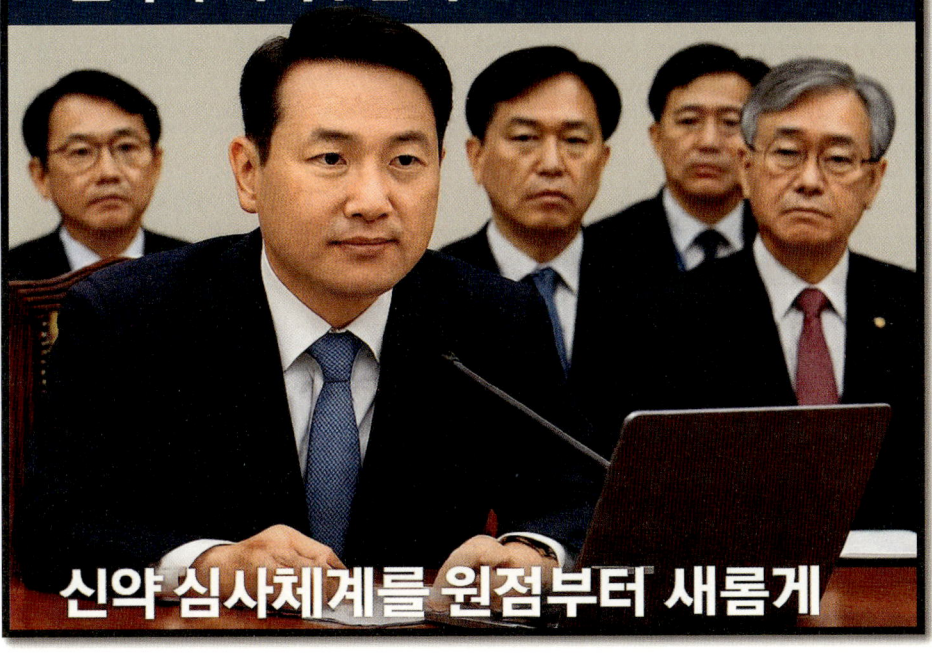

Psalm 91

Whoever dwells in the shelter of the Most High
    will rest in the shadow of the Almighty.[a]
² I will say of the LORD, "He is my refuge and my fortress,
    my God, in whom I trust."
³ Surely, he will save you
    from the fowler's snare
    and from the deadly pestilence.
⁴ He will cover you with his feathers,
    and under his wings you will find refuge;
    his faithfulness will be your shield and rampart.

시편 91편.

나는 여호와를 향하여 말하기를
그는 나의 피난처요,
나의 요새요,
내가 의뢰하는 하나님이라 하리니,

그의 진실함은 방패와
손 방패가 되시나니.